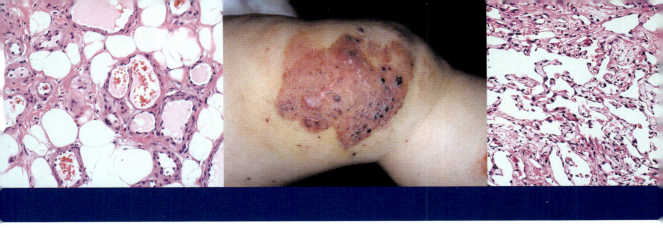

Clinical Atlas of Vascular Anomalies

血管腫・血管奇形
臨床アトラス

編集 大原國章／神人正寿

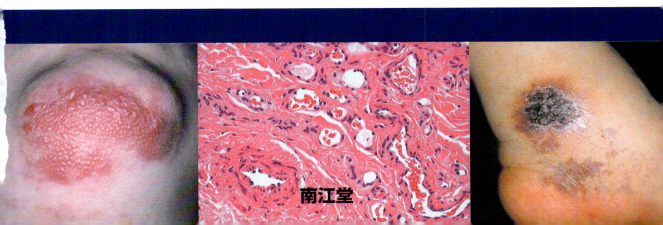

南江堂

執筆者一覧

■ 編　集

| 大原　國章 | おおはら　くにあき | 赤坂虎の門クリニック |
| 神人　正寿 | じんにん　まさとし | 和歌山県立医科大学 皮膚科 |

■ 執　筆（執筆順）

神人　正寿	じんにん　まさとし	和歌山県立医科大学 皮膚科
大原　國章	おおはら　くにあき	赤坂虎の門クリニック
佐々木　了	ささき　さとる	斗南病院 形成外科
岩田　洋平	いわた　ようへい	藤田保健衛生大学医学部 皮膚科学
鑑　慎司	かがみ　しんじ	関東中央病院 皮膚科
馬場　直子	ばば　なおこ	神奈川県立こども医療センター 皮膚科
前川　武雄	まえかわ　たけお	自治医科大学 皮膚科
長濱　通子	ながはま　みちこ	神戸百年記念病院 皮膚科・美容皮膚科
山本　有紀	やまもと　ゆき	和歌山県立医科大学 皮膚科
中岡　啓喜	なかおか　ひろき	愛媛大学医学部附属病院 形成外科
三村　秀文	みむら　ひでふみ	聖マリアンナ医科大学 放射線医学
倉持　朗	くらもち　あきら	埼玉医科大学 皮膚科
藤川あつ子	ふじかわ　あつこ	聖マリアンナ医科大学 放射線医学
福本　隆也	ふくもと　たかや	福本皮フ病理診断科
棗野　嘉弘	くわの　よしひろ	帝京大学医学部附属溝口病院 皮膚科
金子　高英	かねこ　たかひで	弘前大学大学院医学研究科 皮膚科学
立花　隆夫	たちばな　たかお	大阪赤十字病院 皮膚科
吉田　亜希	よしだ　あき	虎の門病院 皮膚科
永瀬浩太郎	ながせ　こうたろう	佐賀大学医学部内科学 皮膚科
増口　信一	ますぐち　しんいち	熊本大学医学部附属病院 形成・再建科
江頭　翔	えがしら　しょう	熊本大学医学部附属病院 皮膚科
増井　友里	ますい　ゆり	東京都立広尾病院 皮膚科
小林　順一	こばやし　じゅんいち	こばやし皮膚科クリニック
石黒真理子	いしぐろ　まりこ	岸和田徳洲会病院 皮膚科
粟澤　遼子	あわざわ　りょうこ	琉球大学大学院医学研究科 皮膚病態制御学
高橋　健造	たかはし　けんぞう	琉球大学大学院医学研究科 皮膚病態制御学
加茂　理英	かも　りえい	大阪市立大学大学院医学研究科 皮膚病態学
伊方　敏勝	いがた　としかつ	熊本大学医学部附属病院 形成・再建科
葛西健一郎	かさい　けんいちろう	葛西形成外科
中村　泰大	なかむら　やすひろ	埼玉医科大学国際医療センター 皮膚腫瘍科・皮膚科
大須賀慶悟	おおすが　けいご	大阪大学大学院医学系研究科 放射線医学
緒方　克己	おがた　かつみ	古賀総合病院 皮膚科
藤野　明浩	ふじの　あきひろ	国立成育医療研究センター 小児外科
小関　道夫	おぜき　みちお	岐阜大学大学院医学系研究科 小児病態学
加藤　基	かとう　もとい	埼玉県立小児医療センター 形成外科
渡邊　彰二	わたなべ　しょうじ	埼玉県立小児医療センター 形成外科
玉城善史郎	たまき　ぜんしろう	埼玉県立小児医療センター 皮膚科

野崎　太希	のざき　たいき	聖路加国際病院 放射線科
新見　康成	にいみ　やすなり	聖路加国際病院 神経血管内治療科
梅林　芳弘	うめばやし　よしひろ	東京医科大学八王子医療センター 皮膚科
春山　護人	はるやま　さねひと	産業医科大学 皮膚科学
是川あゆ美	これかわ　あゆみ	弘前大学大学院医学研究科 皮膚科学
伊藤　孝明	いとう　たかあき	兵庫医科大学 皮膚科学
神谷　秀喜	かみや　ひでき	木沢記念病院 皮膚科
須永　　中	すなが　あたる	自治医科大学とちぎ子ども医療センター 小児形成外科
吉村浩太郎	よしむら　こうたろう	自治医科大学 形成外科
川上　民裕	かわかみ　たみひろ	聖マリアンナ医科大学 皮膚科学
原田　美穂	はらだ　みほ	熊本大学医学部附属病院 形成・再建科
安田　正人	やすだ　まさひと	群馬大学大学院医学系研究科 皮膚科学
力久　直昭	りきひさ　なおあき	千葉ろうさい病院 形成外科
塚本　克彦	つかもと　かつひこ	山梨県立中央病院 皮膚科
中川　浩一	なかがわ　こういち	済生会富田林病院 皮膚がんセンター
高木　正稔	たかぎ　まさとし	東京医科歯科大学大学院医歯学総合研究科 茨城県小児・周産期地域医療学講座
草刈　良之	くさかり　よしゆき	仙台市立病院 皮膚科
久保　宜明	くぼ　よしあき	徳島大学大学院医歯薬学研究部 皮膚科学
松立　吉弘	まつだて　よしひろ	徳島大学大学院医歯薬学研究部 皮膚科学
遠山　哲夫	とおやま　てつお	東京大学大学院医学系研究科 皮膚科学
寺西　英人	てらにし　ひでと	川崎医科大学 小児科学
上野　　滋	うえの　しげる	東海大学医学部 小児外科学
松岡健太郎	まつおか　けんたろう	獨協医科大学埼玉医療センター 病理診断科
清原　隆宏	きよはら　たかひろ	関西医科大学総合医療センター 皮膚科
中野　英司	なかの　えいじ	神戸大学大学院医学研究科 皮膚科学
山本　俊幸	やまもと　としゆき	福島県立医科大学医学部 皮膚科学
中山未奈子	なかやま　みなこ	東京慈恵会医科大学 皮膚科学
梅澤　慶紀	うめざわ　よしのり	東京慈恵会医科大学 皮膚科学
小林　忠弘	こばやし　ただひろ	金沢大学附属病院 皮膚科
市原　麻子	いちはら　あさこ	熊本大学医学部附属病院 皮膚科
爲政　大幾	いせい　たいき	大阪国際がんセンター 腫瘍皮膚科
坂本　佳奈	さかもと　かな	熊本機能病院 形成外科
川野　勇歩	かわの　ゆうや	熊本大学医学部附属病院 皮膚科
西村　祐紀	にしむら　ゆうき	横浜市立みなと赤十字病院 形成外科
佐々木浩子	ささき　ひろこ	関西医科大学 皮膚科学
岸　　晶子	きし　あきこ	虎の門病院 皮膚科
北村　真也	きたむら　しんや	北海道大学大学院医学研究科 皮膚科学
田村　敦志	たむら　あつし	伊勢崎市民病院 皮膚科
豊田　愛子	とよだ　あいこ	内田病院 皮膚科
若嶋　千恵	わかしま　ちえ	高知大学医学部 皮膚科学
日浦　　梓	ひうら　あずさ	東京警察病院 皮膚科
宮川　　史	みやがわ　ふみ	奈良県立医科大学 皮膚科学
照井　　仁	てるい　ひとし	東北大学大学院医学系研究科 皮膚科学

序　文

　本書は"血管腫・血管奇形"についての，日本では初めての系統的な総説です．日本，あるいは海外でも，血管腫を論じた書籍が過去に存在しますが，疾患の羅列に終始した感が否めず，分類や診断の根拠に説得力が欠けていました．その理由としてはいくつかの要素があります．"血管腫・血管奇形"を扱う診療科が皮膚科，血管外科，形成外科，小児外科，放射線科，小児科，病理科，脳外科など多岐にわたり，それぞれものの考え方が違うこと．そして，各専門領域によって診療する疾患の種類や重症度にかたよりがあること．その結果として，治療方針も領域ごとの特性があること．そして診断の根拠も，臨床形態，臨床経過，病理所見，血流動態，画像所見などのうちで，どれを重視するか，あるいはどの組み合わせを用いるかが統一されていないこと．このような事情により，"百家争鳴"あるいは"船頭多くして船山に登る"がごとき状況が続いていました．

　その混沌を打開する動きが，International Society for the Study of Vascular Anomalies（ISSVA：国際血管奇形研究学会）によって始まり，それを受けて国内でも"血管腫・血管奇形診療ガイドライン2013"が作成されました．このガイドラインは厚生労働省の難治性疾患克服研究事業として作成されたために，動静脈奇形や静脈奇形，骨軟部の合併症を含む大型で難治性の病態が主な対象でした．残念ながら皮膚科はこのような動きから取り残されていたのですが，日本皮膚科学会としてもこの事業に参画することとなり，"血管腫・血管奇形・リンパ管奇形診療ガイドライン2017"作成の一助を担うようになったのです（本書総論 C 参照）．

　本書はこのような時流の中で企画され，できるだけ多くの疾患を網羅することを目指しました．内容に最新の遺伝子研究も含まれているのは，この分野の発展によって疾患分類の再編成の可能性も見据えているからです．

　取り上げている疾患には頻度の多いものから希少疾患までも含まれていますので，現時点における血管腫・血管奇形のほとんどすべてが理解できる内容と自負しています．しかし，その一方でページ数の制限により，叙述が物足りないと感じられる部分があるかもしれませんし，本書に記載のない新しい治療法が開発されることも予想されます．それらについては，今後の改訂の課題とさせていただきます．

　本書が皮膚科医のみならず，血管腫・血管奇形を診療するすべての関係者の役に立つことを願っていますし，それによって患者さんたちの安寧が得られることが目標です．

2018年5月

大原　國章

神人　正寿

目　次

総　論 ──────────────────────────────────── 1

A．はじめに　── ISSVA 分類の変遷と現在の血管腫・血管奇形診療 …………… 神人　正寿　　2
B．ISSVA 分類と従来の皮膚科的な呼称の関連とその問題点 ……………………… 大原　國章　　5
C．血管腫・血管奇形診療ガイドライン
　　・わが国の研究班とガイドライン ………………………………………………… 佐々木　了　　9
　　・欧米のガイドライン …………………………………………………………… 岩田　洋平　　12
D．薬物療法の実際
　　・ステロイド ………………………………………………………………………… 鑑　　慎司　　15
　　・β ブロッカー ……………………………………………………………………… 馬場　直子　　19
　　・その他 ……………………………………………………………………………… 前川　武雄　　22
E．レーザー療法の実際
　　・V ビームレーザー ………………………………………………………………… 長濱　通子　　25
　　・その他 ……………………………………………………………………………… 山本　有紀　　31
F．手術療法の実際 …………………………………………………………………… 中岡　啓喜　　34
G．硬化療法・塞栓術の実際 ………………………………………………………… 三村　秀文　　40
H．圧迫療法（compression therapy）の実際 ……………………………………… 倉持　　朗　　48
I．画像診断の実際 …………………………………………………………………… 藤川あつ子　　56
J．病理診断の実際 …………………………………………………………………… 福本　隆也　　62

各　論 ──────────────────────────────────── 69

A．Infantile hemangioma（乳児血管腫，いちご状血管腫）………………………… 棗野　嘉弘　　70
B．Congenital hemangioma（先天性血管腫）
　　［Rapidly involuting congenital hemangioma（RICH：急速消褪型），
　　Non-involuting congenital hemangioma（NICH：非消褪型），
　　Partially involuting congenital hemangioma（PICH：部分消褪型）］ ………… 金子　高英　　78
C．Tufted angioma（房状細胞腫）…………………………………………………… 立花　隆夫　　82
D．その他の血管腫
　　・Spindle-cell hemangioma（紡錘型細胞血管腫）……………………………… 吉田　亜希　　87
　　・Epitheloid hemangioma（Angiolymphoid hyperplasia with eosinophilia）（類上皮型血管腫）
　　………………………………………………………………………………………… 永瀬浩太郎　　89
E．Pyogenic granuloma（毛細血管拡張性肉芽腫）………………………………… 増口　信一　　91
F．Kaposiform hemangioendothelioma（カポジ肉腫様血管内皮細胞腫）……… 江頭　　翔　　93
G．その他の血管内皮腫
　　・Retiform hemangioendothelioma（網状血管内皮細胞腫）………………… 増井　友里　　97
　　・Dabska tumor（Papillary intralymphatic angioendothelioma）
　　（Dabska 腫瘍，乳頭状リンパ管内血管内皮細胞腫）………………………… 小林　順一　　99
　　・Composite hemangioendothelioma（複合型血管内皮細胞腫）…… 石黒真理子，山本　有紀　　101
H．Kaposi sarcoma，Pseudo-Kaposi sarcoma（カポジ肉腫，Pseudo-Kaposi 肉腫）
　　………………………………………………………………………………… 粟澤　遼子，高橋　健造　　103

vii

Ⅰ. Angiosarcoma（血管肉腫）/ Epithelioid angiosarcoma（類上皮型血管肉腫）
/ Epithelioid hemangioendothelioma（EHE：類上皮型血管内皮細胞腫） ……… 加茂　理英　105
Ｊ. Kasabach-Merritt phenomenon（Kasabach-Merritt syndrome，カサバッハ・メリット現象）
………………………………………………………………………… 伊方　敏勝　108
Ｋ. Capillary malformations（CM：毛細血管奇形） ……………………… 葛西健一郎　111
Ｌ. Venous malformations（VM：静脈奇形） …………………………… 中村　泰大　117
Ｍ. Arteriovenous malformations（AVM：動静脈奇形） ………………… 大須賀慶悟　123
Ｎ. Lymphatic malformations（LM：リンパ管奇形）（嚢胞状リンパ管腫 Macrocystic LM，
海綿状リンパ管腫 Microcystic LM，限局性リンパ管腫 Lymphangioma circumscriptum）
………………………………………………………………………… 緒方　克己　126
Ｏ. Primary lymphedema（原発性リンパ浮腫） …………………………… 藤野　明浩　130
Ｐ. Generalized lymphatic anomaly，LM in Gorham-Stout disease（リンパ管腫症，ゴーハム病）
………………………………………………………………………… 小関　道夫　134
Ｑ. Vascular malformations associated with other anomalies，症候群，母斑症
ISSVA 分類に記載されているもの
・PHACES syndrome ……………………………… 加藤　基，渡邊　彰二　138
・PELVIS / SACRAL / LUMBAR syndrome …………………… 玉城善史郎　141
・Capillary malformations-arteriovenous malformations（CM-AVM）syndrome
………………………………………………… 野崎　太希，新見　康成　143
・Osler disease，Hereditary hemorrhagic telangiectasia（HHT：遺伝性出血性末梢血管拡張症）
………………………………………………………………………… 梅林　芳弘　144
・Cutis marmorata telangiectatica congenita（先天性血管拡張性大理石様皮斑），
Adams-Oliver syndrome ………………………………………… 春山　護人　146
・Blue rubber bleb nevus syndrome（青色ゴムまり様母斑症候群） … 是川あゆ美　148
・Klippel-Trenaunay syndrome（KTS） ………………………… 伊藤　孝明　151
・Parkes Weber syndrome ……………………………………… 神谷　秀喜　154
・Servelle-Martorell syndrome …………………… 須永　中，吉村浩太郎　157
・Sturge-Weber syndrome ……………………………………… 川上　民裕　158
・Limb CM + congenital non-progressive limb hypertrophy …………… 原田　美穂　162
・Maffucci syndrome ………………………… 加藤　基，渡邊　彰二　164
・Macrocephaly / megalencephaly-capillary malformation（-polymicrogyria syndrome）
（MCM/MCAP） ……………………………………………… 倉持　朗　167
・Microcephaly-capillary malformation syndrome（MIC-CAP syndrome）
………………………………………………………………………… 倉持　朗　172
・CLOVES syndrome …………………………………………… 安田　正人　175
・Proteus syndrome ……………………………………………… 安田　正人　177
・Bannayan-Riley-Ruvalcaba syndrome（BRRS） ………………… 力久　直昭　179
その他
・von Hippel Lindau disease; Hemangioblastomas ……………… 塚本　克彦　181
・Phakomatosis pigmentovascularis（色素血管母斑症） ………… 中川　浩一　183
・Ataxia telangiectasia（毛細血管拡張性運動失調症） …………… 高木　正稔　185
・Bonnet-Dechaume-Blanc syndrome（Wyburn-Mason syndrome）
………………………………………………… 新見　康成，野崎　太希　187
・Bockenheimer syndrome（Diffuse genuine phlebectasia） ……… 草刈　良之　188
・Cobb syndrome ………………………………………………… 力久　直昭　189
・その他血管奇形をきたしうる疾患 …………………… 久保　宜明，松立　吉弘　191

viii

R．Provisionally unclassified vascular anomalies
  ・Verrucous hemangioma（疣状血管腫）‥‥‥‥‥‥‥‥‥‥‥‥‥‥‥‥‥‥‥‥‥‥ 遠山　哲夫　193
  ・Angiokeratoma（被角血管腫）‥‥‥‥‥‥‥‥‥‥‥‥‥‥‥‥‥‥‥‥‥‥‥‥‥‥‥ 遠山　哲夫　195
  ・Multifocal lymphangioendotheliomatosis with thrombocytopenia
   / Cutaneovisceral angiomatosis with thrombocytopenia（MLT/CAT）‥‥‥‥ 寺西　英人　197
  ・Kaposiform lymphangiomatosis（KLA）‥‥‥‥‥‥‥‥‥‥ 上野　　滋，松岡健太郎　199
  ・PTEN（type）hamartoma of soft tissue /“angiomatosis”of soft tissue ‥‥‥‥ 清原　隆宏　200
S．昔の ISSVA 分類にみられた病名
  ・Targetoid hemangioma（Hobnail hemangioma）‥‥‥‥‥‥‥‥‥‥‥‥‥‥‥‥ 中野　英司　201
  ・Glomeruloid hemangioma ‥‥‥‥‥‥‥‥‥‥‥‥‥‥‥‥‥‥‥‥‥‥‥‥‥‥‥ 山本　俊幸　203
  ・Microvenular hemangioma ‥‥‥‥‥‥‥‥‥‥‥‥‥‥‥ 中山未奈子，梅澤　慶紀　205
  ・Hemangioendotheliomas ‥‥‥‥‥‥‥‥‥‥‥‥‥‥‥‥‥‥‥‥‥‥‥‥‥‥‥ 小林　忠弘　207
T．ISSVA 分類に記載されていない皮膚の血管病変
  ・Senile angioma（老人性血管腫）‥‥‥‥‥‥‥‥‥‥‥‥‥‥‥‥‥‥‥‥‥‥‥ 市原　麻子　209
  ・Diffuse neonatal hemangiomatosis（血管腫症）‥‥‥‥‥‥‥‥‥‥‥‥‥‥‥ 爲政　大幾　211
  ・Intravascular papillary endothelial hyperplasia（IPEH：血管内乳頭状内皮細胞増殖症）
    ‥‥‥‥‥‥‥‥‥‥‥‥‥‥‥‥‥‥‥‥‥‥‥‥‥‥‥‥‥‥‥‥‥‥‥‥‥‥ 大原　國章　213
  ・クモ状血管腫 ‥‥‥‥‥‥‥‥‥‥‥‥‥‥‥‥‥‥‥‥‥‥‥‥‥‥‥‥‥‥‥ 坂本　佳奈　214
  ・Cutaneous epithelioid angiomatous nodule（CEAN）‥‥‥‥‥‥‥‥‥‥‥‥ 川野　勇歩　216
  ・Venous lake（静脈湖）‥‥‥‥‥‥‥‥‥‥‥‥‥‥‥‥‥‥‥‥‥‥‥‥‥‥‥ 西村　祐紀　218
  ・Hemilateral nevoid telangiectasia ‥‥‥‥‥‥‥‥‥‥‥‥‥‥‥‥‥‥‥‥‥ 佐々木浩子　219
  ・Arteriovenous hemangioma ‥‥‥‥‥‥‥‥‥‥‥‥‥‥‥‥‥‥‥‥‥‥‥‥ 岸　　晶子　221
  ・Sinusoidal hemangioma ‥‥‥‥‥‥‥‥‥‥‥‥‥‥‥‥‥‥‥‥‥‥‥‥‥‥ 北村　真也　222
  ・Cirsoid aneurysm，Cirsoid angioma ‥‥‥‥‥‥‥‥‥‥ 田村　敦志，豊田　愛子　224
  ・Angioma serpiginosum ‥‥‥‥‥‥‥‥‥‥‥‥‥‥‥‥‥‥‥‥‥‥‥‥‥‥ 若嶋　千恵　226
  ・Eccrine angiomatous hamartoma（Sudoriparous angioma）‥‥‥‥‥‥‥‥‥ 日浦　　梓　228
  ・Hemangiopericytoma（血管周皮腫，血管外皮細胞腫）‥‥‥‥‥‥‥‥‥‥‥ 宮川　　史　230
  ・Benign lymphangioendothelioma
   （Acquired progressive lymphangioma，良性リンパ管内皮細胞腫）‥‥‥‥‥ 照井　　仁　232

付　録 ── 235

ISSVA 分類（日本語訳）‥‥‥‥‥‥‥‥‥‥‥‥‥‥‥‥‥‥‥‥‥‥‥‥‥‥‥ 神人　正寿　236
このアトラスで触れられていない希少な血管病変 ‥‥‥‥‥‥‥‥‥‥‥‥‥‥‥ 神人　正寿　244

索　引 ── 245

謹告　編者，著者ならびに出版社は，本書に記載されている内容について最新かつ正確であるよう最善の努力をしております．しかし，医薬品の情報および治療法などは医学の進歩や新しい知見により変わる場合があります．医薬品の使用や治療に際しては，読者ご自身で十分に注意を払われることを要望いたします．　　　　　　株式会社　南江堂

総論

A

はじめに
― ISSVA 分類の変遷と現在の血管腫・血管奇形診療

Vascular anomaly（脈管異常）は，乳児期から（あるいは出生前から）老年期に至るまで，人間の一生のさまざまな時期において出現し，問題となりうる疾患である．その多くは原因不明であり，たとえば昔，欧米では小児の脈管異常の一部は"mother's mark"や"nevus maternus"と呼ばれ，妊娠中の母親の感情の起伏や過酷な体験が反映されたものと信じられていた[1,2]．本邦でも同様に，妊娠中に火を見ると児に赤アザができるという迷信が存在した．現在は母親があらぬ非難を受けることが少なくなっているとはいえ，患者や家族の悩みを伺うと，まだまだ偏見が払拭されているとは言いがたく，もっと詳細に病因を解明していく必要があると痛感させられる．

Vascular anomaly の診療においては従来，他にもさまざまな問題が存在した．たとえば，皮膚や軟部組織における vascular anomaly には多彩な病変が含まれる．そうであるにもかかわらず，欧米・本邦とも，以前は習慣的にその多くが血管腫あるいは hemangioma・angioma などと称されていた．しかし，1982 年に Mulliken と Glowacki が，乳児にみられる"hemangioma"を，血管内皮細胞の増殖性変化を有する乳児血管腫（infantile hemangioma）と，増殖性変化のみられない局所的な脈管の異常拡張・形態異常である脈管奇形（vascular malformation）とに区別する考え方を提唱し[3]，病態の違いから vascular anomaly を分類する契機となった．この考え方では，他にもたとえば単純性血管腫（hemangioma simplex）や海綿状血管腫（cavernous hemangioma）は，血管腫または hemangioma という病名であるが，実際はそれぞれ毛細血管や静脈の malformation である．"hemangioma"は増大あるいは消褪する可能性があるが，"malformation"は成長に比例した増大を示しつつ生涯存続するなど，経過が異なるため，疾患概念を整理する必要があった．

もう一つの問題として病名の混乱があり，本邦における「いちご状血管腫」を例にとると，非常にわかりやすい病名ではあるが，皮下にできるタイプはいちご状を呈さず，病名と臨床像が合致しないため，「海綿状血管腫」との混同を招く一因となったのではないかと思われる．一方，欧米においても，さまざまな診療科（皮膚科，形成外科，

表 1　ISSVA 分類
Vascular anomalies

Vascular tumors	Vascular malformations
Hemangioma Others	simple
	capillary lymphatic venous
	combined
	AVF, AVM, CVM, CLVM, LVM, CAVM, CLAVM

略語は ISSVA 分類 2014 表 12（付録 1）を参照．

小児科，小児外科，放射線科，眼科，耳鼻咽喉科，産科，病理医など）が関与するせいなのか，以前は infantile hemangioma，hemangioma(s) of infancy，strawberry mark，strawberry nevus，strawberry angioma of infancy，strawberry hemangioma，capillary hemangioma あるいは juvenile hemangioma など，実にさまざまな病名が使用されており，疾患名の再検討と共通言語の確立の必要性が高まっていた．

そのような状況に対し，1992 年に Mulliken らが中心となり the International Society for the Study of Vascular Anomalies（ISSVA）が創設され，2 年ごとのワークショップ開催を通して，疾患概念の整理や系統的な分類が試みられた．1996 年にローマでのワークショップで採択された最初の ISSVA 分類は従来の病名の多くを排して，vascular anomaly を tumors と malformations の 2 群に大別し（表 1），その後の改定では malformation が血流動態から slow-flow（低流速）型と fast-flow（高流速）型に分けられることが明記された（表 2）．そして 2014 年のメルボルンでのワークショップにおいて，近年の分子生物学や病理学の進歩により明らかになった個々の疾患の病態の違いが反映された新 ISSVA 分類（http://www.issva.org）が公表された（付録）．複数の表によって階層的に構成されており，最初の概略表（付録表 1）では vascular tumors は benign（良性型），locally aggressive or borderline（局所浸潤・境界型），malignant（悪性型）の 3 群に，そして vascular malformations は simple（単純型），combined（混合型），of major named vessels（主幹型），associated with other anomalies（関連症候群型）の 4

表2　Updated ISSVA classification of vascular anomalies

Vascular tumors	Vascular malformations
Infantile hemangiomas	Slow-flow vascular malformations:
Congenital hemangiomas (RICH and NICH)	Capillary malformation (CM)
Tufted angioma (with or without Kasabach-Merritt syndrome)	Port-wine stain 　Telangiectasia 　Angiokeratoma
Kaposiform hemangioendothelioma (with or without Kasabach-Merritt syndrome)	Venous malformation (VM) 　Common sporadic VM
Spindle cell hemangioendothelioma	Bean syndrome 　Familial cutaneous and mucosal venous malformation
Other, rare hemangioendotheliomas (epithelioid, composite, retiform, polymorphous, Dabska tumor, lymphangioendotheliomatosis, etc.)	Glomuvenous malformation (glomangioma) 　Maffucci syndrome Lymphatic malformation (LM)
Dermatologic acquired vascular tumors (pyogenic granuloma, targetoid hemangioma, glomeruloid hemangioma, microvenular hemangioma, etc.)	Fast-flow vascular malformations:
	Arterial malformation Arteriovenous fistula Arteriovenous malformation (AVM)
	Complex-combined vascular malformations:
	CVM, CLM, LVM, CLVM, 　AVM-LM, CM-AVM

略語は ISSVA 分類 2014 表 12（付録 1）を参照.

群に分類されている．単純型脈管奇形は主な構成成分によって capillary malformation（毛細血管奇形），venous malformation（静脈奇形），lymphatic malformation（リンパ管奇形）および arteriovenous malformation（動静脈奇形）などに，さらに細分化される（付録表 3〜7）．混合型は同一部位に複数の構成成分がみられるもの（付録表 8）で，主幹型は主幹動静脈・リンパ管の解剖学的な走行異常，数的異常，低形成，過形成など，多彩な異常を指し（付録表 9），そして関連症候群型は皮膚科で言うところの母斑症のような，血管病変以外の軟部組織や骨格形成異常・臓器異常を合併するものが中心となっている（付録表 10）．加えて，provisionally unclassified vascular anomalies（分類不能な脈管異常）として，疣状血管腫や被角血管腫などが挙げられている（付録表 11）．一方で，これまでに判明した各病変の原因遺伝子が列挙される（付録表 13）など，現時点での知見がまとめられているのも大きな特徴である[4]．

　本邦でも皮膚科以外の診療科では ISSVA 分類の理解が比較的進み，たとえばいちご状血管腫や単純性血管腫ではなく，乳児血管腫や毛細血管奇形という病名が使用されることが増えており，日本血管腫血管奇形学会（JSSVA）の開催や厚生労働省「難治性血管腫・血管奇形についての調査研究班」の立ち上げ，そして血管腫・血管奇形診療ガ

イドラインの作成に至っている（別項参照）．一方，皮膚科医は vascular anomaly を最初に相談される機会が多いにもかかわらず，もともと直感的にわかりやすい病名が存在したため，教科書が最近まで一部を除いて ISSVA 分類に言及していなかったことや，皮膚科内に専門の研究班や研究会が存在しなかったことなどの理由で従来の（皮膚科的な）病名をそのまま使用し続けており，ガラパゴス化していた印象がある．しかし，徐々にISSVA 分類の考え方が浸透しつつあり，研究班にもワーキンググループとして参加するに至っている（表3）．

　そのような流れは，乳児血管腫に対するプロプラノロール療法が 2016 年に本邦でも保険適用となったことなどをきっかけに，今後さらに加速するものと思われる．ISSVA 分類を知ることは皮膚科医にとっても血管病変を系統立てて理解するのに非常に有用である．一方，従来の病名には皮膚科医であればその臨床像や組織像など，疾患の全体像を容易にイメージし共有できる利点があり，また次章で論じられるように ISSVA 分類にも問題点・限界が存在し，皮膚科医の目からは違和感を覚える箇所もある．

　そこで，皮膚科ワーキンググループとしては，本邦では当面 ISSVA 分類と従来の病名を併記することを提案している．その間に ISSVA や

**表 3　日本皮膚科学会・血管腫血管奇形診療
　　　 ガイドライン作成ワーキンググループ**

倉持朗（委員長）	埼玉医科大学　皮膚科
大原國章	赤坂虎の門クリニック
金子高英	弘前大学　皮膚科
高橋和宏	上組町ほほえみスキンクリニック
田村敦志	伊勢崎市民病院　皮膚科
中村泰大	埼玉医大国際医療センター　皮膚科
渡辺晋一	帝京大学　皮膚科
川上民裕	聖マリアンナ大学　皮膚科
平川聡史	浜松医科大学　皮膚科
岩田洋平	藤田保健衛生大学　皮膚科
立花隆夫	大阪赤十字病院　皮膚科
福本隆也	福本皮フ病理診断科
山本有紀	和歌山県立医科大学　皮膚科
長濱通子	神戸百年記念病院　皮膚科
中岡啓喜	愛媛大学　形成外科
神人正寿	和歌山県立医科大学　皮膚科

JSSVA に参加する皮膚科医が増え，皮膚科的な見
地について積極的に提言していくことができれば
と願っている．現時点での関係各科の多様な見地
を可能な限り集約して個々の病変の病態の解明に
役立て，診断法や治療法がまだまだ限られている
状況を改善していかねばならない．

1）Pandey A, et al：J Pediatr Surg **44**：688-694,
2009
2）Shaw WC：Br J Plast Surg **34**：237-246, 1981
3）Mulliken JB, Glowacki J：Plast Reconstr Surg
69：412-22, 1982
4）厚生労働省難治性疾患等政策研究事業「難治
性血管腫・血管奇形・リンパ管腫・リンパ管
腫症および関連疾患についての調査研究」：
血管腫・血管奇形診療ガイドライン，http://
www.marianna-u.ac.jp/va/guideline.html
（2017年11月アクセス）

ISSVA分類と従来の皮膚科的な呼称の関連とその問題点

　従来，血管腫という名称で一括りにされてきた病態に対して，「腫瘍」と「奇形」という観点から分類，再編成しようとするのがISSVA分類である．今までの名称の由来は，臨床形態，病理所見，構成血管，発生部位，年齢，良性・悪性などのさまざまな視点から命名され，しかも診療を担当する臨床科の間においても統一がなかった．それを整理，統合しようとする試みであり，体系化・系統化することにより診断・治療の標準化が期待されている．

　しかし，「腫瘍」と「奇形」の区分については，皮膚科領域においては以前からいわば暗黙の了解事項であり，ことさら目新しい概念ではない．乳児血管腫（いちご状血管腫）が血管内皮細胞 endothelial cell の増殖性疾患，すなわち腫瘍 endothelioma であり（図1），毛細血管奇形（port wine stain）は毛細血管の数的増殖であって（図2），構造異常（奇形）なことは周知の事実であった．

　病理学的には，腫瘍は生体の調和から独立して自立性に増殖する細胞集塊であり，奇形は先天的に規定された構造異常と定義されているが，その定義は必ずしも血管腫・血管奇形には当てはまるわけではなく，また，どちらにも分類しかねる病態も混在している（総論J，p56～61）．さらに今後の研究の進展によっては，区分や概念が変化する可能性も否定できない．腫瘍という観点からは，皮膚科医にとってもっとも納得できるのはグロムス腫瘍なのであるが，これが静脈性奇形の範疇に入っているのは理解に苦しむ．また，血管平滑筋腫をどう扱えばよいのかも検討すべきであろう．平滑筋も血管を構成する要素であるから，広い意味では血管系腫瘍と考えられなくもない．

　名称に関しては，長らく親しんできたいちご状血管腫が廃され，乳児血管腫に改称されたのが大きな変更点である．本症が腫瘍的な性格であることは前述のとおりであり，腫瘍のカテゴリーに入れるのは当然であるが，変更の根拠が理解にしくい．乳児という言葉を冠するのは乳児期に発症という意味であろうが，それは単に発症時期を意味するに過ぎず，疾患の本質（腫瘍）を体現してはいないように思われる．乳児内皮細胞腫というような名称のほうがふさわしいように思うが，それはISSVAの会議で主張すべきなのであろう．

　RICH（rapidly involuting congenital hemangioma）については，「いちご状血管腫」を診療してきた医師のあいだではこの病態を，「早期に退縮する皮下型いちご状血管腫の一型」として以前から

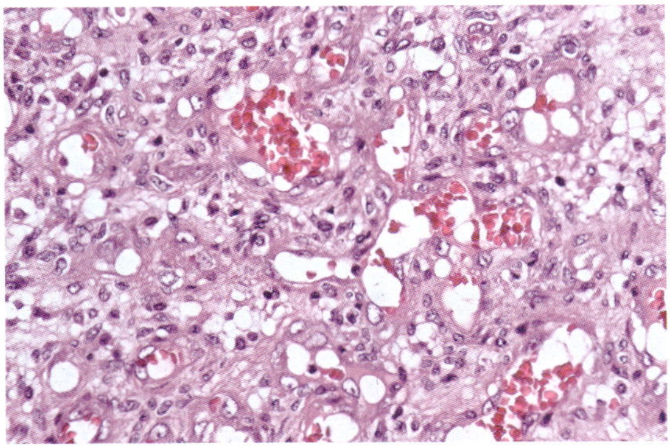

図1　乳児血管腫（いちご状血管腫）
細小血管の増殖と内皮細胞の増殖．

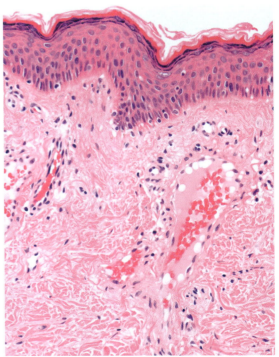

図2　毛細血管奇形（port wine stain）
細胞成分の増殖はなく，成熟した小血管が増殖・拡張している．

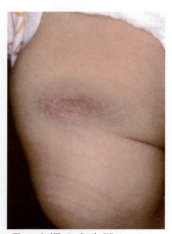

図3 2ヵ月，女児の右大腿
局所熱感を伴う硬結．中央は暗紅色で周辺は淡紫色．

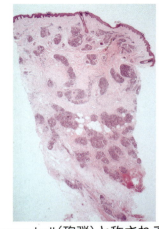

図5 cannon ball（砲弾）と称される，特徴的なパターン

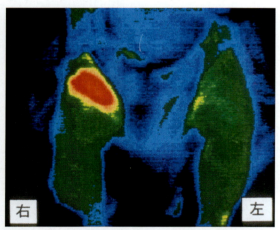

図4 サーモグラフィーで局所の高温を示す

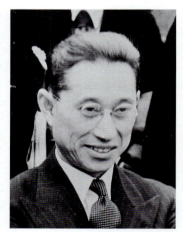

図6 最初の報告者，中川清

認識されていたが，ISSVA分類では発症時期，臨床型，病理（GLUT-1陰性），経過を総合して一つのカテゴリーとして独立させた．

NICH（non involuting congenital hemangioma）に関しても，「動脈成分を含む，あるいは，動静脈奇形を伴ういちご状血管腫」として扱われてきたが，これも独立した概念となった．

PICH（partially involuting CH）という概念は，残念ながら筆者にはよく理解できていないが，「いちご状血管腫」の中でも，動脈性の拍動を触れる，Doppler聴診器でbruitを聴取する，局所熱や発汗が高度といった一群は，通常の症例よりも消褪が遅い傾向があり，これを指しているのかもしれない．

腫瘍に分類されているtufted angiomaは，本邦ではangioblastoma Nakagawa（図3〜6）[1]と呼称されていた病態に一致する．両者の異同については長らく論議されているが，ISSVA分類では同一の概念としているようである．

Epithelioid hemangiomaという名称は，いかにも「血管腫瘍」を想起させるが，別名はangiolymphoid hyperplasia with eosinophiliaであり，木村氏病と類縁の，未知の原因に対する系統的・全身的な炎症性・反応性疾患であって，血管増生はその一症状なのである．

Pyogenic granulomaという病名は，英語圏ではよく耳にするが，これは細菌感染（pyogenic化膿性）ではないし，病理学的な意味での腫瘍でもなければ肉芽腫でもない．内的，外的な刺激に対する反応性の肉芽組織granulation tissueに過ぎ

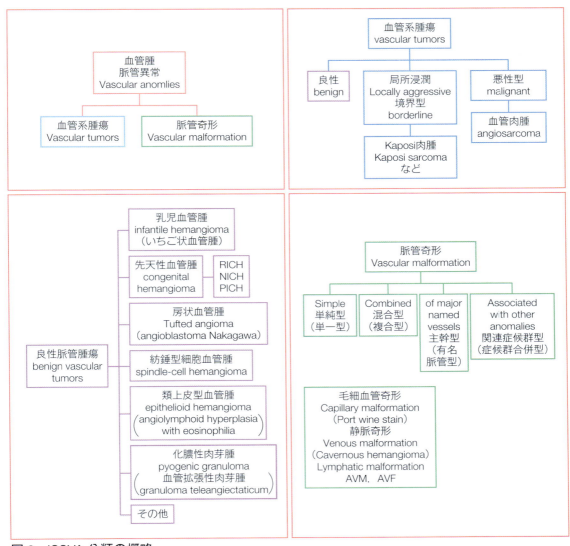

図8 ISSVA分類の概略
括弧は従来の病名あるいは別称.

ず(図7), 血管腫に位置付けるのは不適当であろう. 血管が増生するのは, 必ずしも奇形や腫瘍性病変とは限らず, 炎症や肉芽組織などの反応性変化においてもありふれた現象である.

肉芽腫 granuloma という用語は病理学的定義に基づけば炎症反応の一形態であり, 類上皮細胞で形成される結節を意味していることからも, pyogenic granuloma という用語が不適切なことは自明であろう.

図8に含まれていないが,「現在未分類の血管奇形」(各論 R, p193〜200)という範疇では, verrucous hemangioma, angiokeratoma の定義・概

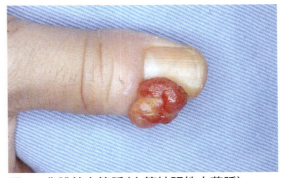

図7 化膿性血管腫(血管拡張性肉芽腫)
妊娠に伴って発症した事例. 本態は肉芽組織である.

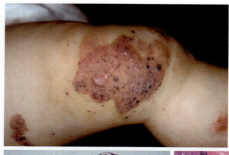

10ヵ月の女児．軟部組織の腫大を伴う暗紅色局面が多発し，その局面内に血疱様の角化性小結節が散在している．

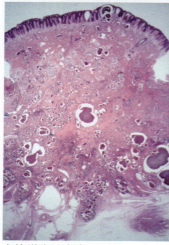

血管増生は表皮のみならず，皮下にまで及ぶ．

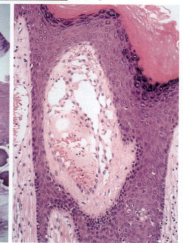

表皮の過角化と真皮乳頭での血管拡張．「教科書的」な組織像．

図9 Angiokeratoma corporis circumscriptum neaviforme

念も議論の多いところ（controversial）である．Angiokeratomaという名称の中には，陰嚢や陰唇に生じる年齢性変化のangiokeratoma scroti, vulvaeや，外傷に起因する反応性増殖であるsolitary angiokeratoma，血流障害を基盤とするangiokeratoma Mibelliまでもが含まれているが，真の意味での血管奇形はangiokeratoma corporis circumscriptum neaviforme（ACCN）（図9）だけである．このACCNとverrucous hemangiomaについては同症，別症とのさまざまな意見に分かれていて一定しない．ただ，病理学的な差異が血管拡張の深さ（位置）とされているのには問題があり，実際には，ACCNは常に皮下の静脈成分，毛細血管成分を伴っているので，血管拡張の局在位置だけでは鑑別はできない（図9）．

「その他の皮膚科的な血管病変」（各論T，p209～233）では，老人性血管腫はその名のとおり，加齢による反応性変化・変性であるし，血管内乳頭状内皮細胞増殖症（intervascular papillary endotheliaf hyperplasia）は血栓に他ならない．クモ状血管腫は肝疾患が原因の血管増生の場合と，小児においては一過性の反応性病変と想像できる．静脈湖（venous lake）も加齢や外的刺激のための血管拡張が本態で，奇形や腫瘍には当てはまらない．

Arteriovenous hemagiomaという名称は動静脈奇形arteriovenous malformationと混同しやすいがまったく別の概念であり，肝疾患に合併する血管増生であって，クモ状血管腫の大型化したものと考えられる．

これまで述べてきたように，「血管腫」の名称の中にはさまざま概念，病態が混然としている．ISSVA分類は，まだそれらを明確に区分・定義づけたとはいえず，整理中の段階と考えるべきで，今後の動向を待ちたい．

1）中川　清：日皮会誌 **59**：92-94, 1949

血管腫・血管奇形診療ガイドライン
わが国の研究班とガイドライン

血管腫・血管奇形（脈管奇形）には多数の疾患が含まれ，診療担当科も多岐にわたる．従来，各診療科でばらばらな病名がつけられ，同様な疾患に対しても治療が診療科ごとに異なる状況があった．ISSVA分類の出現で病名の統一化が図られるようになったが，わが国での普及度は低く，整合性のある診断と合理的治療を得るために診療ガイドラインが望まれるようになった．これを背景に厚生労働省の研究班によって2013年にわが国初のガイドラインが作成され，2017年に改訂版が上梓された．

血管腫・血管奇形（脈管奇形）に関するわが国の研究班

脈管奇形に関する研究班はわが国の難病政策に端を発している．1972年に難病対策要綱が策定され，特定疾患（指定難病）に対する医療費助成などが開始された．以来，徐々にその疾患数は増加し56疾病となっていたが，未指定の難治性疾患との公平性を図るなどの意味合いから，2015年に「難病の患者に対する医療等に関する法律」（難病法）が成立し，指定難病の数は数次に分けて急増し，2017年には330疾病になっている．

従来の特定疾患には脈管奇形に属する疾病は入っていなかったが，上記政策の流れにおいて厚生労働科学研究費補助金を受けて2009年度から二つの研究班が立ち上がり，その後も名称と研究代表者を変えながら以下のように継続している．

2009-2011年度（難治性疾患克服研究事業）
「難治性血管腫・血管奇形についての調査研究」班（研究代表者：佐々木了）（以下，佐々木班）
「日本におけるリンパ管腫患者（とくに重症患者の長期経過）の実態調査および治療指針の作成」班（研究代表者：藤野明浩）（以下，藤野班）

2012-2013年度（難治性疾患克服研究事業）
「難治性血管腫・血管奇形についての調査研究」班（研究代表者：三村秀文）（以下，三村班①）

2014-2016年度（難治性疾患等政策研究事業）
「難治性血管腫・血管奇形・リンパ管腫・リンパ管腫症および関連疾患についての調査研究」班（研究代表者：三村秀文）（以下，三村班②）

2017-2019年度（難治性疾患等政策研究事業）
「難治性血管腫・血管奇形・リンパ管腫・リンパ管腫症および関連疾患についての調査研究」班（研究代表者：秋田定伯）（以下，秋田班）

佐々木班とその継続の三村班①では，形成外科医と放射線IVR医が主体となり，病理医，基礎研究者，統計学者を含めて，乳児血管腫などの血管性腫瘍ならびにリンパ管奇形も含めてのすべての脈管奇形を対象に研究を進めた．一方，藤野班では小児外科，小児科が主体となって，リンパ管奇形に絞った研究が行われた．ともに難病指定に向けての診断基準の作成，患者数把握のための実態調査，各疾患の重症度分類作成，ガイドライン作成，治療法の開発などに取り組んだ．佐々木班で約70人の協力を得てガイドラインがおおむねできあがり，三村班①の初年度に完成して上梓された[1]（ガイドライン2013）．

三村班②では皮膚科，小児科，小児外科も加えて，さらに診療科横断的な研究体制となり，難病指定に向けての最終準備とガイドライン改訂[2]（ガイドライン2017）が行われた．この結果，以下の脈管奇形疾患が2015年7月から指定難病に追加された．

- スタージ・ウェーバー症候群
- 巨大静脈奇形（頸部口腔咽頭びまん性病変）
- 巨大動静脈奇形（頸部顔面または四肢病変）
- 巨大リンパ管奇形（頸部顔面病変）
- リンパ管腫症 / ゴーハム病
- クリッペル・トレノネー・ウェーバー症候群

なお，スタージ・ウェーバー症候群は，「希少難治性てんかんのレジストリ構築による総合的研究」班（研究代表者 井上有史）と「皮膚の遺伝関連性希少難治性疾患群の網羅的研究」班（研究代表者：橋本隆）によって提出された．

難病法で指定難病は，1）発病の機構が明らかでなく，2）治療方法が確立していない，3）希少な疾患であって，4）長期の療養を必要とするもの，5）患者数がわが国において一定の人数（人口の約0.1％程度）に達しないこと，6）客観的な診断基準

表1　指定難病ならびに小児慢性特定疾病の対象となる脈管奇形

		指定難病（2015年7月〜）	小児慢性特定疾病（2018年度見込み）
脈管奇形	毛細血管奇形	スタージ・ウェーバー症候群	スタージ・ウェーバー症候群
	リンパ管奇形	巨大リンパ管奇形（頸部顔面病変）	リンパ管奇形（リンパ管腫）
		リンパ管腫症／ゴーハム病	リンパ管腫症
			原発性リンパ浮腫
	静脈奇形	巨大静脈奇形（頸部口腔咽頭びまん性病変）	巨大静脈奇形
			青色ゴムまり様母斑症候群
	動静脈奇形	巨大動静脈奇形（頸部顔面または四肢病変）	巨大動静脈奇形
	混合型脈管奇形	クリッペル・トレノネー・ウェーバー症候群	クリッペル・トレノネー・ウェーバー症候群

（またはそれに準ずるもの）が成立していること，という条件が付されていることから，難治性脈管奇形を一括りにできず，その多くは頭頸部の巨大病変に限られる結果となった．また，近年では片側肥大症を伴う脈管奇形症候群をKlippel-Trenaunay症候群（低流速）とParkes Weber症候群（高流速）に分けるのが大勢であるが，その区別はとくに小児期では困難なことが多いことなどから，あえて一つにして「クリッペル・トレノネー・ウェーバー症候群」という名称とした．各疾病の重症度分類は，佐々木班，藤野班でそれぞれ作成されたものを三村班②で統一化して原案としたが，とくに佐々木班で作成された重症度分類[3]（力久分類）の重要な要素の一つである整容性と疼痛所見については，その客観性があいまいとなりやすいことから指定難病の重症度基準には採用されなかった．

　三村班②を引き継いだ秋田班では，小児慢性特定疾病への収載に取り組んでおり，早ければ2018年度に以下の疾病が追加される見込みとなっている．

- スタージ・ウェーバー症候群
- リンパ管奇形（リンパ管腫）
- リンパ管腫症
- 原発性リンパ浮腫
- 巨大静脈奇形
- 青色ゴムまり様母斑症候群
- 巨大動静脈奇形
- クリッペル・トレノネー・ウェーバー症候群

　小児慢性特定疾病では指定難病と異なって，部位限定が外されていることや，新規疾病が加わっていることで，さらに幅広く小児の難治性脈管奇形の診療に寄与できる可能性が高くなっている（表1）．

ガイドラインの概略

　ガイドライン2013[1]は，各疾患の概説とClinical Questions & Answers（CQ）で構成され，34個のCQが掲載されている．脈管奇形全般に対するガイドラインは国際的にも見当たらない状況であり，不慣れな作業に時間を費やした．改訂版であるガイドライン2017[2]では，疾患説明を総論各論に分け，分子生物学的所見も加えながら第1版よりさらに詳細な情報を載せた．またCQに関しても，改訂と削除のほかに20個の新規CQを加えて33個のCQを掲載した．削除されたCQの多くは改訂や新規CQの内容に含まれるように配慮したが，第2版にない部分もあるため，可能なら両方のガイドラインの参照を推奨する．

　第1版で収集された文献が2009年までであり古くなったこと，採用したMinds推奨グレードとエビデンスレベル分類がMinds2014で改訂されたことから，第2版の作成を急いだ．また第2版では内臓リンパ管奇形の分野において，「小児期からの希少難治性消化管疾患の移行期を包含するガイドラインの確立に関する研究」班（研究代表者：田口智章），「小児呼吸器形成異常・低形成疾患に関する実態調査ならび診療ガイドラン作成に関する研究」班（研究代表者：臼井規朗）との共同作成となっている．第1版では血管奇形＝vascular malformationととらえて用語を使用したが，リンパ管奇形が含まれることが用語としてわかりづらいとの指摘があった．第2版では包括的用語として脈管奇形を用いることが検討されたが，脈管奇形という用語の浸透度も低いため，血管腫・血管奇形・リンパ管奇形という並列が採用され

た．また，ISSVA 分類で lymphatic malformation
の中に原発性リンパ浮腫などの非腫瘍性病変も含
まれており，リンパ管奇形という用語の普及度が
小児外科などで低い現状もあって，リンパ管奇形
（リンパ管種）という併用表記となっている．CQ
の推奨内容でもっとも変わった点として乳児血管
腫のプロプラノロール内服療法に関する記載が挙
げられる．血管腫・脈管奇形の治療法の中ではほ
とんど RCT（randamized control trial）がない状況
で，プロプラノロール内服療法は改訂版までの間
にエビデンスレベルの高い報告が多くなり，推奨
度が一気に上がった．ただし，依然として本疾患
分野での報告のエビデンスレベルは全体的に低
く，推奨度決定がやや弱くなっていることを理解
すべきではある．国際的にも誇れる内容のガイド
ラインであることから，今後は秋田班にて英語訳

のガイドラインを作成予定となっている．

1）厚生労働省難治性疾患克服研究事業「難治性血
  管腫・血管奇形についての調査研究」班（編）：
  血管腫・血管奇形診療ガイドライン 2013，
  http://www.marianna-u.ac.jp/va/guidline.
  html（2017 年 11 月アクセス）
2）厚生労働省難治性疾患等政策研究事業「難治
  性血管腫・血管奇形・リンパ管腫・リンパ管
  腫症および関連疾患についての調査研究」班
  （編）：血管腫・血管奇形・リンパ管奇形診療
  ガイドライン 2017，http://www.marianna-
  u.ac.jp/va/guidline.html（2017 年 11 月アクセ
  ス）
3）力久直昭ほか：日形会誌 **33**：583-590，2013

血管腫・血管奇形診療ガイドライン
欧米のガイドライン

はじめに

体表・軟部の血管腫・血管奇形の大半は原因不明で，根本的な治療法が確立されていない．血管腫・血管奇形は慣用的に「血管腫」と呼称されることが多いが，ISSVA分類（2014）では，両者は別の疾患に分類される．一般に「血管腫」と診断されるもので頻度の高いのは乳児血管腫（infantile hemangioma：IH）であり，多くは小児期に自然消褪する．一方，血管奇形は自然消褪することはなく，疼痛・潰瘍・患肢の成長異常や機能障害，整容的な問題などを残すこともしばしばである．このように異なった血管腫や血管奇形を慣用的に「血管腫」と一括して呼称することが治療法の混乱を招いている．その課題を解決するために，本邦では2013年にISSVA分類に基づいて「血管腫・血管奇形診療ガイドライン」が作成された．さらに，新しい治療法，エビデンスを含めて2017年に改訂版が出版された．

本項では，現在までに発表されている二つの欧米のガイドライン（"Guidelines of care for hemangiomas of infancy"[1]，"Hemangiomas in infancy and childhood"[2]）を概説し，本邦の血管腫・血管奇形診療ガイドラインとの違いについて述べる．

Guidelines of care for hemangiomas of infancy[1]

1 血管腫の概念・定義について

本ガイドラインは米国皮膚科学会によるもので，IHを以下の3タイプに分類・包括し定義している．すなわち，① superficial（strawberry）hemangiomas（50〜60％），② superficial and deep（capillary and cavernous or mixed）hemangiomas（25〜35％），③ deep（cavernous hemangiomas）hemangiomas（15％）の3タイプである．最新のISSVA分類では，①のstrawberry hemangiomaは，脈管性腫瘍であるIHと分類され，②，③の海綿状血管腫（cavernous hemangioma）は，脈管奇形のうちのvenous malformationと分類されており，疾患概念が異なっている．

2 IHの自然経過と治療対象，特殊例について

男女比は1：2〜5で，出生時のおよそ1〜2％にみられ，1歳児までの10〜12％に発症するとされている．IHは人種差が知られており，本邦では，男女比1：3〜9と女児に多いのは共通であるが，発症率は0.8〜1.7％と低頻度である．IHは増殖期の後，理論的にはすべて退縮期を迎えるが，時に毛細血管症や皮膚萎縮，脱色素斑や瘢痕などの皮膚異常を残す．したがって，どのような治療を行うにしろ，増殖期や退縮後期においては再評価を行う必要がある．

3 IHの診断について

診断については，臨床像，およびエコー，MRIといった画像検査を用いて行うこととなっており，本邦のガイドラインと大きな差異は認めない．

4 IHの治療についての考え方

視覚障害，喉頭部の病変，鼻部，聴覚障害，Kasabach-Merritt syndrome（現在では乳児血管腫に合併することはなく，ISSVA分類のtufted angiomaもしくは，Kaposi肉腫様血管内皮腫に合併することが知られている），肝血管腫，心不全，皮膚の潰瘍をきたす乳児血管腫は，議論の余地なく治療対象となる．それらに加えて，退縮後に長期にわたる醜形を残す可能性の高い部位の乳児血管腫（鼻部，口唇部，耳，巨大血管腫）では，心理学的苦痛を残すため，治療対象となる．つまり，本ガイドラインにおいては，「主な治療目標は，生命または機能への悪影響の予防または除去，退縮・消褪後に遺残する皮膚変化の永続的な醜形の予防，IH患者および家族の心理社会的苦痛の軽減，乳児血管腫の潰瘍形成の予防または治療による瘢痕化および疼痛の軽減，無治療でも予後良好である可能性が高い乳児血管腫に対する積極的な治療の回避」である．そのため，治療が必要な乳児血管腫の定義は以下とされている．

- 生命および機能を脅かすIH（視覚障害，気道のIHの呼吸障害，うっ血性心不全，肝臓のIHなど）．
- 永続的な瘢痕や変形が残りやすい特定の解剖学的部位にあるIH（とくに鼻，口唇，耳および眉間）．
- 顔面の広範なIH，とくに皮膚の隆起を伴うIH（永続的な瘢痕が残る可能性が高い）．
- 露出部（顔面，手など）の比較的狭い範囲の血管腫には，瘢痕化または重大な副作用を引き起こす可能性が低い治療法を検討してもよい．
- 潰瘍形成．
- 有茎性血管腫（退縮・消褪後に大きい線維脂肪

組織が残る可能性が高い).

これらは,本邦のガイドラインにおける IH の治療適応にも合致している.

5 治療法の選択肢

Low risk IH(小型,醜形のリスクの少ない IH):副腎皮質ステロイドの局注(トリシノロンアセトニド 10～40 mg/mL),ステロイド外用,圧迫療法,flash-lamp pumped pulsed dye laser,cryosurgery,外科的切除.

High-risk IH:副腎皮質ステロイド全身投与(プレドニゾロン 2～4 mg/kg/day),副腎皮質ステロイド局注(トリシノロンアセトニド 10～40 mg/mL +デキサメタゾンリン酸エステルナトリウム 4 mg/mL),インターフェロンα-2a 皮下注(initial dose: 100 万 U/m^2/day,300 万 U/m^2/day まで増量可),flash-lamp pumped pulsed dye laser,併用療法(pulsed dye laser +副腎皮質ステロイドもしくはインターフェロンα-2a),外科的切除,cryosurgery が挙げられている.

副腎皮質ステロイド(トリシノロンアセトニド)の局注療法において,本ガイドラインでは実際の使用量が記載されていないが,本邦の日常診療においては,血管腫の大きさや患児の体重を勘案して,1～5 mg/kg の範囲内で使用されることが多い.

以上の治療法が奏効しない場合:例外的な治療法として,シクロホスファミド,塞栓術,放射線治療,リュープロレリン,ケトチフェンが選択肢として挙げられている.

Hemangiomas in infancy and childhood[2]

1 血管腫の概念・定義について

本ガイドラインは,ドイツ皮膚科学会,ドイツ小児外科学会,ドイツ小児内科学会の合同で作成されている.本ガイドラインでは冒頭で IH という用語が,さまざまな他の血管腫や血管奇形と混同されていることがあり,早期の鑑別(とくに血管奇形との鑑別)が自然消褪するかどうか,治療に大きく影響するため,大切であることが強調されている.この点で,前述のガイドラインと比較して,血管腫・血管奇形の鑑別の重要性がより認識されている.そのため,本ガイドラインでは IH の治療法のみでなく,診断方法にも重点を置いて記載されていることが特徴である.

2 IH の分類

男女比は 1:3～5 で,出生時のおよそ 8～12%にみられ,1 kg 未満出生児では 22%にみられると記載されており,やはり本邦での発症率

(0.8～1.7%)より著明に高頻度である.本ガイドラインでは,IH を病変部位や分布により分類している.90%は localized type であり,境界明瞭,顔面の中央(頭頸部に 60%)に多く平坦,やや隆起,皮下,その複合といった病変を有する.その他,segmental type,hemangiomatosis などに分類されているが,現在では ISSVA 分類が国際標準となりつつあるため,詳細は割愛する.

3 IH の診断について

本ガイドラインでは診断のアプローチに特色があり,以下の二つの質問について,明確にしていくことが重要視されている.

①血管腫や血管系の腫瘍なのか,血管奇形なのか?
②血管腫の場合,どの期なのか(増殖期,退縮期,消失期)?

上記の鑑別にもっとも有用とされているのが,臨床経過であり,三つの点が重要と記載している.①生下時より存在しているか?,②大きくなったか?,③消褪したか?,の三つに合致する場合は血管腫らしく,合致しない場合には血管奇形の疑いが強くなる.画像診断としては,カラードプラ,MRI が有用であり,血管造影は IH の診断には適切ではないと記載されている.本邦のガイドラインにおいても,IH の診断では,体表に近い典型的なものは必ずしも画像検査を必要としないが,深在性のものではエコー,および MRI 所見が主体となるため,大きな相違はない.

a) IH の治療目的

IH の治療目的としては,① IH の増大抑制,②大きな IH の自然消褪の促進,③機能的,整容的問題の回避,の三つが挙げられている.また,顔面などの特殊部位で急激に増大する IH に関しては,より早期に治療介入することが必要である.IH の治療目的については,本邦のガイドラインと相違はない.

b) 治療法の選択肢

レーザー治療:平坦な IH には,flashlamp-pumped pulse dye laser(FPDL),intense pulsed light(IPL)が適応とされている.深在性の皮下の病変には,Nd:YAG laser が適応となる.

冷凍凝固療法:小型で平坦な IH では,液体窒素凍結療法が可能である.機器を用いた-30℃での冷凍凝固,もしくは-196℃の液体窒素にて IH に接触圧迫させる(深さは 2～4 mm までで,接触時間は-30℃で 10～15 秒,-196℃の液体窒素で 5～10 秒).適切に行えば脱色素や瘢痕形

成は少ないが，不適切な療法では壊死や瘢痕を残す．本ガイドラインでは，液体窒素凍結療法とレーザー療法の治療効果は同様と記載されている．本邦でもドライアイスや液体窒素を用いて行われることはある．手技は比較的容易であるが，熟練を要するため，レーザー治療が選択されることが多い．

外科的療法：レーザー治療や冷凍凝固療法が奏効することが多いため，第一選択とされることは少なく，特殊な場合（大きな血管腫が退縮して，瘢痕を残した場合など）に外科的切除が選択される．

全身療法：顔面などで急激に増大したり，レーザー治療や冷凍凝固療法を行うことができないIHでは，副腎皮質ステロイド全身投与が選択され，初期量としてはプレドニゾロン 2 ～ 5 mg/kg/day と記載されている．奏効率は 65 ～ 85% と高いが，副作用が懸念される．副腎皮質ステロイドの全身投与を行っているにもかかわらず，血管腫が急激に増大してくる場合には，エビデンスは乏しいが，ビンクリスチン（0.05 mg/kg/week i.v. を 4 ～ 6ヵ月），もしくはエンドキサン（10 mg/kg，3 日間）が選択される．インターフェロン α による治療は推奨されないが，副腎皮質ステロイド全身投与との併用として使用されることはありうる（初期量 100 万 U/m^2 から開始し，300万 U/m^2 まで，何週間かをかけて増量する）．

その他：明らかなエビデンスは存在していないことを明記されたうえで，ステロイド外用，局注，イミキモドクリームなどの局所治療法が記載されている．

まとめ

1997 年に American Academy of Dermatology が発表したガイドラインは，20 年前のものであるが，IH の定義や診断方法においては，おおむね本邦の乳児血管腫・血管奇形診療ガイドラインと合致している．また，IH の主な治療目標である「生命または機能への悪影響の予防または除去，退縮・消褪後に遺残する皮膚変化の永続的な醜形の予防，IH 患者および家族の心理社会的苦痛の軽減，乳児血管腫の潰瘍形成の予防または治療による瘢痕化および疼痛の軽減，無治療でも予後良好である可能性が高い乳児血管腫に対する積極的な治療の回避」も合致している．治療法は，ステロイド全身投与・局所投与，レーザー治療，外科的切除術，液体窒素凍結療法が主体とされており，難治性の症例にはインターフェロン α，シク

ロホスファミド，塞栓術，放射線治療，リュープロレリン，ケトチフェンとされていることより，治療法は隔世の感がある．

2008 年にドイツ皮膚科学会，ドイツ小児外科学会，ドイツ小児内科学会の合同で作成されたガイドラインにおいても，IH の概念や治療目的は，前述の 1997 年のガイドラインと大きな差異はないが，より IH と血管奇形を確実に分類することが強調されている点が特徴的である．治療法としても，レーザー治療や冷凍凝固療法をまず試み，急激な増大や整容的や生命に危険のある場合のみ，副腎皮質ステロイドの全身投与を行うように記載されているなど，より副作用への配慮がされている．

欧米のガイドラインに記載のない治療法として，もっとも重要なものはプロプラノロールであろう．巨大乳児血管腫を有する児に併発した閉塞性肥大型心筋症に対しプロプラノロールが投与され，血管腫の退縮をもたらしたという 2008 年の報告[3]以降，IH の治療にプロプラノロール内服療法が行われるようになり，増殖期や，顔面に生じた巨大例など，整容的問題が懸念される症例，潰瘍を形成し易出血性の症例，あるいは機能障害をきたしうる症例に対する高い有効性が明らかになっている．

このように，欧米の過去のガイドラインを振り返ると，IH の概念や治療目的は大きく変化していないものの，治療法については変化が見受けられる．しかしながら，過去の欧米のガイドラインは review 形式での記載であるため，各治療法のエビデンスレベルが不明であることから，ガイドラインとしては不完全であり，治療法の選択根拠が不明確であった．本邦の血管腫・血管奇形診療ガイドラインは，これらの課題を解決すべく，総論，各論，クリニカルクエスチョンで構成されており，あらゆる血管腫・血管奇形を包括している．このガイドラインにより，どの患者にも標準的な治療法が選択されることが期待される．

---

1) Frieden IJ, et al：Am Acad Dermatol **37**：631-637，1997
2) Grantzow R, et al：J Dtsch Dermatol Ges **6**：324-329，2008
3) Léauté-Labréze C, et al：N Engl J Med **358**：2649-2651，2008

薬物療法の実際
ステロイド

ステロイドとは

　ステロイドホルモンは分子量約300前後であり、生命の維持に必要な脂溶性生理活性物質である。ヒトでは糖質コルチコイド、鉱質コルチコイド、エストロゲン、プロゲステロン、アンドロゲンの5種類の内因性ステロイドホルモンがある。一般に臨床で用いられる糖質コルチコイドがステロイド薬と呼ばれることが多く、さまざまなものが合成されている。ステロイド薬は vascular endothelial growth factor-A, IL-6, monocyte chemoattractant protein-1, matrix metalloproteinase-1 を減少させて、血管発生や血管新生を抑制する[1]。

ステロイド薬の全身投与（内服、点滴静注など）

　ステロイドの全身投与は外用や局所注射に比べると強力な抗炎症作用や細胞増殖抑制作用を全身に発揮するので、さまざまな疾患の治療に用いられている。効果が強力である一方で、さまざまな副作用がある（表1）[2,3]。小児に投与すると成長抑制が起こることもあるので要注意である。また、副腎不全を防ぐため、大量あるいは長期間ステロイドを内服した後は、ステロイドを急に中止せずに、漸減しなければならない。ステロイドの全身投与は Kaposi 様血管内皮腫、血管芽細胞腫、乳児血管腫、リンパ管腫、肝血管腫、毛細血管拡張性肉芽腫の治療に用いることがある。Kaposi

様血管内皮腫はまれな疾患だが、Kasabach Meritt phenomenon（KMP）を71％と高率に合併するので要注意である[4]。血管芽細胞腫が KMP を併発することはごくまれであり、自然消褪することもある。その一方で、ステロイドの内服や局注を行うこともある。KMP の治療の詳細については別項を参照されたい。乳児血管腫においては、プレドニゾロンを $1.5 \sim 2$ mg/kg/day、朝1回投与で、増殖期が終了するまで継続するという報告がある[5]。ベタメタゾンを初期量 $0.06 \sim 0.2$ mg/kg/day で $10 \sim 26$ 週続けた報告もある[6]。眼窩のリンパ管腫にはプレドニゾロンの内服を、成人では $60 \sim 80$ mg/day、乳児では15 mg/day で開始して、短期間で減量することが疼痛緩和につながった[7]。乳児の巨大肝血管腫にはプレドニゾロンを 4 mg/kg/day で2週間投与したのちに、4 mg/kg を隔日で2週間、2 mg/kg を隔日で6週間、1 mg/kg を隔日で3ヵ月と、漸減する治療が有効だった[8]。鼻腔の毛細血管拡張性肉芽腫にプレドニゾロン内服とレボフロキサシン内服を併用した報告もある[9]。このように、血管腫のステロイド治療における用法、用量、投与期間は症例報告によりさまざまである。小児へのステロイドの全身投与については、小児気管支喘息の薬物療法における適正使用ガイドラインも参考になる[10]。乳児の静脈注射においては、ヒドロコルチゾンは 5 mg/kg を $6 \sim 8$ 時間ごと、またはプレドニゾロンやメチルプレドニゾロン $0.5 \sim 1$ mg/

表1　ステロイド内服の主な副作用

とくに注意すべき副作用 （高頻度かつ重症化）	他の注意すべき副作用	高頻度の軽症副作用
感染症の誘発、増悪	生ワクチンによる発症	中心性肥満、満月様顔貌
骨粗鬆症、骨折	不活化ワクチンの効果減弱	ざ瘡
幼小児の発育抑制	眼疾患（白内障、緑内障）	多毛症、脱毛
骨頭無菌性壊死	高血圧、不整脈	皮膚萎縮、皮膚線条
動脈硬化	浮腫	皮下出血
副腎不全	脂質異常症	多尿、多汗
消化管障害（出血、潰瘍）	低カリウム血症	不眠
糖尿病	尿路結石	月経異常
精神障害	筋力低下、筋委縮	食欲亢進、体重増加
		白血球増加

［文献2, 3）をもとに著者作成］

表2 外用ステロイド剤の強度

I群 strongest	クロベタゾールプロピオン酸エステル
	ジフロラゾン酢酸エステル
II群 very strong	モメタゾンフランカルボン酸エステル
	ベタメタゾン酪酸エステルプロピオン酸エステル
	フルオシノニド
	ベタメタゾンジプロピオン酸エステル
	ジフルプレドナート
	アムシノニド
	ジフルコルトロン吉草酸エステル
	酪酸プロピオン酸ヒドロコルチゾン
III群 strong	デプロドンプロピオン酸エステル
	デキサメタゾンプロピオン酸エステル
	デキサメタゾン吉草酸エステル
	ベタメタゾン吉草酸エステル
	フルオシノロンアセトニド
IV群 medium	プレドニゾロン吉草酸エステル酢酸エステル
	トリアムシノロンアセトニド
	アルクロメタゾンプロピオン酸エステル
	クロベタゾン酪酸エステル
	ヒドロコルチゾン酪酸エステル
	デキサメタゾン
V群 weak	プレドニゾロン

［文献11) をもとに著者作成］

kg を 6 〜 12 時間ごとに使用する．乳児および小児の内服においてはプレドニゾロン 0.5 〜 1 mg/kg/day（分 3），プレドニゾロンの内服が困難な場合はベタメタゾンシロップあるいはデキサメタゾンエリキシル 0.05 mg（0.5 mL）/kg/day（分 2）を用いる．プレドニゾロンは錠剤と粉剤しかないうえに苦いので乳児の服用が困難である．そこでデキサメタゾンエリキシル，ベタメタゾンシロップを使うこともあるが，半減期が長いので副作用に注意すべきである．

外用ステロイド薬

ステロイドの外用剤は強度が最強の I 群から最弱の V 群まで 5 段階に分かれている（表2）[11]．皮膚の部位によってステロイド薬の吸収の程度が異なる[12]．手掌や足底などの角層が厚い部位には I 群や II 群といった強めのステロイド薬を塗ることが多く，顔面や陰部などの角層が薄い部位には，IV 群の弱めのステロイド薬を塗ることが多い．また，乳幼児や高齢者はステロイド薬が吸収されやすい．

ステロイドの外用剤の副作用は，塗布部位の皮膚感染症，皮膚萎縮，多毛，毛細血管拡張症，酒さ様皮膚炎などがある．全身への副作用はめったにないが，乳幼児に大量に使用すると起こることもある．たまに眼圧が上昇する例があるので注意が必要である．

ステロイドの外用剤は治療適応となる皮膚疾患が多数あるが，血管奇形や血管腫の治療を行うことは少ない．毛細血管拡張性肉芽腫に有効なことが時にある．乳児血管腫については，症例報告が 2 件ある．II 群のモメタゾンフランカルボン酸エステルを局面型の 52 例に使用して 6 〜 8 ヵ月後に評価したところ，26 例（50％）が excellent，19 例（36.5％）が good だった[13]．別の報告では，I 群のクロベタゾールプロピオン酸エステルを 34 例に使用した．12 例（35％）が good response であり，13 例（38％）が partial response だった．その中でも局面型が混合型よりも治療に対する反応がよかった[14]．

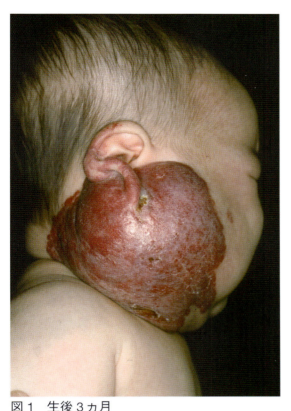

図1　生後3ヵ月

［赤坂虎の門クリニック 大原國章先生ご提供］

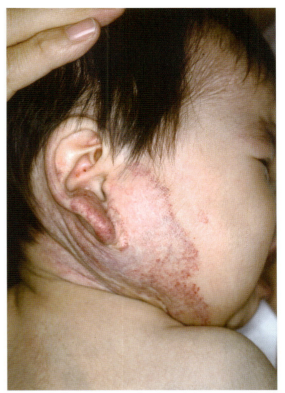

図2　生後11ヵ月，トリアムシノロン注射10回後

特記するような副作用はなし．

［赤坂虎の門クリニック 大原國章先生ご提供］

局注ステロイド薬

　ステロイドの局所注射は，即効性のベタメタゾンあるいはデキサメタゾンと遅効性のトリアムシノロンアセトニドがある[15]．副作用は皮膚萎縮，毛細血管拡張，出血，色素脱失などがある．血液の逆流がないことを確認しながら，血管腫内に注入する．眼囲に注射するときは失明させないよう注意する[16]．また，注射時に疼痛を伴う．ステロイド内服に比べて，ステロイド局所注射は全身への副作用は比較的少ない．プロプラノロール療法が普及する以前には，乳児血管腫の治療にステロイド局所注射を用いることが多かった．乳児血管腫に対する投与量はトリアムシノロンアセトニド 40 mg とベタメタゾン 40 mg がよいとする報告もあれば[15]，トリアムシノロンのみ注射する報告もある．3 mg/kg を 1 ヵ月間隔で 2 回，20 mg を 1〜2 ヵ月間隔で 2 回，1〜5 mg/kg を毎月で 6 ヵ月など，術者により用量はさまざまである[5]．トリアムシノロン 8 mg を隔週で 10 回注射したところ，右頬部から右頸部の巨大乳児血管腫が著明に縮小した症例もあった（図1，2）．舌のリンパ管腫にはトリアムシノロン 20 mg を 3 週ごとに 3 回注射が有用だった[17]．

1) Greenberger S, et al：N Engl J Med **362**：1005-1013, 2010
2) 浦部晶夫ほか（編）：副腎皮質ステロイド．今日の治療薬 2017，南江堂，東京，p249-256, 2017
3) 鈴木康夫ほか：副作用とその対策．矢野三郎（監），佐藤文三（編），ステロイド薬の選び方と使い方，南江堂，東京，p39-5, 1999
4) Croteau SE, et al：J Pediatr **162**：142-147, 2013
5) 渡邊彰二ほか：形成外科 **55**：1189-1196,

2012

6）山崎まいこほか：日形会誌 **32**：150-154, 2012

7）Sires BS, et al：Ophthal Plast Reconstr Surg **17**：85-90, 2001

8）Al-Tonbary Y, et al：Oncol Stem Cell Ther **2**：422-425, 2009

9）Hanazawa T, et al：Auris Nasus Larynx **43**：203-206, 2016

10）厚生労働省医薬食品局安全対策課 平成 17 年度研究：小児気管支喘息の薬物療法における適正使用ガイドライン，http://www.mhlw.go.jp/topics/2006/07/tp0727-1.html（2017 年 7 月アクセス）

11）日本皮膚科学会アトピー性皮膚炎診療ガイドライン作成委員会：アトピー性皮膚炎診療ガイドライン 2016 年版．日皮会誌 **126**：121-155，2016

12）Feldmann RJ, et al：J Invest Dermatol **48**：181-183, 1967

13）Pandey A, et al：Skinmed **8**：9-11, 2010

14）Garzon MC, et al：J Am Acad Dermatol **52**：281-286, 2005

15）丸山友裕ほか：臨皮 **53**：155-160，1999

16）Byers B：Arch Ophthalmol **97**：79-80, 1979

17）Khurana S, et al：J Dermatolog Treat **17**：124-126, 2006

薬物療法の実際
βブロッカー

はじめに

最近，従来 wait and see でよいとされてきた乳児血管腫の治療において，プロプラノロール内服治療がわが国でも保険適用となり，新たな選択肢が加わった．しかし，プロプラノロールは非選択的βブロッカーであり，循環器系，呼吸器系，糖代謝系などへも影響し，種々の副作用の懸念もあるため，安易に使うことなく，適応を厳選したうえで使用すべきと考える．どのような血管腫に使用するべきなのかの適応と，治療の実際について述べたい．

βブロッカー治療の開始

2008年フランスにおいて，閉塞型肥厚性心筋症と顔面鼻部の巨大乳児血管腫を併発した新生児において，心疾患治療のために降圧薬のβブロッカー（プロプラノロール）が投与され，乳児血管腫が急速に退縮したという serendipity が経験された．その後，追試が行われ，内臓の多発性乳児血管腫合併例や，気道狭窄をきたした症例など，11症例が経験され報告された[1]．それ以来，迅速かつ著明な血管腫の縮小作用が複数の施設から次々と報告され，乳児血管腫に対するプロプラノロールの有効性が明らかにされた．これを受けて，βブロッカー内服療法が広く欧米で行われるようになり，乳児用液剤が開発されるに至った．

わが国では，長らく成人用のインデラル®錠を粉砕して錠末とし，やむなく適応外使用してきたが，複数の学会から早期開発要望書が提出され，2016年，ついに乳児血管腫に対しての保険承認が下り，ヘマンジオル®シロップが発売されるに至った．

βブロッカーの作用機序

プロプラノロールの乳児血管腫への作用機序は明確にはわかっていないが，血管腫の血管内皮細胞には，β_1，β_2アドレナリン受容体が存在しており，そこにアンタゴニストとして作用することにより，血管収縮作用，血管新生促進因子（血管内皮増殖因子，線維芽細胞増殖因子など）の発現抑制作用，血管内皮細胞のアポトーシス誘導作用などによると考えられている[2,3]．

有効性と安全性

海外で実施された乳児血管腫を対象としたプラセボ対照第Ⅱ/Ⅲ相二重盲検比較試験において，24週後に「治癒またはほぼ治癒」した患者は60.4％で，プラセボ群と比較して有意差が認められた（$P < 0.0001$，Posch らの統合検定法）[4]．

国内で実施された乳児血管腫を対象とした非対照，非盲検，用量漸増，多施設共同第Ⅲ相臨床試験において，24週後に「治癒またはほぼ治癒」した患者は78.1％（95％信頼区間 60.0～90.7％）であった．これは，海外第Ⅱ/Ⅲ相試験のプラセボ群の95％信頼区間 0.44～12.53％を参考に，有効性の判断基準をプラセボ群上限の12％とすると，有効率の95％信頼区間の下限値 60.0％はプラセボ群の上限値を上回り，有効であると判定された[4]．

海外臨床試験において，安全性評価症例435例中166例（38.2％）に副作用が認められた．主な副作用は末梢冷感7.4％，下痢5.3％，不眠症5.1％，睡眠障害5.1％，悪夢4.6％などであった[4]．

国内臨床試験において，総症例32例中10例（31.1％）に副作用が認められた．主な副作用は下痢（12.5％），AST 増加（6.3％），ALT 増加（6.3％），血圧低下（6.3％）などであった[4]．

治療の実際

1 適応を厳選する

絶対適応となる症例は，眼裂・眼窩，鼻腔，口腔，外耳道，声門部・気道，尿道，消化管などを圧迫（図1）し，生命や機能に悪影響を及ぼす場合，顔面に広範囲に生じた場合（図1），潰瘍を形成したり，出血を繰り返したり，内臓に多発したり，増殖が急激な場合などである．

場合によって適応となるのは，顔面以外の露出部にあったり，非露出部であっても腫瘤を形成している場合であり，相対的適応となると考える．

一方，経過観察でよいと考えられるのは，瘢痕が残っても気にならない部位，大きさの表在型乳児血管腫，明らかに退縮期に移行した乳児血管腫などである．

絶対適応・相対適応にも，経過観察でよい血管腫にも当てはまらないボーダーラインと考えられ

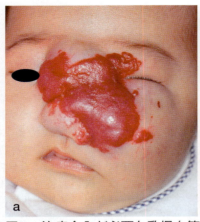
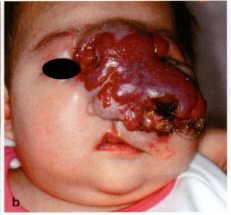

図1 治療介入が必要な乳児血管腫の例
顔などの露出部位で，整容的問題が大きいもの・まだ増大期にある生後6ヵ月未満のもの．
a) 1ヵ月，女児．乳児血管腫(混合型)．
b) 未治療1ヵ月後，さらに増大し，潰瘍，出血を繰り返している．

る症例に対しては，リスク・ベネフィットをよく考慮して保護者とよく話し合ったうえで決定すべきと考える．

内服治療は，生後5週～5ヵ月の間に開始されるのが望ましく，自然経過で乳児血管腫がピークに達する6ヵ月～1歳までの増大期に投与することが前提となる．

2 投与前後のバイタルチェック・検査

投与開始前に，心拍数，血圧，心音，血糖値，肺音，心電図，心エコーを測定し，正常範囲内であることを確認する．小児循環器専門医に受診することが望ましい．

投与開始時，増量時においても，投与前，直後，1時間後，2時間後に血圧，脈拍，呼吸数，血糖値検査を行い，さらに空腹時血糖値も測定しておく．

3 用法・用量

初回投与～維持量投与2日目までは可能な限り入院させたうえで，初回はプロプラノロール成分量1 mg/kg/day，分2(朝夕食後)にて内服開始し，2日以上の間隔を空けて，2 mg/kg/dayに増量し，さらに維持量の3 mg/kg/dayへと漸増する．維持量は3 mg/kg/dayを原則とするが，それ以下でも十分な効果がみられると判断されたり，副作用の懸念が大きい場合は，3 mg/kg/day以下でもよいと思われる．

維持量が決定したら，外来で維持量投与を継続する．患児の体重変化が著しい時期であり，内服薬の分量調節，副作用の監視の意味からも，2週間隔で再診させ，体重測定と，初回時と同様の検査を行い，体重増加に応じた薬剤量の微調節を行う．

入院がむずかしい場合，外来での導入も可能であるが，その場合は，増量間隔を2日ではなく1週間とることが望ましく，開始時や増量時のバイタルチェック・検査も入院での導入の場合と同様に行い，より慎重に保護者への服薬指導がされることが望まれる．

4 保護者への注意，服薬指導

低血糖を避けるために必ず食後に内服させること，飲ませ忘れた場合は，後で飲ませたり，次回内服時にその分を増量したりせずに，その回は中止とすること，薬を吐き出したりこぼしたりしても，追加投与は行わないこと，食事が摂れなかったり，嘔吐しているときは薬を飲ませないこと，気道感染で咳がひどいときや発熱があるときは飲ませないこと，多く飲ませすぎたときはすぐに医師または薬剤師に連絡することなどを確実に指導する．

その他，意識が低下している，呼吸が苦しそう，息が早い，蒼白である，手足が冷たい，発汗が激しい，ふらつきや震えがみられるなどの変化がないかをよく観察し，異常がみられたら，ただちに服用を中止して医師に相談することなどを十分に伝えておく．

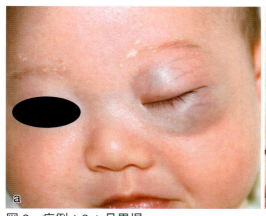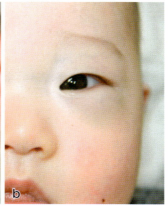

図2 症例：2ヵ月男児
a)左眼瞼腫脹，眼球突出．b)ヘマンジオル®内服，6週間後．眼球突出が消褪．

5 投与継続の必要性の検討および中止時期

投与開始24週間，または1歳半を目安に有効性を評価し，改善がみられなくなっていたら，いったん治療を中止する．内服中止後も慎重に経過観察を行い，再び増大するようであれば再開し，さらに2ヵ月くらいで同様に中止の時期を見極める．あくまで治療の終着点は，増大期を過ぎて，治療を中止しても再増殖が起こらない時期に達した時点である．血管腫の大きさや部位によっても異なるが，おおむね6ヵ月〜1年6ヵ月間で治療が終了する．

症例提示

患者：2ヵ月男児
主訴：左眼瞼腫脹，眼球突出
現病歴：在胎36週3日，2,504g，早産にて出生．生後3週目頃に，左上眼瞼の腫脹に気づき，増大傾向がみられたため，当院眼科を受診し，血液腫瘍科，皮膚科へ併診となった．
現症：左眼球が突出し，上下眼瞼が軟らかく腫脹し，静脈が拡張して透見され，全体に紫色調を帯びていた（図2）．
検査：造影MRI検査にて，左眼窩内から眼瞼に腫瘤があり，造影効果が認められた．血管腫の可能性あり，との放射線科の読影であった．
臨床経過：日ごとに増大傾向が強くみられ，部位的に皮膚生検は行えなかったが，臨床症状と画像診断から乳児血管腫と診断し，プロプラノロール（ヘマンジオル®シロップ）内服を開始した．プロプラノロール成分量1 mg/kg/day，分2にて内服開始し，3日目に2 mg/kg/dayに増量し，さらに5日目に3 mg/kg/dayに増量し，維持量とした．内服開始後5日目から，触診にて柔軟化が観察され，眼球突出も軽減し始めた．7日後には，さらに眼瞼腫脹・眼球突出が明らかに軽減したことが観察された（図2）．2週間後のMRI再評価では，眼窩内の腫瘤の縮小効果と眼球突出の軽減が認められたため，退院し外来にて維持量内服を継続している．現時点で副作用はとくに認められていない．

おわりに

適応を厳密に選び，必要な検査と患者指導を怠らずに行ったうえで，慎重に長期経過観察しながら投与すれば，整容的，機能的問題の多い乳児血管腫の治療において，プロプラノロール内服は有効で安全な第一選択の治療法として位置づけられると思われる．

---

1) Leaute-Labreze C, et al：N Engl J Med **358**：2649-2651, 2008
2) Storch CH, et al：Br J Dermatol **163**：269-274, 2010
3) Drolet BA, et al：Pediatrics **131**：128-140, 2013
4) 乳児血管腫治療剤ヘマンジオルシロップ小児用0.375％適正使用ガイド．マルホ製薬株式会社ホームページ〈https://www.maruho.co.jp/〉（2017年7月アクセス）

D 薬物療法の実際 その他

乳児血管腫の多くは自然退縮するため，機能障害，潰瘍，出血，二次感染の危険性や，将来的に整容的問題が生じる可能性が低ければ，wait and see policy が原則とされている．一方で，これらの可能性が高い病変に対しては，薬物療法や凍結療法を中心に，手術療法，レーザー治療，硬化療法などが長年行われてきた．薬物療法の中ではステロイドの全身投与（内服，点滴）や局所注射が中心となり，近年では β ブロッカー内服による治療が登場し，高い有効性を示している．これらの薬物療法の不応例に対しては，ビンクリスチンやシクロホスファミドの全身投与，インターフェロンα の皮下注射，イミキモド外用など，複数の薬物療法の有効性が報告されている．しかしながら，これらの薬剤の有効性は限定的なうえ，有害事象の出現も懸念されるため，患者の機能的・生命的予後に影響を及ぼす病変以外には使用すべきではない．

一方，血管奇形については手術療法が中心に行われており，薬物療法の有効性を示すエビデンスは少ない．異常血管やリンパ管細胞に対して効果を示すと考えられる薬剤としてステロイド，インターフェロンα，シクロホスファミドの報告がある．また，血栓や出血の予防目的にアスピリン，ヘパリン，ワルファリンなどによる抗凝固療法の有効性が報告されている．

本項では前述のステロイドと β ブロッカーを除いた薬物療法について解説する．また，液体窒素やドライアイスによる凍結療法についても解説する．

ビンクリスチン

ビンクリスチンは多くの悪性腫瘍に対する化学療法の中で使用されるビンカアルカロイド系抗がん薬の一種で，微小管の重合を阻害し細胞分裂を抑制する．また，血管内皮細胞に直接作用し，血管新生を抑制する作用ももつ．血管腫に対しては，ステロイドや β ブロッカー無効の乳児血管腫に対して有効であったとの報告が複数あり，安全性は比較的高く，効果の発現が早いことが特徴とされている[1]．ビンクリスチンの投与は点滴静注で行われ，用量は体重 10 kg 未満の場合 0.03〜0.05 mg/kg，体重 10 kg 以上の場合 1.0〜

$1.5\,mg/m^2$ を目安に，週に 1 回，最低でも 6 週以上にわたって投与される[2]．有害事象は基本的に一過性とされており，末梢神経障害の報告が多く，その他に便秘，腹痛，麻痺性イレウス，顎痛，神経筋障害などが確認されている[3]．さらに，頻度は少ないが白血球低下や貧血の報告もある．これらの有害事象は小児よりも成人でみられやすい．現在までに血管腫に対するビンクリスチンの有効性を証明した臨床試験はないが，ステロイドとビンクリスチンを対照とした第II相ランダム化比較試験の結果が待たれている状況である（http://www.clinicaltrials.gov）．また，同じビンカアルカロイド系抗がん薬であるビンブラスチンにおいても，ビンクリスチンと同様に有効であった報告がある．

インターフェロンα

インターフェロンα はウイルスや腫瘍細胞の増殖を抑制し，免疫や炎症を調節するサイトカインの一種である．薬剤としては B 型肝炎や C 型肝炎などのウイルス性肝炎や多発性骨髄腫の治療薬として長年使用されてきた．インターフェロンα は血管新生抑制作用をもち，乳児血管腫の増大を抑制することが知られている．その作用機序は，bFGF（basic fibroblast growth factor）産生の抑制や IL-8，VEGF（vascular endothelial growth factor）の抑制によるものとされる[1]．乳児血管腫に対して有効であったとされる一方，重篤な有害事象が複数報告されている．一般的な有害事象としては全身倦怠感，発熱，好中球減少，肝機能障害などが有名であるが，時に脳性麻痺をはじめとした不可逆性の神経毒性を示す．そのため，1 歳未満の幼児への投与は避け，1 歳以上の場合においても他の治療に抵抗性の場合に投与を検討し，投与する際には神経毒性の出現に厳重な注意を要する[3]．インターフェロンα の投与は皮内注射で行われる．確立された投与量はないが，インターフェロンα-2a 製剤を 1 日 1 回 300 万単位/m^2，数ヵ月連日投与する方法が報告されている．

ブレオマイシン

ブレオマイシンは抗がん性抗生物質の一種で，DNA の合成を阻害し，細胞増殖を抑制する．幅

広いがん腫で用いられてきた薬剤であり，皮膚がん領域でも長年使用されてきた．血管腫に対してはブレオマイシンの局注が有効かつ有害事象も少なく，乳児血管腫だけでなく他の血管腫や血管奇形に対しても有効であったと報告されている[4]．その作用機序は，血管内皮細胞から産生される成長因子の抑制や内皮細胞のアポトーシスを誘導することなどにより，血管新生を抑制することと推測されている．1歳未満での投与量は0.5〜1.0 mg/kg，1歳以上から成人については1〜15 mg/回を3〜4週ごとに投与する方法が一般的である．全身投与ではないため，全身的な有害事象の出現はなく，局所の色素沈着が数%に生じる程度とされる．また，ステロイド内服との併用が有効であったとの報告があり，併用群21例の血管腫患者において，8割以上の患者に90%以上の縮小効果が得られたとされる[4]．

シクロホスファミド

シクロホスファミドはアルキル化薬に分類される抗がん薬の一種で，DNAの合成を阻害する．血液系悪性腫瘍をはじめとした多くの悪性腫瘍の治療に用いられている．また，B細胞やT細胞にも作用し，免疫抑制効果をももつことから，臓器移植時の免疫抑制薬として使用され，血管炎や膠原病に対する免疫抑制薬としても使用されている．血管腫に対する作用機序は明らかにされていないが，血管新生抑制作用によるものであろうと推測されている[4]．血管腫に対しては，ステロイド抵抗性の血管腫に対して有効であった症例が複数報告されている．シクロホスファミドは点滴にて投与され，10 mg/kg/day×4日間を1クールとし，これを2〜3週ごとに数クール繰り返し，総投与量はおおよそ140 mg/kg前後の報告が多い．またlow-doseによる報告例もあり，この場合は4 mg/kg/day×3日間を1クールとし，総投与量も50 mg/kg程度まで抑えられている．いずれの投与法においても，シクロホスファミドは出血性膀胱炎を引き起こすため，メスナを併用したほうがよい．一般的な有害事象として嘔気・嘔吐，発熱，脱毛などが生じ，重篤なものとしては出血性膀胱炎以外に，心筋症，肺線維症，性腺機能障害などが知られている．また，二次発がんの可能性も指摘されている薬剤であり，小児に対して使用する場合，その適応は慎重に判断すべき薬剤である．

シロリムス（ラパマイシン）

シロリムスはラパマイシンとも呼ばれるマクロライド系化合物の一種である．かつては抗真菌薬として使用されていたが，その後mTOR阻害薬としての作用が発見され，その強力な免疫抑制作用と細胞増殖抑制作用から悪性腫瘍や脈管系腫瘍に使用されており，本邦ではリンパ脈管筋腫症に保険適用薬として使用されている．さらに，血管内皮細胞増殖因子（VEGF）の発現を抑制し，血管内皮細胞の増殖や管腔形成を抑制することも知られている．Kasabach-Merritt現象に対する作用も注目されている．シロリムスは経口投与する薬剤であり，血管腫に対する過去の報告では1.5 mg/m^{2}の1日1回投与から開始され，4週後には1.5 mg/m^{2}を1日2回投与に増量，その後症状の軽快とともに0.1 mg/dayずつ緩徐に減量し，最終的には1〜1.3 mg/m^2/day程度で維持されている．また，有効血中濃度がトラフ値で9〜12 ng/mLとされており，定期的な血中濃度の測定も必要となる[5]．しかしながら，本邦におけるリンパ脈管筋腫症に対する保険適用上の投与量は1日1回2 mg/body（1日1回4 mgを超えない）となっているため，その投与量については注意を要する．有害事象としては，口内炎，消化器症状，血球減少，高血圧，関節痛，間質性肺炎，免疫抑制による感染症などが知られている．

イミキモド

イミキモドは本邦において尖圭コンジローマと日光角化症に保険適用をもち，5%クリーム製剤として外用で使用されている．血管腫に対する作用機序は，樹状細胞や単球上のtoll-like receptor7に作用し，インターフェロンα，TNF-α，IL-12などの産生を促進し，またMMP-1の発現増加や，MMP-9の活性を低下させることも知られている．これらの結果，血管新生が抑制され，血管内皮細胞の壊死や不活化が誘導される[1]．血管腫に対する使用方法は，尖圭コンジローマと同様，1日おきに夜間患部に外用し，最低8時間以上経過した翌朝洗い流す方法で行われ，休薬期間をとらずに，16週程度外用を継続する．βブロッカーである0.5%チモロール外用液と5%イミキモドクリームを比較したレトロスペクティブな解析では，その有効性は同等であったと報告されている．全身的な有害事象の出現はほとんどない

が，局所の皮膚反応は一定の頻度で出現する．尖圭コンジローマや日光角化症と同様，紅斑，浮腫，びらん，色素沈着，疼痛などが一過性に出現し，外用を中止すれば比較的速やかに消退する．

ACE 阻害薬

ACE 阻害薬はアンジオテンシン I をアンジオテンシン II に変換するアンジオテンシン変換酵素（ACE）を阻害する薬剤で，主に降圧薬として使用されている．乳児血管腫の増殖期にはレニン・アンジオテンシン系の関与が示されており，ACE 阻害薬の一つであるカプトプリルの投与により，血管腫の消退が得られた報告がある[5]．ACE 阻害薬は内服で投与され，初回は 0.1 mg/kg を 8 時間ごとに投与し，有害事象の出現がなければ 1 週間で 0.5 mg/kg を 8 時間ごとに投与まで増量，その後は経過をみながら数ヵ月間内服を継続する．一過性の軽度の腎機能障害の報告があるが，大きな有害事象発現の報告はない．血管腫に対しての使用はまだ比較的新しく，他の薬物療法と比較して報告数が少ないため，今後の症例の集積が待たれている．

イトラコナゾール

イトラコナゾールはわれわれ皮膚科医が足白癬，爪白癬，皮膚カンジダ症などに日常的に使用する薬剤で，深在性真菌症や内臓真菌症にも使用される抗真菌薬の一つである．最近，イトラコナゾールが血管新生抑制作用をもつことが報告され，複数のがん腫において腫瘍の抑制効果が確認されている．血管腫に対しては 6 例の乳児血管腫に投与し有効性が確認された報告があり，イトラコナゾール 5 mg/kg/day の内服を 2〜9 週間行ったところ，全例で血管腫の縮小が得られ，有害事象の発現も 2 例で軽度の下痢を認めた以外，肝機能障害や血球減少は出現しなかったとされる[5]．今後さらなる症例の集積が待たれる治療である．

凍結療法

凍結療法は液体窒素やドライアイスを直接血管腫に接触させて行う物理的な治療であり，上述の薬物療法とは機序が異なる治療である．どちらも低温による凍結治療ではあるが，液体窒素による治療とドライアイスによる治療ではその作用機序が異なるとされる．液体窒素による凍結療法は，約 −196℃の超低温により血管や腫瘍細胞を物理的に破壊することを目的とし，治療後には腫瘍の壊死に伴う潰瘍形成が必発であり，その後は瘢痕治癒の経過をとる．一方，ドライアイスは約 −79℃と液体窒素よりも 100℃ 以上高温で，その治療法も壊死や潰瘍形成を起こさない程度の圧抵により自然退縮を促すものとされている．凍結療法の利点は，局所的な治療であるため，他の薬物療法のような全身的や有害事象を引き起こさない点や，外来で治療可能な点，治療費が安価な点などが挙げられ，海外ではドイツのガイドラインにおいて推奨されている治療である．全身的作用をもたないことから，ステロイドをはじめとした他の薬物療法との併用の報告も多い．一方で，凍結療法の欠点としては，その手技に経験を要する点が挙げられる．圧抵する時間，強さ，回数，間隔については一定の経験を要し，強すぎる治療による瘢痕形成は避けなければならない．ドライアイスによる圧抵を言葉で表現することはむずかしいが，軽く押しつぶす程度に，1 回数秒程度の圧抵を数分おきに 2〜3 回繰り返すことを 1 クールとし，これを 2〜4 週ごとに数回繰り返す方法が一般的である．乳児血管腫に対しては完全に消退するまで繰り返す必要はなく，血管腫の増大が止まり退縮期に入ったことが確認されれば，wait and see の方針とすべきであり，不必要に回数を重ねれば瘢痕化のリスクが高まる可能性がある．適応については表在性かつ 10 mm 以下のものに限るとの報告がある一方で，皮下型のものや大型の病変に対する有効例も報告されており，いまだ一定の見解は得られていない．凍結療法は手技の取得に経験を要する治療であるが，全身的作用がないため，合併症などにより薬物療法の導入がむずかしい症例において考慮すべき治療と考えられる．

1) Raphael MF, et al：Expert Opin Drug Saf **15**：199-214, 2016
2) Janmohamed SR, et al：Eur J Pediatr **174**：259-266, 2015
3) Kwon EK, et al：Am J Clin Dermatol **14**：111-123, 2013
4) Mabeta P, et al：Int J Dev Biol **55**：431-437, 2011
5) Ames JA, et al：Curr Opin Otolaryngol Head Neck Surg **23**：286-291, 2015

レーザー療法の実際
Ｖビームレーザー

Vbeam

　Vbeam は 2010 年に，Vbeam Ⅱ は 2016 年に本邦で薬事承認された Pulsed Dye LASER である．

　波長：活性媒質としてローダミン（rhodamine）という橙色の色素（Dye）を利用しているため，一般的に色素レーザー（Dye LASER）と呼ばれている．ローダミン色素の溶液に対しフラッシュランプによる励起で黄色調の波長光（560〜650 nm）が発振されうるが，オキシヘモグロビン（oxyhemoglobin）への吸収と皮膚深達度を考慮して波長は595 nm に調整されている．

　パルス幅：パルス幅は可変式で，旧機種の固定パルス幅の 0.45 msec 以外に 1.5 msec，3 msec，6 msec，10 msec，20 msec，30 msec と 40 msec のパルス幅の選択が可能である．

　スポット径：スポット径は大きいほうが皮膚深達度が増し，血管病変の治療に適する考えられることから 7 mm が使用されていることが多い．

　クーリングシステム：照射時の熱損傷から表皮を保護するために DCDs（dynamic cooling devices）が内蔵されている．DCDs は 1，1，1-2 tetrafluoroethane ガス（−26℃）をスプレー方式で噴射させて表皮を冷却（−10℃）しながらレーザー光を照射するシステムである．レーザー光の発射直前にハンドピースの先端からガスが噴射される方式で，多くの施設で DCDs のパラメーターとして cryogen spray：30 msec，delay time：20 msec が使用されている．DCDs の搭載により照射による表皮のダメージを軽減できるようになったため，よりハイパワーなエネルギー密度での照射治療が可能となったが，同時に DCDs が過度に噴射されると cryogen spray による低温熱傷を表皮に生じうることを考慮しておかなければならない．

治療原理

　595 nm の波長光が赤血球内のオキシヘモグロビンに吸収され，光熱作用（photothermal reaction）によって光エネルギーが熱エネルギーに変換された結果，赤血球の凝固，熱変性を生じ，ひいては血管壁にそのエネルギーが伝わると考えられている．光が吸収されるオキシヘモグロビンは赤血球にあり，赤血球は流動的に，常に血管内を流れている．このため，照射時間が短かすぎると血管壁にまで十分なエネルギーを加えることが不可能となり，また照射時間が長すぎると血管壁周辺組織への熱損傷のリスクが高まる[1]．さらに血管系病変の治療においては，レーザー光が吸収されるクロモフォアは赤血球内のオキシヘモグロビンであるが，真の治療標的物質は血管壁であり，血管は管腔構造で，血管壁にはクロモフォアが存在せず，赤血球は常に血管内を流動しているため，レーザー光で直接的に血管壁を破壊することはできない（図 1）．そのうえ，レーザー照射後に血管内皮細胞障害による治癒機転により血管新生や再生が促進されるため，病的血管を破壊しても血管新生が生じ，治療効果がみられない場合もある．色素レーザーによる血管病変の治療には上記のような理論上の矛盾点があり，レーザー治療が無効であったり，有効であっても限界に達したり，再発を生じたりする理由の一つと考えられる．

　治療対象を病変である皮膚微小血管のみとし，正常皮膚組織への熱損傷を最小限にするためにはパルス幅が重要であり，Anderson らが提唱した selective photothermolysis（SP）理論[2]によるとパルス幅は標的組織の熱緩和時間（thermal relaxation time：TRT）より短くなければならない．TRT とは，レーザー光を吸収した標的物質の熱温度が，上昇を開始してからピークの 1/2 の温度に下がるまでの時間と定義されており，標的物質の直径が大きいほど長くなる．すなわち，SP 理論では標的物質の熱緩和時間内にレーザー光が照射された場合，熱拡散による周辺組織への熱損傷は生じないと考えられている．したがって，理論上は直径 20 μm の血管の TRT が 0.19 msec，直径 50 μm の血管の TRT が 1.2 msec であること[3]から，旧機種のパルス幅は 0.45 msec に設定されていた．

　この結果，毛細血管奇形に対する治療において，パルス幅 0.45 msec では照射直後から血管破裂による著明な紫斑形成がみられ，創傷治癒過程に長期の日数を要していたが，20〜40 msec というロングパルスで照射された場合では血管破裂による直後の紫斑形成はみられず，照射部位は淡紅色になる程度（図 2）であるため，照射治療を受け

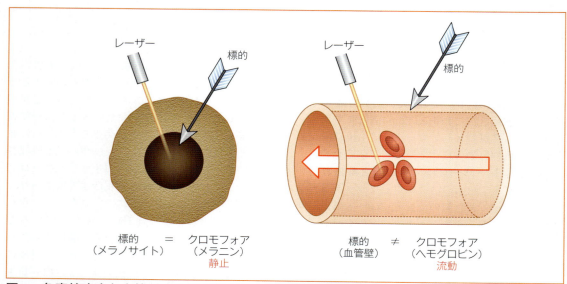

図 1 色素性病変と血管系病変におけるレーザー治療の違い

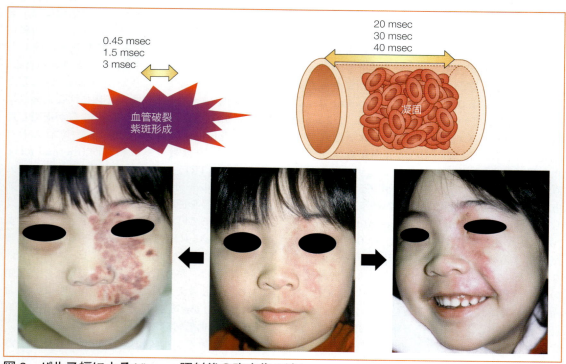

図 2 パルス幅による Vbeam 照射後の臨床像の違い

る患者の QOL は非常に向上している.
　ロングパルスでの照射治療の原理としては,赤血球の血管内凝固の結果,物理的に熱エネルギーが血管壁に伝達されることによって,血管を破裂させることなく,病的血管の熱変性を促すと考え られている.しかしながら河野らによると,毛細血管奇形に対する治療効果の点では紫斑形成がみられる最小のエネルギー量が至適と考えられる[4]ため,毛細血管奇形においては 6 msec 以下のパルス幅で最小照射エネルギー密度を設定した治療

が行われている場合が多い．一方，乳児血管腫においてはロングパルスが有効であることも報告されている[5,6)]．その理由として，腫瘤型の乳児血管腫では病変部に厚みがあり腫瘤全体を一塊と考えると，乳児血管腫のTRTは単一の毛細血管よりも長くなると考えられる．したがって，乳児血管腫の治療においてはロングパルスのほうが適していると思われる．

治療方法

Vbeamの波長は595 nmであり，スポット径7 mm，DCD：spray30 msec，delay20 msecで使用されることが多い．したがって，治療におけるパラメーターの中で設定が必要となるのはパルス幅とエネルギー密度であり，疾患や病変の部位，テスト照射や前治療の反応を毎回考慮してこれらを設定する必要がある．

治療間隔は疾患，部位，患者の年齢や生活状態に応じて，至適間隔を検討するのがよいと思われる．毛細血管奇形において，海外では乳幼児期には1〜2ヵ月ごとの繰り返し治療が施行されているが，本邦では3ヵ月ごとの繰り返し治療が行われていることが多い．

治療時の麻酔については，広範囲な病変や眼周囲の病変では全身麻酔下での治療が施行されることもあるが，近年エムラ®クリームによる局所麻酔が保険適用となったため，局所麻酔による治療が増加している．ただし，乳幼児においては1回の麻酔クリームの使用量に制限があるため，上記のように病変が広範囲であったり，顔面および眼周囲であったりする場合は全身麻酔での治療となることも多い．

Vbeamは波長595 nmの可視光線であるため，治療による全身性の副作用はないが，照射部位に水疱形成を生じることがあり，場合によっては皮膚壊死による潰瘍形成，および瘢痕をきたすことがある．これはレーザー光の照射密度が高かった結果として生じる場合と，DCDsによる過度の冷却の結果として生じる場合とがある．また紫斑および水疱や痂疲形成後，搔破により思わぬ傷となることもあるため，照射後1週間は照射部位の安静をはかることが重要である．

また，加療中は照射部位に対する遮光が重要であり，治療部位に日焼けによる色素沈着がみられる場合は，色素沈着が消退するまで治療は延期されるほうが望ましい．

治療対象疾患

毛細血管奇形や一部の乳児血管腫のほか，毛細血管拡張症，クモ状血管腫，静脈湖などが治療対象疾患となる．疾患によっては，レーザー照射治療を行っても十分な効果が得られず，無効と判断される例があることや有効であっても限界があること，また再発してくる可能性があることなど，レーザー治療の限界について，治療前に十分な説明が必要である．

1 毛細血管奇形

出生時より存在する比較的境界鮮明な淡紅色〜鮮紅色の斑で，局所のみの場合や体幹部や四肢などに広範囲に生じることもある．自然消褪はなく，加齢とともに色調が紫紅色に変化したり，肥厚したり，結節性の病変を生じることがある．色素レーザー治療により病変部の色調の改善がみられても，短期的な再発や長期的な再発があり，レーザー治療での病変の完全除去は困難で，なかには色素レーザーにまったく反応しない無効例もある．とくに四肢末端の病変に対して，色素レーザー治療は無効の場合が多い．また頭頸部の毛細血管奇形に対するレーザー治療においては，LenfroやGeronemusによると，三叉神経第2枝（V2）領域は寛解率が悪いとされている[5)]．乳幼児期早期からの色素レーザー照射治療がよいと考えられるが，無治療の成人でも色素レーザー治療によく反応する場合もある．治療が有効であっても色調がごく淡いピンク色となって，病変は残る場合が多い．色素レーザー治療には限界があるため，色調が改善されて薄くなり，照射しても変化がみられなくなった時点で経過観察とし，病変部の色調が再び濃くなった時点で治療を再開するほうが望ましい．また，完治はむずかしいため治療後も長期の経過観察は必要である．

症例1：3ヵ月　女児（図3）
右こめかみ部から側頭部にかけての境界鮮明な毛細血管奇形．Vbeam：スポット径7 mm，パルス幅1.5 msec，エネルギー密度8〜10 J/cm²，3ヵ月間隔で4回，照射治療施行した．治療前（図3a）に比べ，照射直後（図3b）に紫紅色の変化が一部みられた．4回照射後（図3c）の状態では，病変部はほぼ消褪している．

症例2：76歳　女性（図4）
右顔面から右側頭，右側頸部の毛細血管奇形，加齢変化により肥厚や結節がみられている（図

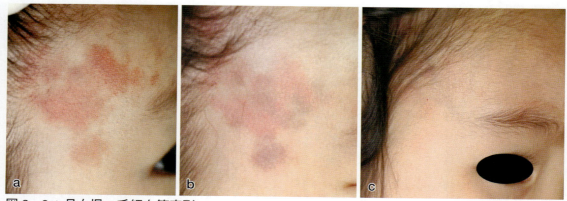

図3 3ヵ月女児，毛細血管奇形
a）治療前．
b）照射直後．
c）4回照射治療後．
照射直後は薄い紫斑形成のみであるが，4回照射治療で病変はかなり改善されている．

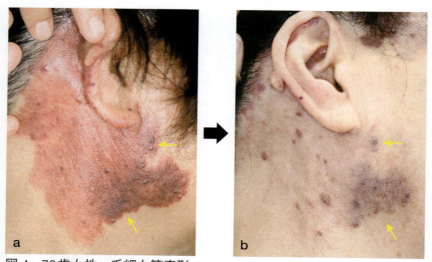

図4 76歳女性，毛細血管奇形
a）治療前．
b）7回治療後．
成人では肥厚や結節病変がみられることがあり，照射治療で色調の改善がみられても，肥厚や結節病変は残存する．

4a）．照射後の紫斑形成の少ない治療を希望されたため，Vbeam：スポット径7 mm，パルス幅20 msec，エネルギー密度10 J/cm^{2}で3ヵ月間隔で3回，照射治療施行し，その後はパルス幅1.5 msec，エネルギー密度10 J/cm^{2}に変更して，同様に3ヵ月間隔で4回，照射治療を施行した．全体に紅色の病変部は改善されたが，肥厚部位や結節病変はレーザー治療に対する反応が悪く，残存している（図4b）．

[2] 乳児血管腫

出生後に出現し，数ヵ月から1年程度の増殖期を経て徐々に自然消褪がみられるため，経過観察される場合も多い．しかしながら，乳児血管腫の大きさ，部位，タイプによっては不完全消褪となったり，瘢痕を残したりと整容的に問題となる症例も多い．乳児血管腫に対するレーザー治療で

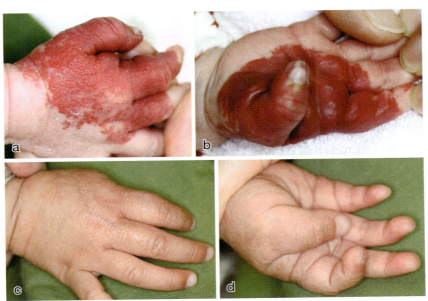

図5 1ヵ月女児，乳児血管腫
a) 治療前．
b) 治療前．
c) 12回治療後2歳．
d) 12回治療後2歳．
右手の乳児血管腫がレーザー照射により消褪が促進され，ほぼ2歳で病変は消失した．

は，血管腫全体を大きな塊と考えて比較的長いパルス幅が有効との報告もある[7]．2016年度から本邦でもプロプラノロールの内服治療が可能となっているが，旧来の圧迫療法や冷凍凝固法および色素レーザー照射治療で自然消褪を促進させ，整容的な問題が残る可能性を回避できる場合も多い．

症例3：1ヵ月　女児（図5）

出生後まもなく，右手に紅色の斑が出現し急速に拡大してきた乳児血管腫．Vbeam：スポット径7 mm，パルス幅30 msec，エネルギー密度9 J/cm^2で照射を開始した．月1回の照射治療とし，エネルギー密度は13 J/cm^2まで漸増した．治療前（図5a，b）に比べ，12回照射治療後2歳の時点でほぼ消褪していた（図5c，d）．色素レーザー照射により早期消褪がみられ，残存病変や瘢痕も生じなかった．

症例4：3ヵ月　女児（図6）

右下肢の乳児血管腫．ISSVA分類において乳児血管腫のパターン分類でのsegmental（列序性）と呼ばれる．片側広範囲な乳児血管腫は自然消褪が悪いといわれている．Vbeam：スポット径7 mm，パルス幅30 msec，エネルギー密度9 J/cm^2で照射を開始し，漸増した．治療前（図6a）に比べて月1回，3回の照射で改善がみられ（図6b），計8回の照射治療で2歳までにほぼ消褪した（図6c）．

おわりに

血管系病変に対する色素レーザー治療の効果は個体差が大きく，設定のパラメーターを標準化することがむずかしい．とくに毛細血管奇形においては完全な治療ではないため，終わりを決めることもむずかしく，個々のケースにあった治療内容や目標を決める必要がある．また高齢者では加齢性の変化も加わってくるため，結節性の病変では悪性腫瘍との鑑別が必要となる場合がある．治療期間のみならず，症例の長期経過観察が必要かつ重要といえる．

1) 岩崎泰政：血管病変に対するレーザー治療①ポートワイン母斑・毛細血管拡張症．スキルアップ皮膚レーザー治療，川田　暁（編

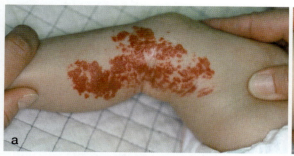
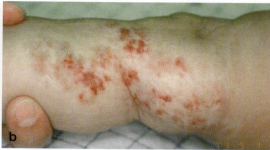
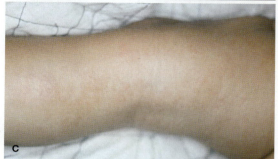

図6　3ヵ月女児，乳児血管腫
a) 治療前．
b) 3回照射治療後7ヵ月．
C) 8回照射治療後1歳8ヵ月．
ISSVA分類の乳児血管腫のパターン分類segmentalの乳児血管腫．8回照射治療で2歳までに病変はほぼ消失した．

著)，中外医学社，東京，p65-79, 2011
2) Anderson RR, et al：Science **220**：524, 1983
3) Anderson RR, et al：Lasers Surg Med **1**：263-276, 1981
4) Kono T, et al：J Dermatol **33**：473-476, 2006
5) Renflo L, et al：Arch Dermatol **129**：182-188, 1993
6) Kono T, et al：Lasers Surg Med **38**：112-115, 2006
7) Tay YK, et al：Lasers Surg Med **44**：93-96, 2012

レーザー療法の実際
その他

はじめに

レーザー治療は，selective photothermolysis (SP) という原理に基づいた治療である．つまり，①目的とする色素に到達し，特異的に吸収される波長，②目的とする細胞・組織の thermal relaxation time（熱緩和時間）よりも短い照射時間，③目的とする細胞・組織を破壊するのに十分な照射エネルギー，の3条件を満たす光を示している．それゆえに，酸化ヘモグロビンをターゲットにした色素レーザーが血管腫・血管奇形の治療に用いられてきた．その機序は，酸化ヘモグロビンに吸収された光の熱変性が血管壁の変性を誘導することであるが，実際は血管腫・血管奇形の血管径はさまざまであり，流速や流量にも左右される．現在では，症例に応じたパルス幅を変えることができる Vbeam レーザーが良好な結果を得ている．

一方，レーザーを発振させる物質には，気体（炭酸ガスレーザー，エキシマレーザーなど），個体（ルビー，アレキサンドライトレーザー，Nd:YAG レーザーなど），液体（ダイレーザーなど），半導体とあり，それぞれに特徴をもっているが，発振装置はとくに臨床には反映しない．個体レーザーである，Nd:YAG レーザーでは，基本の発振波長は 1,064 nm であり，近赤外線領域でマイクロ波や高周波（ラジオ波）より波長が短いが，血管腫に使用される色素レーザーより波長が長いために深部に到達する（図1）．また，メラニン，水，酸化ヘモグロビンでの吸収率が低いために（図2），照射パルス幅（発振される時間）を長くすれば，広い範囲まで熱作用を誘導できる．そのため，血管径の大きな血管も破壊が可能であるという理論のもと，下肢クモ状静脈瘤，脱毛やしわに対する rejuvenation 治療などに幅広く使用されているレーザーである．

血管病変に対する治療では，色素レーザー治療抵抗性の毛細血管奇形や，皮下病変を伴う腫瘤型，皮下型の乳児血管腫によい適応がある[1]．

当科での使用経験

1 使用機器

GentleYAG™，キャンデラ社製を用いている．本機器は，皮膚冷却装置を有し，パルス幅は可変式（0.25～300 msec）である．

2 治療方法

スポット径が大きくなれば，より深部にレーザーエネルギーが到達し[2]，瘢痕形成のリスクを伴うために，血管病変には小さめのスポット径（1.5 mm，3 mm）を使用する．出力の目安は，照射後紫斑が形成する出力の 80～90％で行う．

3 症例提示

当科では，腫瘤型の乳児血管腫に対して使用し，良好な結果を得ている．8ヵ月の女児の上腕の腫瘤に対して，上側：SPTL-1b™ を 5 J/cm²，下側：GentleYAG™ をスポット径 1.5 mm，パルス幅 10 msec，340 J で，それぞれ2回照射後では

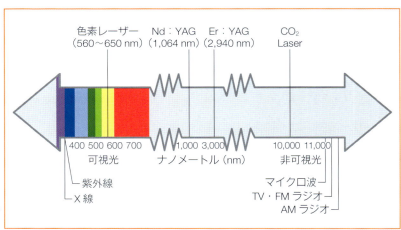

図1 電磁波の波長域
波長の長さは長いほど散乱が少なく，皮膚へ深く浸透する．

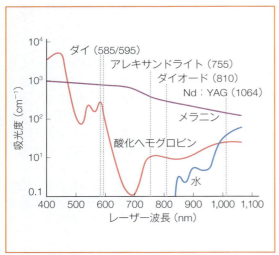

図2 レーザーの吸収曲線
Nd:YAG レーザーは色素レーザーと比較して，メラニンや酸化ヘモグロビンに対して吸収されにくいために照射パルス幅は長い設定が必要になる．

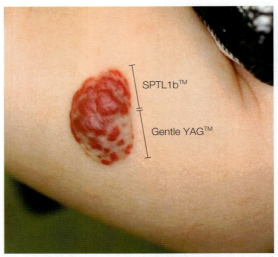

図3 腫瘤型乳児血管腫に対する短パルスダイレーザーと Nd:YAG レーザーの効果の比較

8ヵ月女児．上腕：上半分に SPTL-1b™ を 5 J/cm²，下半分に GentleYAG™ をスポット径 1.5 mm，パルス幅 10 msec，340 J でそれぞれ2回照射後の臨床．

明らかに GentleYAG™ の有効性を認めている（図3）．また，SPTL-1b™ にて効果がみられなかった手指の皮下型乳児血管腫に対して GentleYAG™ を用いたところ，4回の治療で完治し，再燃は認めていない（図4）．

なお，脈管奇形症候群に分類される Klippel-Trenaunay 症候群における表在静脈瘤の治療でも，照射部位は外観の改善を示すが，本疾患は範囲が広いこと，再燃することより，根治目的の治療にはならない（図5）．

4 留意点

Nd:YAG レーザーはヘモグロビンへの吸収率が低いことより，皮膚浅層では吸収されず，パルス幅を長くすることで深部の血管径が大きいものも破壊できるという特徴を有する応用範囲の高いレーザー機器ではあるが，一方では血管からの熱放散による組織の変性（陥凹性瘢痕など）に留意を要する．

レーザー治療のガイドラインによる位置づけ

形成外科，放射線科，皮膚科，小児科の有志の医師で結成され，2017年度に改正された『血管腫・血管奇形・リンパ管奇形診療ガイドライン 2017（第2版）』（難治性血管腫・血管奇形・リンパ管腫・リンパ管腫症および関連疾患についての調査研究　平成26年度〜平成28年度　総合研究報告書から抜粋）においては，Minds 診療ガイドライン作成マニュアルに準じて作成された推奨度が記載されている．

乳児血管腫に対する色素レーザーの有効性に関しては，近年では比較的エビデンスの高い報告で有効性が示されつつあるが，現時点では，一定の結論は得られていない．レーザーの深達度には限界があり deep type に対しての効果は乏しいが，退縮期（消褪期）以降も毛細血管拡張が残った症例ではレーザー治療のメリットがあることは，おおよそ意見が一致している．留意点としては，一時的な局所腫脹，疼痛，出血・色素脱失および色素沈着，瘢痕，そして潰瘍化などに注意する必要がある．

また，毛細血管奇形は，単純性血管腫やポートワイン母斑と呼称されていた低流量の皮膚表層の毛細血管の拡張病変であるが，本疾患に対してはパルス可変式の色素レーザーが治療の第一選択とされている．顔面，頸部では有効性が高いが，四肢では色素沈着をきたしやすく，また治療は早期に開始されることが推奨されている．

一方，本ガイドラインには Nd:YAG レーザーの記載はないが，とくに舌や頬粘膜などの粘膜病変に対する後ろ向き症例報告は多くみられ[3,4]，今後，症例の蓄積が期待されるレーザーである．

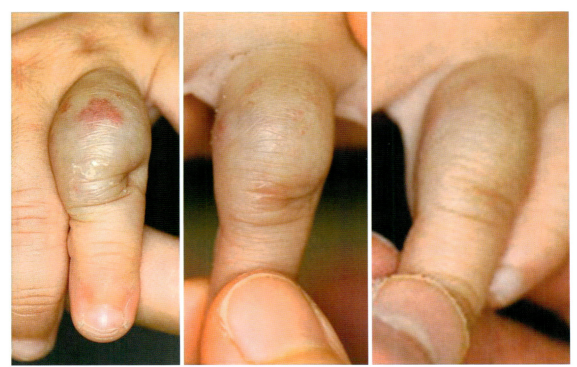

図4　皮下型乳児血管腫に対するNd:YAGレーザーによる治療
8ヵ月女児．左：治療前，中：4回治療後，右：最終治療から1年後．

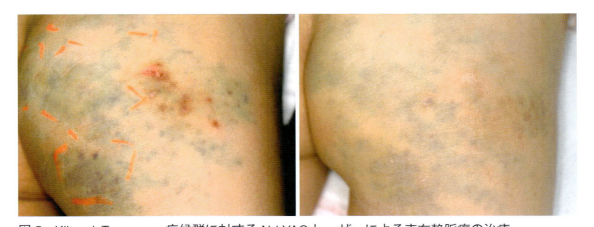

図5　Klippel-Trenaunay症候群に対するNd:YAGレーザーによる表在静脈瘤の治療
8歳女児．上：治療前，下：治療後．
1ヵ月ごとにGentleYAG™をスポット径6mm，パルス幅20msec，100〜120Jで3回，続いて3mm，60msec，160〜180Jで4回，照射した．殿部に青く透見されていた静脈瘤が減少した．

---

1) Weiss RA, et al：Dermatol Surg **25**：399-402, 1999
2) Tan OT, et al：J Invest Dermatol **90**：877-881, 1988
3) Scherer K, et al：Lasers Med Sci **22**：119-126, 2007
4) Vesnaver A, et al：J Craniomaxillofac Surg **34**：17-24, 2006

F 手術療法の実際

　近年，血管腫，血管奇形，リンパ管奇形の治療において，レーザー療法，塞栓術，硬化療法などの治療手技が注目されるようになり，治療法の選択肢はかなり広がってきている．しかしながら，以前より広く行われてきた治療手段である外科的手術療法がその役割をまったく失ったわけではなく，現在でも中心的な治療法の一つとして行われていることに変わりはない．本項では，各疾患における全摘出術，volume reduction（減容量術）について概説する．

乳児血管腫，先天性血管腫

　従来，これらの疾患はいちご状血管腫として一括して取り扱われてきたと考えられるが，近年の詳細な検討により分類されるようになった[1]．

　乳児血管腫は狭義の意味のいちご状血管腫にほぼ一致すると考えるので，生後発生し学童期までにほぼ消失する．したがって，生後から学童期に至る幼小児期に積極的な手術療法の適応になるものはあまりない．βブロッカーや副腎皮質ホルモンなどの薬物療法，レーザー療法などが中心的な治療法と考える．放置すると機能，生命に影響を及ぼすとされる alarming hemangioma のうち，前述の治療法が奏効せず早期の減容量術が必要とされる場合に限って手術療法を行うものと考える（図1）．通常は，各種治療法により消失はしたが皮膚の余剰・瘢痕により外見的な変形を残したものに対して，学童期以降の消失期において余剰皮膚の切除術などの修正術を行う[2]（図2）．

　先天性血管腫は RICH，NICH，PICH に分類されるが[1]，RICH は生後早期に消退するとされるので，早期に積極的な手術適応になることは少ない．RICH のうち消褪期に乳児血管腫と同様に変形を残したもの，PICH は切除術などによる修正術が必要になる．NICH は臨床的に静脈奇形（海綿状血管腫）とされることが多かったと思われるが，組織学的には血管腫の像を呈する．自然消褪はないので，適切な時期に切除術，再建などが必要になる．

毛細血管奇形

　本疾患は色素レーザー療法の有用性が認められており，手術療法を乳幼児期に行うことや治療の第一選択とすることはまずない．レーザー療法により良好な改善が得られない症例に手術療法が考慮されるが，若年齢期からいたずらに切除術，植皮術，皮弁術などを繰り返し，傷だらけになってしまうような治療は厳に慎むべきで，化粧品などによるカムフラージュなどを補助的に行って，時期を見て計画性のある治療を考慮する必要がある．

　レーザー無効例のうち，成人になると組織の過形成により敷石様の外観を呈する場合や，顔面では成長に伴い頬部，口唇部では直下の軟部組織や骨の過形成をきたしてくる場合もみられる．このような場合には，肥大した組織の切除術によるバランスの回復（図3）や植皮術，皮弁術による修復（図4），時には骨組織の切除・剝削術，骨切り術などによる治療まで必要になることもあるが[3]，治療に当たっては患者とよく相談し治療方針を決定することが必要である．

静脈奇形

　静脈奇形は海綿状血管腫と呼ばれていた疾患にほぼ一致するものが多いと考える．大きな管腔構造が病変の主体となる場合は硬化療法の対象となるものも多いが，限局性の小病変で全摘出術が可能な場合には手術療法がきわめて有用な治療手段となる．硬化療法の適応が困難なびまん性の病変においては，限局性の場合には全切除術が，びまん性で広範囲の場合には部分切除術による減容量術が，治療の第一選択になる場合も少なくない[4]（図5）．ただし，安易に部分切除術を行ったり，病変内の出血などで凝固因子が大量に消費されて起こる LIC（localized intravascular coagulopathy）を呈している状況下での部分切除術は，大量出血につながることも十分に考慮し対処することが重要となる．

　手術療法のみではなく，硬化療法などを併用するなど，複合的な治療を検討することにより良好な結果を得ることが可能な場合もある．

動静脈奇形

　限局性の病変の場合は，手術療法による完全切除術，摘出術が唯一，根治性の期待できる治療法である（図6）．完全切除術により組織欠損が生じるような場合には，皮弁などの形成外科的な修復

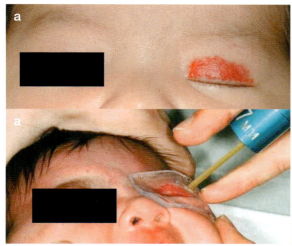
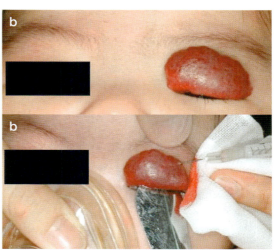

a) 生後1ヵ月, 色素レーザー治療無効.

b) 生後3ヵ月, ステロイド局注無効.

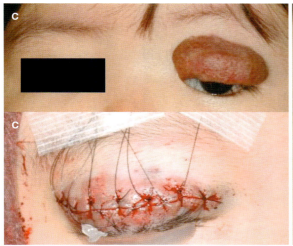
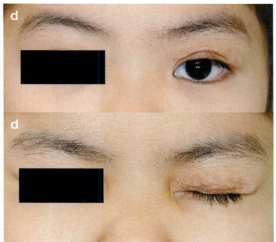

c) 2歳時, 減容量術.

d) 6歳5ヵ月時, 視機能に問題なし.

図1 早期減容量術を行った増殖期の乳児血管腫

術で対応する.

　一方, びまん性病変で広範囲に浸潤するものや, 巨大な病変を形成したものでは, 完全切除のためには浸潤組織, 周辺組織に及ぶ広範囲の切除が必要となり, 大きな機能障害, 変形を残す可能性が高いので慎重な適応決定が必要となる. 放射線科医の協力のもとに血管内治療の併用に加え, 手術療法などの長所, 短所を考慮し, これらを組み合わせて集学的に治療を進めなければならないことのほうが多い. このような場合には, 単一診療科での対応はきわめて困難で, 複数診療科で治療戦略を検討し対応に当たることになるが, それでも治療に難渋することは少なくない[5].

リンパ管奇形

　従来, リンパ管腫とされたものがこの疾患の範疇にほぼ一致すると考える. リンパ管が形成する囊胞の大きさにより, 大囊胞性, 小囊胞性, その混合型に分類されるが, 大囊胞性とされる病変の場合には, 硬化療法が大きな効果を発揮することが多い. もちろん, 病変が限局性である場合には, 手術療法により全切除術もしくは全摘出術を行うことができれば, 根治性は非常に高い.

　囊胞の小さな小囊胞性とされる病変の場合に

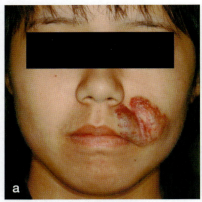
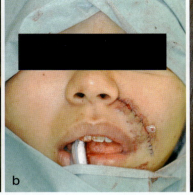
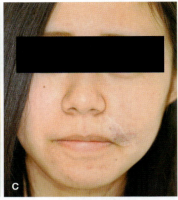

a) 16歳時.　　　　　　　　　b) 18歳時に2度の修正術.　　　　c) 23歳, レーザー治療終了時.

図2　修正術とレーザー治療を行った左頬部の消失期乳児血管腫

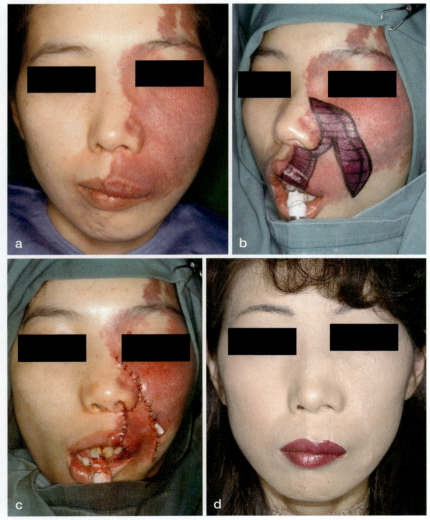

図3　肥大部切除術を行った毛細血管奇形

a) 術前, 左頬部, 口唇部の肥大を認める.
b) 切除時のデザイン.
c) 切除直後の状態.
d) 術後15年の状態（カバーマーク®使用）.

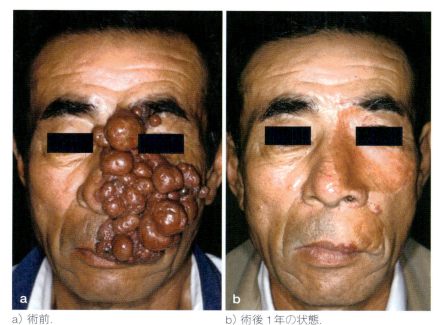

a）術前．　　　　　　　　　　　　　b）術後 1 年の状態．
図 4　過形成部を切除，植皮術で修正した毛細血管奇形

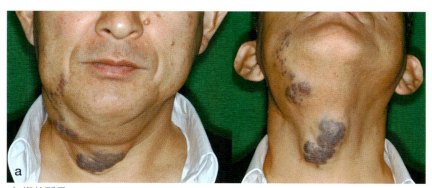

a）術前所見．

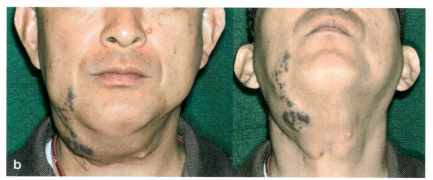

b）術後 3 ヵ月の所見．
図 5　静脈奇形の減容量術（右下顎から頸部）

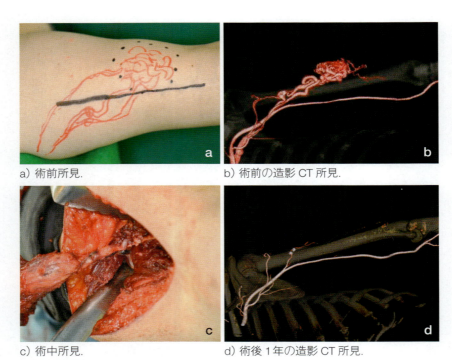

a）術前所見．
b）術前の造影CT所見．
c）術中所見．
d）術後1年の造影CT所見．

図6　動静脈奇形の全摘出術（右上腕部）

は，硬化療法は無効であることのほうが多いので，手術療法が優先される．この場合も，小病変で限局性の場合には全切除術を行うことが可能であればほぼ完治する．ただし，大きなびまん性病変の場合，全切除術を行うと周辺の神経，血管，筋肉などの合併切除が余儀なくされ，機能，整容上の問題を起こすことが多くなる．しかしながら，放置することにより逆に機能，整容上の問題を起こすような場合には，部分切除による減容量術が避けられないこともある．このような場合，術後，創部からのリンパ液漏出などにより治癒に長期間を要することもあるので慎重な手術適応が必要である（図7）．

1) Wassef M, et al：Pediatrics **136**：e203-214, 2015
2) Mulliken JB, et：Curr Probl Surg **37**：517-584, 2000
3) Tark KC, et al：Plast Reconstr Surg **127**：784-791, 2011
4) Steiner F, et al：J Plast Reconstr Aesthet Surg **66**：1741-1749, 2013
5) Liu AS, et al：Plast Reconstr Surg **125**：1185-1194, 2010

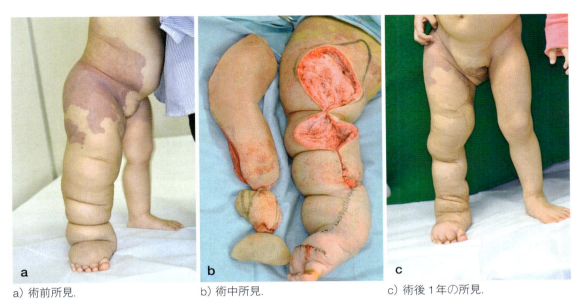

a）術前所見. b）術中所見. c）術後1年の所見.

図7 Klippel-Trenaunay症候群と考えるリンパ管奇形（小囊胞性）の減容量術（右下肢部）

G 硬化療法・塞栓術の実際

はじめに

硬化療法・塞栓術は，切除術と並んで軟部脈管奇形の積極的な治療法である．静脈奇形（海綿状血管腫），リンパ管奇形（リンパ管腫）に対しては直接穿刺の硬化療法，動静脈奇形（arteriovenous malformation：AVM）に対しては経動脈的，直接穿刺あるいは経静脈的な塞栓術が行われる．切除術と比較して根治性は劣るものの，機能・形態の温存が可能で，より低侵襲で反復しやすい治療である．施設による治療方法の違いがあり，また疾患の部位が多岐にわたり，まとまった症例数の論文が少なく，治療の標準化についてはまだ今後の課題である．

静脈奇形（海綿状血管腫）の硬化療法

1 適応

硬化療法の適応は症状があるか，あるいは病変の増大であり，症状の緩和あるいは病変の縮小を目的とする．症状としては，疼痛，腫脹，機能障害，整容的問題などが挙げられる．とくに疼痛緩和は硬化療法の重要な役割である．症状がない病変は必ずしも治療を必要としない．

2 術前評価

症状のうち，疼痛はその部位，誘因，頻度を問診し，疼痛スコア（visual analog scale：VAS あるいは numerical rating scale：NRS）で評価する．整容面の評価は写真で行う．画像診断としては MRI，超音波検査が有用である．MRI では STIR あるいは脂肪抑制 T2 強調像が病変の進展範囲の描出にとくに有用である．

3 硬化剤の比較

静脈奇形に対する硬化療法は，2017 年の時点で保険認可されていない．本邦で使用可能な硬化剤としてはポリドカノール，無水エタノール，エタノールアミンオレイトなどがあり，硬化作用の強さ，注入時の疼痛，推奨最大使用量は表1のとおりである．ポリドカノールやエタノールアミンオレイトは洗浄性硬化剤である．

4 手技

病変部の腫脹によるコンパートメント症候群や，頭頸部病変で気道狭窄の危険性が高い場合は，術前からステロイドを投与する．気道狭窄の危険性がある場合は術前の気管切開も検討する．エタノールを使用する場合は全身麻酔，他の硬化薬では局所麻酔を選択する．われわれは，小学校中学年までは基本的に全身麻酔下に施行している．

a）フォーム硬化療法

フォームは硬化剤とガスを混和したもので，作成方法は Tessari 法を用いる．本邦においては入手可能なポリドカノール，エタノールアミンオレイトと，CO_2 あるいは空気を混和する．具体的に，当院では 1〜3％ ポリドカノールと CO_2 を 1:4 の割合で，二つのシリンジと三方活栓を用いて 20 往復パンピングして混和したものを使用している．フォーム硬化療法の利点としては，硬化剤容積の増加，硬化剤と血管壁の接着性の向上，血管攣縮による血管容積の減少により，液体硬化剤より効果が高く，より大きい血管径に対しても有効と考えられる．

超音波ガイド下に病変を 22 ゲージ針で直接穿刺し，血液の逆流を確認する．Digital subtraction angiography（DSA）下あるいは透視下に生理食塩水で希釈した造影剤を注入し，造影剤の血管外漏出の有無，硬化剤の病変内への停滞の程度などを評価する．造影剤の停滞が得られない場合，駆血や流出静脈の圧迫による血流コントロールが必要となり，治療の成否にかかわる．ただし，駆

表1　硬化剤の比較

硬化剤	硬化剤の効力	注入時の疼痛	推奨最大使用量（成人）
無水エタノール	強	高度	0.5〜1 mL/kg
5％エタノールアミンオレイト	中	軽度	0.4 mL/kg
3％ポリドカノール	弱	ほぼなし（フォームでは軽度）	2 mg/kg

血解除時に硬化剤や血栓が体循環に流入する可能性があり，長時間の駆血は望ましくない．

フォーム注入は DSA 下に行い，フォームは陰性造影剤として観察される．われわれは炭酸ガスを用いたフォームを使用しており，成人ではフォームの1回注入量は原則として5 mL 以下で，5分間隔で注入している．また，成人での1セッションでの最大使用量は，1％ポリドカノールと CO_2 によるフォームを用いた場合，成人では 30 mL 程度までとしている．ヨーロッパにおける下肢静脈瘤に対するフォーム硬化療法のコンセンサスミーティングでは，空気を用いたフォームを使用する場合，10 mL までが望ましい，としている．

b）エタノール硬化療法

エタノール濃度としては無水エタノールを使用する報告が多いが，透視や DSA で観察するために造影剤と混和して 70〜80％で使用することも可能である．ただし，造影剤によってはエタノールとの混和により混濁する製品もある．無水エタノールの推奨総注入量は，文献的には 1 mL/kg 以下との記載が多いが，筆者の意見では日本人の場合 0.5 mL/kg 程度までが望ましく，また1回注入量 0.1 mL/kg 以下，注入間隔は 5〜10 分間以上が望ましい．エタノール硬化療法の重篤な合併症である心肺虚脱を防ぐうえでも，1回注入量，注入間隔，総注入量の管理は重要と思われる．十分な補液を行い，利尿を保つ．

5 術後管理

われわれは，前腕・顔面病変以外に対しては術後3日間，弾性包帯を装着としている．1〜3ヵ月後に合併症，治療効果の評価を行う．術前と同様に疼痛は疼痛スコア・疼痛の頻度で，病変の大きさは MRI・写真で評価する．効果が十分でなければ，硬化療法を繰り返す．

病変が大きい場合，病変の腫大などによる合併症が問題となる場合は，数回に分けて段階的な硬化療法を施行する（図1）．術前に長期的な治療方針を患者と相談しておくことは重要である．

6 成績

Yakes らは四肢静脈奇形 36 患者に対してエタノール硬化療法を施行し，90％で症状の消失が得られたと報告している[1]．Goyal らは小児の静脈奇形 59 例にエタノール硬化療法を施行し，病変の大きさ，患者の症状を評価したところ，59％で著効あるいは有効であったとしている[2]．MRI

による彼らの分類では，5 cm 以下の境界明瞭な病変では効果が良好で，5 cm 以上の浸潤性の病変では効果が不良であった，と報告している．Cabrera らは静脈奇形 50 例に対してポリドカノールフォーム硬化療法を施行し，外観と疼痛について，それぞれ 50 例，39 例を評価した．病変の消失は 36％，縮小は 56％，不変は 8％であり，疼痛の消失は 64％，改善は 36％であった[3]．これらの成績の評価基準はさまざまで，比較は困難である．

7 合併症

手技そのものによる合併症と，硬化剤に特徴的な合併症とがある．手技による合併症としては皮膚壊死，水疱，蜂窩織炎，神経障害，筋拘縮，コンパートメント症候群，血栓性静脈炎，深部静脈血栓症／肺塞栓症などが挙げられる．

皮膚壊死，神経障害は硬化剤の血管外漏出が主たる原因である．神経障害は病変の腫脹により起こる場合もある．深部静脈血栓症・肺塞栓症は硬化剤の深部静脈への流出が主たる原因である．コンパートメント症候群・気道閉塞は前腕や頭頸部病変で生じる危険性がある．筋肉内の静脈奇形では，病変の縮小に伴って筋拘縮をきたす可能性がある．

硬化剤に特徴的な合併症は以下のとおりである．エタノールアミンオレイトは溶血を起こしやすく，血尿をきたす．高度の溶血は急性腎不全の原因となる．溶血の予防にはハプトグロビンの投与が有効で，具体的には，成人では治療直前〜治療中にハプトグロビン 4,000 単位を点滴静注する．また，補液，尿のアルカリ化が有用といわれている．ポリドカノールは多量に使用した場合，麻酔作用として徐脈，血圧低下をきたす．一時的な心停止の報告もある．エタノールは血管を透過して浸透する性質があり，皮膚壊死，神経障害の危険性が高いといわれている．エタノール硬化療法・塞栓術の重篤な合併症として心肺虚脱が報告されているが，原因は明らかではない．心肺虚脱は肺動脈攣縮が関連しているとの推論があり，Swan-Ganz カテーテルによる肺動脈圧測定が有用かもしれない．また，とくに日本人では急性アルコール中毒にも注意が必要である．

リンパ管奇形（リンパ管腫）の硬化療法

静脈奇形硬化療法と類似の治療法であり，簡潔に記載する．

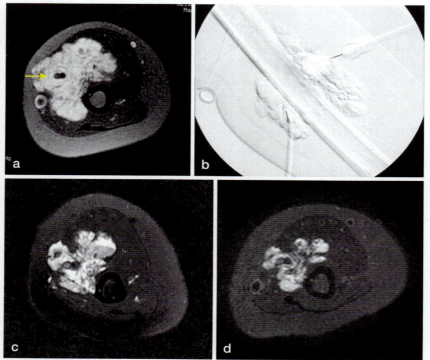

図1 前腕静脈奇形

主訴は疼痛．コンパートメント症候群の予防のため，ステロイドを併用し，少量の硬化剤を用いて段階的な硬化療法を施行した．
a) 硬化療法前 MRI STIR 横断像：病変は著明な高信号を呈する．病変内を上腕動静脈が貫通している（→）．
b) フォーム注入：フォームは陰性造影剤として認められる．
c, d) 1回目硬化療法後3ヵ月，5回目硬化療法後3ヵ月 MRI STIR 横断像：病変は徐々に縮小し，疼痛は改善した．

［三村秀文ほか：臨放 59：524-532, 2014 より許諾を得て転載］

1 適応

リンパ管奇形では，疼痛，腫脹，機能障害，増大傾向などが積極的治療の適応となる．リンパ管奇形の治療法として，硬化療法は外科的切除術と並ぶ積極的治療であり，機能・形態の温存が可能な治療として，まず考慮されるべき治療である．

2 硬化剤

硬化剤としては OK-432（ピシバニール®），無水エタノール，ドキシサイクリン，ブレオマイシンなどが用いられ，本邦では OK-432 のみ保険適用となっている．以下，本邦で一般的な OK-432 を用いた硬化療法について述べる．

3 手技

硬化剤は 1KE の OK-432 を 10 mL の生理食塩水に溶解したものを使用する．OK-432 の1回治療での最大使用量は 2KE とされている．超音波ガイド下あるいは直視下に病変を直接穿刺し，リンパ液を吸引し，吸引したリンパ液と同量の硬化剤を注入する．必要に応じて造影剤を混和し，透視下あるいは DSA 下に注入する．静脈奇形との違いは，リンパ管奇形では内容液吸引により虚脱し，注入した硬化剤が薄まりにくいと考えられる．OK-432 硬化療法が効果を発現するのは治療後約1ヵ月以降なので，治療間隔はそれ以上とする（図2, 3）．

4 成績

硬化療法はマクロシスティックタイプには有効性が高いが，ミクロシスティックタイプでは効果が得られにくいとされている．OK-432 を使用した硬化療法の治療成績のレビューでは[4]，マクロシスティックタイプの治療成績は，111例中98例（88%）が excellent（90%以上の縮小），9例（8%）が good（50〜90%の縮小），4例（4%）が poor（50%以下の縮小）であった．ミクロシスティック

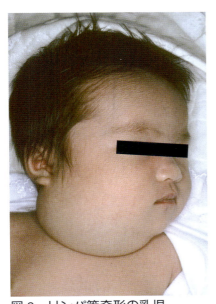

図2　リンパ管奇形の乳児
［赤坂虎の門クリニック　大原國章先生ご提供］

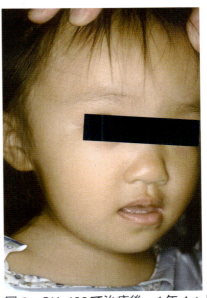

図3　OK-432で治療後，1年4ヵ月
［赤坂虎の門クリニック　大原國章先生ご提供］

タイプの治療成績は，48例中13例（27％）がexcellent，16例（33％）がgood，19例（40％）がpoorであった．

5 合併症

副作用としては発熱と局所の腫脹・発赤・圧痛があり，発熱はほぼ全例に認められ，38～39℃台の発熱が2～4日間みられる．合併症として，眼窩内のリンパ管奇形は視神経の圧迫，眼球突出をきたす可能性があり，頸部のリンパ管奇形は気道狭窄や上大静脈症候群と同様の症状をきたす可能性があるため，これらの部位の治療に際してはとくに慎重な対応が必要である．また，OK-432はペニシリンGを含むため，ペニシリンアレルギーの患者には禁忌である．

動静脈奇形（AVM）の塞栓術

1 適応

疼痛，腫脹，潰瘍，出血，機能障害などの症状あるいは増大傾向があれば，積極的治療（塞栓術あるいは切除術）の適応となる．出血は生死にかかわるため，治療方針にとくに影響を与えやすい．症状がなく整容目的の場合の積極的治療については，リスクとベネフィットを十分検討する必要がある．

AVMは悪化するため，発見すれば早めに積極的な治療をするべき，との意見がある．しかし，小児期のAVMはほぼ例外なく増大するが，成人になってからは増大しない病変も多い．小児期に根治的な治療ができれば望ましいが，残存すれば思春期にかけて悪化する可能性があり，長期的なコントロールを目標とする．

2 術前評価

術前評価は静脈奇形と同様である．疼痛は疼痛スコア・疼痛の頻度などで，病変の外観は写真で評価する．画像診断は，ドプラ超音波，MR angiography（MRA）を含めたMRIに加えて，空間分解能に優れる造影CTも有用であるが，経過観察で頻回にCTを使用すると被曝の問題がある．

3 塞栓物質

塞栓物質の主役は液体塞栓物質であり，n-butyl-2-cianoacrylate（NBCA）・エタノールが使用される．しかしながら，本邦において前者は胃静脈瘤の内視鏡的血管塞栓材料としてのみ薬事承認され，また後者の血管内投与は承認されていない．粒状塞栓物質，コイルも使用されるが，対象は限られる．

4 手技

術中の疼痛対策としてエタノールを使用する場合は全身麻酔下に施行するが，NBCA，粒状塞栓物質，コイルを使用する場合は局所麻酔でも施行可能である．

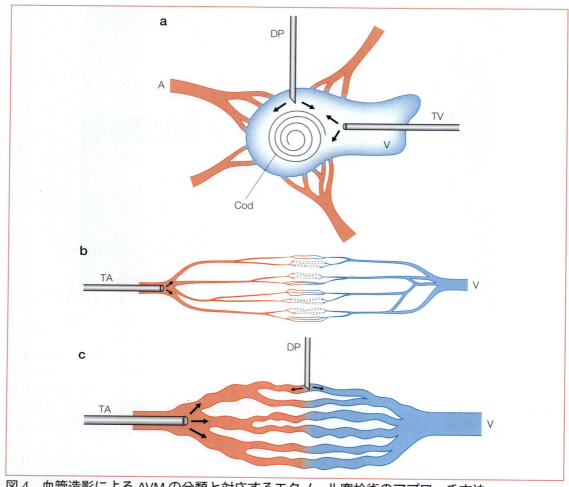

図4 血管造影によるAVMの分類と対応するエタノール塞栓術のアプローチ方法
TA(transarterial)：経動脈的，DP(direct puncture)：直接穿刺，TV(transvenous)：経静脈的．
a) Type Ⅱ：3本より多い流入動脈が1本の静脈にシャントしている．直接穿刺あるいは経静脈的に静脈側を塞栓する．彼らの方法ではコイルを留置し，エタノールを追加する．
b) Type Ⅲa：流入動脈が多数，流出静脈多数で，シャント部の拡張はない．経動脈的にアプローチする．
c) Type Ⅲb：流入動脈が多数，流出静脈が多数で，シャント部が拡張している．経動脈的にあるいは直接穿刺でアプローチする．

［Cho SK, et al：J Endovasc Ther **13**：527-538, 2006 より作成］

a) NBCAを用いた塞栓術

NBCAは接着剤であり，油性造影剤のリピオドール®と混和した溶液を使用する．NBCAとリピオドール®の混合比は1:4～1:2（20～33％）を主に用いる．リピオドール®の量を増やすと重合時間が延長するが，粘調となって流れにくくなる可能性があり，リピオドール®を温めて粘調度を低下させるなどの工夫が有用かもしれない．

b) エタノールを用いた塞栓術

エタノールを用いた直接穿刺の治療は，文献的に塞栓術とも硬化療法とも呼ばれている．エタノールは，細く流速の遅い血管には有用だが，太く流速の速い血管には効果が乏しい．AVMの塞栓術でエタノールを使用する場合は基本的にフローコントロールが必要である．また，太く流速の速い血管には後述のコイルの併用が有効である．

c) コイルを用いた塞栓術

動脈と静脈が一対一で交通しているAVFに対して，コイル塞栓はよい適応である．コイルによる動脈の近位塞栓は側副血行路の発達を促し，病

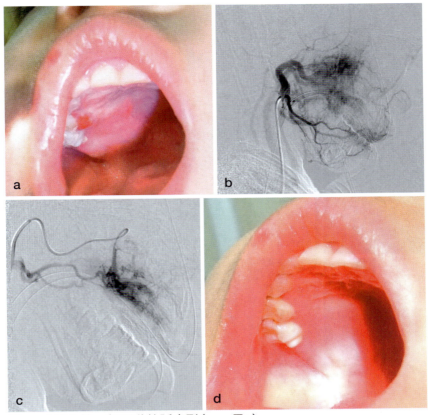

図5 3歳女性，顔面動静脈奇形（type Ⅲa）
主訴は口腔内出血．
a）治療前：右上歯肉からの出血，歯肉の腫脹がみられる．
b）右外頸動脈造影：主として右顎動脈分枝を流入動脈とする type Ⅲa の AVM がみられる．
c）右下行口蓋動脈造影：出血源の流入動脈と考えられ，粒状塞栓物質エンボスフィア® 300〜500 μm で塞栓した．
d）塞栓術2週間後：歯肉からの出血，歯肉の腫脹はみられなくなった．

変が悪化する可能性があり，術前塞栓の場合などの限られた症例で施行するべきである．また，コイルは後述の type Ⅱ AVM の静脈側の塞栓に際し，重要な役割を担う．

d）粒状塞栓物質を用いた塞栓術

粒状塞栓物質単独の塞栓術で対象となる AVM は，後述の Samsung の分類で type Ⅲa と思われる．粒状塞栓物質はシャントを通過する可能性があり，肺塞栓症や右左シャントによる奇異性脳梗塞をきたす可能性があるが，大きめの粒子を用いると近位塞栓になり，効果が乏しいかもしれず，粒子の選択はむずかしい．マイクロスフィアを用いる場合は複数のサイズの製品をそろえ，シャントの径よりも大きめの粒子を使い，すり抜けるようであればより大きい粒子を使う．ゼラチンスポンジは一時的塞栓物質で，閉塞した血管は2〜4週間程度で再開通するが，炎症を惹起し，血栓を伴い，ある程度は血管を閉塞させる．

5 AVM のタイプ別の治療戦略

動脈造影により，治療が必要な血管の同定，造影上の AVM 形態による動脈塞栓術のアプローチ方法の選択を行う．Cho らは，66例の四肢・体幹 AVM の塞栓術を検討し，Samsung の分類の type Ⅱ で全例に有効，type Ⅲb では83％に有効であり，type Ⅲa あるいは混合型での有効率は50％以下であったと述べている（図4）[5]．彼らの分類を元に症例を提示して実際の治療を述べる．

Type Ⅱ では直接穿刺あるいは経静脈的なアプ

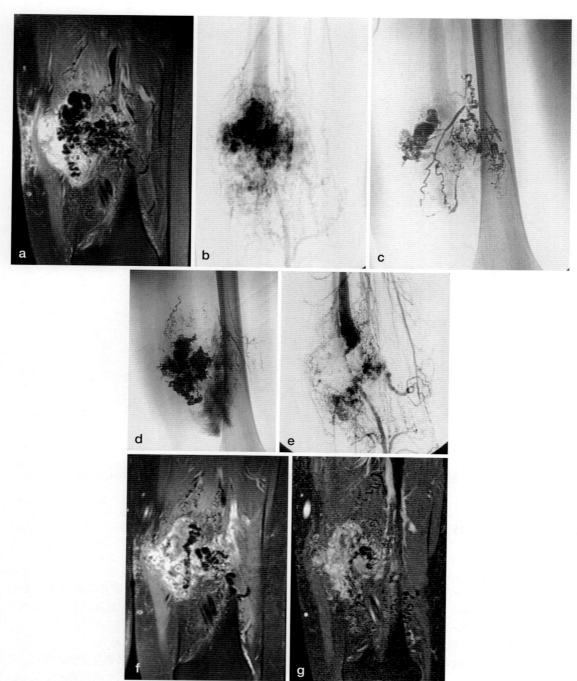

図6 16歳女性，左大腿動静脈奇形（type Ⅲ b）

主訴は疼痛．
a）MRI 脂肪抑制造影 T1 強調像：左大腿部に flow void を呈する屈曲蛇行する血管がみられ，周囲に造影効果がみられる．
b）左総大腿動脈造影：左浅大腿動脈，深大腿動脈の両者から多数の流入動脈をもつ type Ⅲ b の AVM がみられる．
c）経動脈的塞栓術後：経カテーテル的にリピオドール®と混和した NBCA を注入した．
d）直接穿刺塞栓術後：直接穿刺で NBCA を追加注入した．
e）直接穿刺塞栓術後の総大腿動脈造影：8割程度のシャントは閉塞されたと考えられた．
f, g）塞栓術の1年後と13年後の MRI 脂肪抑制造影 T1 強調像：術後疼痛は消失し，疼痛の再発や病変の増大はみられない．

ローチが主となる．直接穿刺は超音波ガイド下に行う．シャントの静脈側を塞栓することにより，シャントを閉鎖することが可能である．静脈側が細ければエタノールやNBCA単独で塞栓可能だが，太く血流が速ければ困難であり，コイルを使用し必要があればエタノールやNBCAを追加する．

TypeⅢaでは経動脈的なアプローチが主となり，一般に治療はむずかしい．NBCAは選択的に注入してもシャントを貫通させることがむずかしい．出血や疼痛などの症状の緩和を目指すのであれば，効果は短期的であるかもしれないが，マイクロスフィアなどの粒状塞栓物質が有効かもしれない（図5）．

TypeⅢbでは経動脈的あるいは直接穿刺の手技が主となる（図6）．塞栓物質はエタノール，NBCAが使用される．動脈をNBCAで塞栓した後，シャント部を直接穿刺しエタノールアミノレイトで硬化療法を施行し，よい成績であった報告もみられる．

TypeⅢa，Ⅲbではシャントが多く，一度の手技で大部分を塞栓することは概してむずかしい．部分的であってもシャント部を閉鎖すれば術後側副血行路がただちに発達することは少なく，数回に分けて治療することは一般に可能であり，合併症の予防のためにも段階的な塞栓術が推奨されるべきと思われる．

術後管理

1〜3ヵ月後に合併症，治療効果の評価を行う．術前と同様に疼痛は疼痛スコア・疼痛の頻度などで，病変の外観，大きさは写真・MRIで評価する．

合併症

手技による合併症として，水疱，びらん，壊死，潰瘍，二次感染，神経障害，横紋筋融解，筋拘縮，筋コンパートメント，血栓性静脈炎，深部静脈血栓症／肺塞栓症，播種性血管内凝固症候群（DIC）が挙げられる．

塞栓物質と関連した合併症としては，NBCAによる血管壁へのカテーテル固着，NBCAのカテーテルへの付着や断片の飛散，シャントを通過した肺動脈への流入，NBCAそのものによる硬い腫瘤の形成，皮膚・粘膜からのNBCAの排出が挙げられる．

エタノールの合併症に関しては静脈奇形のエタノール硬化療法の項を参照されたい．

おわりに

静脈奇形，リンパ管奇形硬化療法，動静脈奇形塞栓術の実際について述べた．同じ疾患でも患者の症状，個々の病変の性状により，治療方針は異なる．合併症を予防し，良好な治療効果を得るためには，リスクとベネフィットの十分な理解が必要である．

---

1) Yakes WF：Semin intervent Radiol **11**：332-339, 1994
2) Goyal M, et al：Radiology **223**：639-644, 2002
3) Cabrera J, et al：Arch Dermatol **139**：1409-1416, 2003
4) Poldervaart MT, et al：J Craniofac Surg **20**：1159-1162, 2009
5) Cho SK, et al：J Endovasc Ther **13**：527-538, 2006

圧迫療法（compression therapy）の実際

圧迫療法の概念・定義とその奏効機序，および適応

以前から下肢静脈瘤に対する保存的療法，深部静脈血栓症の発症予防のため，また静脈血栓後遺症の発症予防・治療のために，さらにリンパ浮腫（一次性・二次性）に対する保存的療法のために，圧迫療法は行われてきた[1~3]．圧迫療法の原理や適応の基本的な考え，またプラクティカルな実践法・手技についても，網羅的で優れた総説がある[1~4]．

圧迫療法は，弾性ストッキング・弾性包帯，あるいは間歇的空気圧迫装置などを用い，周囲から機械的に四肢を圧迫し，静脈やリンパ管のうっ滞を減少させ，さらに（うっ滞が改善された状態を）維持し，静脈還流・リンパ還流を促進させるために用いられる療法である[3]．一般的に，静脈血やリンパを心臓へと還流させやすくするために，末梢から中枢に向かい圧迫圧／着圧が低下していく，段階的圧迫圧が及ぶような巻き方を施す．いにしえのわが国では，数多くの飛脚が，その脚に脚絆を巻いてつらい山道を走ったが，この脚絆が脚の疲れやだるさを軽減させることを彼らが知っていたことは，よく指摘されている．脚絆という圧迫装置が静脈還流障害を改善させるという，歴史的な証左である．

圧迫療法の奏効機序としては，圧迫により血管内圧を低下させ間質圧を上昇させることで，微小循環における濾過の減少と再吸収の促進を図り，その不均衡を是正する機序（Starling の法則）と，圧迫自体により下腿筋ポンプ作用の増強がもたらされ，さらに不全に陥った弁を接合させることで血液やリンパの逆流が減少し，より効率的な還流が促される機序とが考えられている[3]．適合した圧迫療法は中枢性の血流流動促進作用のほか，線維化した組織の柔軟化にも役立つ．またエビデンスは多くないが，たとえばリンパ浮腫に対する複合理学療法（圧迫療法は用手的リンパドレナージや生活指導などとともに行われる）においては，治療効果があるほど，炎症誘発性サイトカインや増殖因子受容体の活動性の低下，血中マロンジアルデヒド（MDA）濃度の低下（MDA 濃度は組織障害性ラジカルの組織障害性を表現する）がみられ

る．立ったり歩いたりする際に，筋肉は収縮と弛緩を反復し，圧迫圧／着圧は上昇と下降を反復するが，この圧変動は筋ポンプ作用と静脈血へのミルキング作用を促す効果がある（ambulatory compression therapy）[4,5]．弾性ストッキングや弾性包帯については，圧迫療法を成立させる要素である素材や，一定の物理学的媒介変数（たとえば伸縮性，圧迫圧／着圧，伸び硬度と，これらの相関）が，よく知られている．また上述した疾患では，種々ある弾性ストッキング・スリーブや弾性包帯から，各症例に対し選択すべき基準（－軽度伸縮性にするか，高度伸縮性にするかなど）や，治療に際しての多様な手技の工夫（たとえば圧迫圧／着圧の測定や，使用時の圧をどうするか，また複合的利用を適用するか－弾性ストッキングの重ね着，弾性包帯の重ね着，弾性ストッキングと弾性包帯の組み合わせ‥‥を行うか－など），十分なベネフィットがもたらされたか否かを推し量る臨床的指標（－浮腫・周径やだるさの軽減，疼痛・潰瘍の改善が得られたか，さらには静脈拡張が減ったか－など）が，よく知られるようになっている．適応の禁忌もあり，高度の動脈血行障害が存在すれば，圧迫療法は絶対禁忌となるし，深部静脈血栓症の急性期の場合でも，圧迫が血栓を遊離し肺血栓塞栓症を惹起する危険から，きわめて慎重な対応が要求される．

圧迫療法でとくに重要な要素である圧迫圧／着圧は，伸展素材に対する Laplace の法則に則って表わされる[5,6]．仮に，下肢に弾性包帯による圧迫療法を行うと想定するなら，ⅰ）強く引っ張って巻いたほうが高い圧迫圧となるし，またⅱ）同じ張力で引っ張って巻くならば，細いほう（たとえば足首）の圧迫圧は高く，太いほう（たとえば大腿）の圧迫圧は低くなり，またⅲ）用いる包帯の巾が広いほうが高い圧迫圧となり，ⅳ）包帯を幾重にも巻くほど高い圧迫圧が得られ，さらにⅴ）横断面が楕円なら，径の小さいほうが，より高い圧迫圧を得られることとなる．また，弾性ストッキングであれば，たとえば細い脚と太い脚に同じストッキングを使用したとするなら，太い脚のほうがストッキングの引っ張られる張力が大きいため，圧迫圧も高くなるわけである．以下に述べる脈管形成異常に対する圧迫療法もこれらの原

則に基づき行われ，種々の流体力学的変化がもたらす総合的な作用機序が相まって奏効するものと考えられる．最近では，疼痛・だるさのコントロールや，感染コントロールの目的をさらに高く達成することを目指して装具を調整・新調した，オーダーメード圧迫装具（ストッキングなど）がしばしば使われるようになった．

静脈奇形（VM）・動静脈奇形（AVM）・リンパ管奇形（LM）・Klippel-Trenaunay 症候群を主体とした混合型／症候群型脈管奇形，および乳児血管腫（IH）に対する圧迫療法の実際

本書で扱われているこれらの疾患に対し，圧迫療法がどのように行われているか，その実際を，数少ない症例ではあるが（いくつかは図とともに）述べる．『血管腫・血管奇形・リンパ管奇形 診療ガイドライン 2017』では，これらすべてに対する圧迫療法の位置付けが示されている[7]．

［A］図 1（a〜d）は，Bockenheimer syndrome（diffuse genuine phlebectasia）とも云いうる．左上肢の筋層内をも VM が充満した，女児症例である（図 1a：extensive pure VM と呼ばれる）．図 1b には MRI T2 強調画像横断面を，図 1c には矢状断 STIR 法と 3 次元 True FISP 法の所見を示すが，筋層内病変も含め，血液貯留性に不規則な静脈腔が拡大し，いびつに顕著となった slow-flow の血液貯留性病変が，静脈結石（これは陰性像として）や種々の段階の信号で描出された血栓とともに描出されているのがわかる（図 1b・c）．弾性包帯をそれほどきつくせず多層性に巻き，さらにサポーターを追加して圧迫している実際の状態を図 1d に示す．関節の運動制限をきたさぬよう工夫している．VM に対する圧迫療法は保存療法として重要で，血管拡張を抑制し血液貯留を減少させるため，疼痛の緩和や，血栓・静脈結石形成の予防，局所性血管内凝固症候群（localized intravascular coagulopathy：LIC）[8]の軽減・再発予防に有効である[7〜9]．図 1（a〜d）に示した児は LIC を繰り返し生じていた（-D-dimer の上昇・FDP の上昇・Fibrinogen や血小板の低下を呈した-）が，圧迫療法を行うことで，その発症頻度が遙かに減った．図 1d に，VM に対し，よく行われる持続圧迫療法を示したが，さらに extensive pure VM では，持続圧迫療法を行なわなければ 88 ％で LIC を惹起することを[8]知っておかなければならない．図 1e には，別の患児症例により，VM の

病理，および LIC や血栓・静脈結石を形成する機序につき，図示・略述した（図 1e）．なお応用編ともいうべきものかもしれないが，神経線維腫症 1 型（Recklinghausen 病：NF1）の瀰漫性神経線維腫には，“NF1 の病態そのもの”に由来する，壁の極めて脆弱な奇形血管（血管平滑筋は著明に減少している）の形成のために，巨大な extensive VM に近い不規則・洞状に拡張した奇形血管（静脈に近い -）の存在／出現と，出血・LIC の反復が生じえ，このような病態に対しても LIC や大出血の軽減・再発予防のために，持続圧迫療法が有用である[10]ことを，追加記載しておきたい．また，そのような NF1 患者における 1 症例（68 歳 NF1 女性）を，図 1f に示す（図 1f）．

［B］四肢 AVM に対する弾性ストッキングなどを用いた圧迫療法は，シャント量増加や病変進行を抑制する可能性がある[7]．自験例では上腕の AVM で，手術（切除・植皮術）前の弾性包帯とサポーターによる持続圧迫が（ほぼ前述の VM での手技と同様の方法を施した），病変の進行の抑制に有効であった．ただし AVM に関しては，圧迫療法が真の進行抑制効果があるか否かについては不明であって，圧迫自体で疼痛が悪化するために中断することもあり，慎重な対応を要する．

［C］LM はどの部位の病変においても，経過中に内部に感染や出血をしばしば生じ，急性の腫脹・炎症を繰り返す．そのため圧迫療法は LM に対しても行われ，有効である[7]．また CM に，VM や LM の如き低流速型脈管形成異常と患肢の過形成を併せ持った症候群型脈管奇形である Klippel-Trenaunay syndrome（KTS）では，しばしば LIC をきたす．この予防・対応のためにも圧迫療法は有効で，行うべきである[11]．そのような症例を示す．

図 2a〜c は基盤にある脈管形成異常が capillary lymphatic malformation（CLM）である KTS で，内出血や LIC を繰り返し，ときには蜂窩織炎も生じた女児である（図 2a）．MRI では，筋層内を，従来いうところの cystic-・cavernous lymphangioma が占拠しているのが分る（図 2b）．皮表には circumscribed lymphangioma が散見される．弾性包帯，サポーター，弾性ストッキングを用いた持続圧迫療法を行うことで，その頻度は激減した（図 2c）．

図 3 は capillary lymphatic venous malformation（CLVM）を基盤に置いた KTS 症例（男児）で，

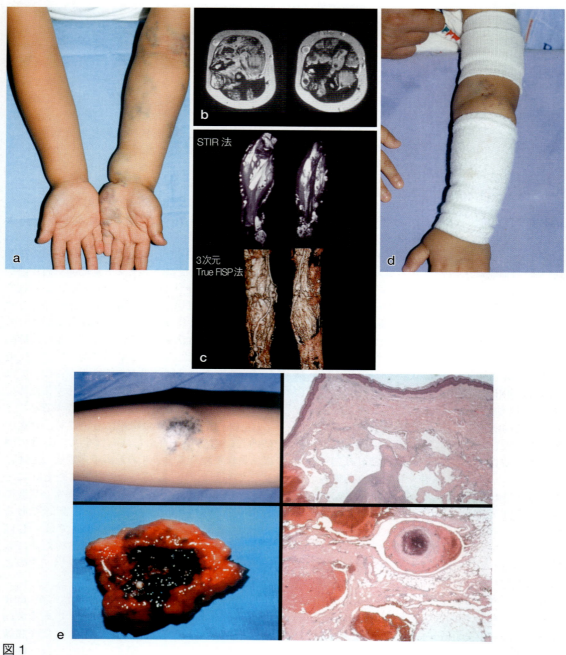

図1

a) diffuse genuine phlebectasia とも云いうる．筋層内を VM が占拠した女児症例（extensive pure VM）．
b) 図 1a の患児の MRI T2 強調画像．種々の段階の信号強度で血栓が描出され，静脈結石は陰性像として描出されている．
c) 図 1a・b の患児の MRI 矢状断，STIR 法と 3 次元 True FISP 法の所見．VM の性状が極めてよく分る．
d) 持続圧迫療法の実際．LIC の軽減・再発予防に有効である．
e) 図 1a〜d とは別の VM 症例（男児）．病変は淡赤色から青紫色調の grouped nodules として透見され，柔軟で圧縮性がある．内皮細胞を伴わない dysplastic vessel で，血液貯留性に不規則な静脈腔が，いびつに拡張して観察される．組織学的に多数の血栓がみられるが，切除標本の割面では，カルシウムにコートされた静脈結石もしばしば認められる．

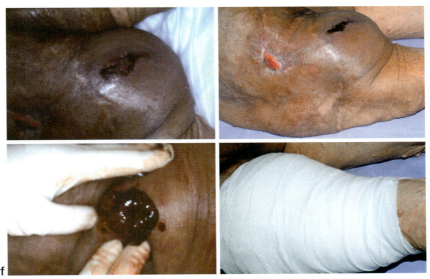

図 1

f） NF1 の diffuse neurofibroma 内には，しばしば"NF1 の病態そのものに由来する"，壁の脆弱な（血管平滑筋は著明に減少している），不規則・洞状に拡張した奇形血管が存在，外傷・打撲などを契機に，容易に LIC・出血・血腫形成を来たす．決して NF1 に VM を合併したのではなく，"NF1 そのものの病態"に基づいて形成される病態であるが，巨大な VM 的要素を有し，1f の如き状態の際は，時間をかけて凝結塊を除去，そののち外傷・打撲を起こさぬよう充分注意してもらいながら，持続圧迫療法を継続，充分に LIC・内部の出血の阻止/予防効果が得られた．

LIC を頻回に生じた．図に示すような圧迫療法を持続して行い，その頻度が減り，充分に予防することができた．

図 4 は Proteus phenotype を呈した capillary lymphatic venous malformation（CLVM）を基盤に置いた KTS の症例で，頻回に感染/蜂窩織炎を生じた男児である．圧迫療法を持続して行い，発熱，疼痛，腫脹が生じる頻度は激減した[11]．

[D] 図 5〜8 は，圧迫療法が有効で，退縮を促し潰瘍形成のリスクも抑えたと考えられた（プロプラノロールが治療に導入される以前の）IH の 4 症例である．図 5 は耳下腺を占拠し，図 6 は乳腺を占拠した，いずれも女児の腫瘤型であって，持続圧迫療法は血管腫の軟化（すなわち細胞数の減少）に寄与し，退縮を促したと考えられる．図 5，6 の症例は後にステロイド内服療法を併用し，かなりの退縮が観察されたのち，再度 wait and see policy に戻した．また図 7 の女児の前腕の IH 症例，図 8 の典型的なアコーディオン型の上肢 IH 女児症例は，持続圧迫療法のみで，それぞれ involuted phase の状態にまで早めて導くことができ

た．従来は，大きな腫瘤型の IH に対しては，持続圧迫療法を行いながら慎重に経過を追う，あるいは steroid の内服や局注と組み合わせて圧迫療法を持続して行う，という方針が日常的なものであった．『血管腫・血管奇形・リンパ管奇形 診療ガイドライン 2017』では，IH に対する圧迫療法についての評価は，エビデンスレベルは低く（D），推奨の強さは弱い（2）とされ，推奨文としては，「個々の症例に応じた圧迫療法を選択する必要性はあるが，熟練者が皮膚障害や局所・周囲の発育障害に十分注意しながら行うことを条件に，選択肢にしてもよい」という記載にまとめられた[7]．筆者は腫瘤型 IH に対する持続圧迫療法が退縮を早め，縮緬（ちりめん）状の IH に特有の弛緩性瘢痕を比較的残さず，また wait and see policy 単独のときより，赤味も早く軽減させる症例を数多く経験し，圧迫療法には腫瘤型 IH をきれいに治す効用があるのではないかと感じており[12〜15]，またプロプラノロール治療に抵抗性の症例や[16]，有害事象のために投薬ができない症例，家族がプロプラノロール治療を拒否する症例においての治

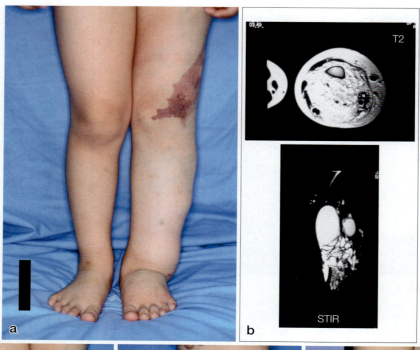
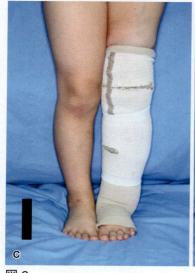
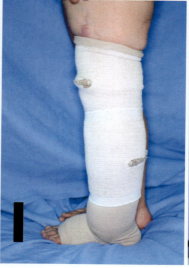
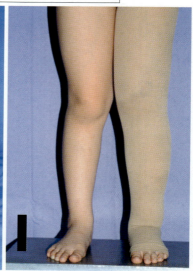

図2
a) 基盤にある脈管形成異常が capillary lymphatic malformation である KTS 女児.
b) 筋層内を LM が占拠していた（MRI 上段：T2，下段：STIR）.
c) 種々に組み合わせた圧迫療法を行った.

療選択肢として，「IH に対する圧迫療法」の有用性を証明し，そのエビデンスレベルを高めることにより，復活させる必要があると考えている．腫瘍型の IH は通常の "wait and see policy" では皮下の component の退縮が早く，赤み（= 真皮内の component を反映する =）の軽減は遅れる．真皮内・皮下両者の component の退縮を早めた理由として，持続圧迫療法が "pericyte にまで" 作用している可能性を，考えてよいかもしれない．なお，プロプラノロール投与においても，比較的早期に血管腫の赤みが減じることを確認している[17]．このことに関してはプロプラノロールの heman-

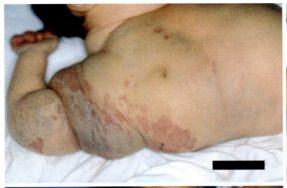
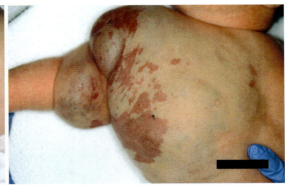
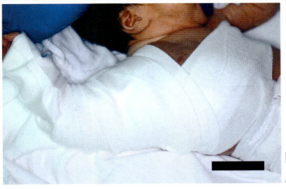

図3 CLVM を基盤に置く KTS
圧迫療法が著効を示し，LIC の頻度は激減した．

gioma-derived pericyte（$\beta 2$-adrenergic receptor を表現する）に対する作用が重要視されている．capillary level での血流の regulator として pericyte は最も重要であるが，少なくともプロプラノロールは pericyte の収縮能を高め，血管収縮と，ひいては IH 内の血流低下を惹起することが知られている[18]．

1) Rabe E, et al：Phlebology, 2017（Epub ahead of print）
2) Hettrick H.：J Am Col Certif Wound Spec **1**：20-24, 2009
3) 平井正文：データとケースレポートから見た圧迫療法の基礎と臨床，メディカルトリビューン，東京，p2-44, 2013
4) Hirai M, et al：Phlebology **28**：293-298, 2013
5) 平井正文：静脈学 **18**：239-245, 2007
6) 孟　真ほか：静脈学 **27**：45-51, 2016
7) 厚生労働省難治性疾患等政策研究事業「難治性血管腫・血管奇形・リンパ管腫・リンパ管腫症および関連疾患についての調査研究」班（編）：血管腫・血管奇形・リンパ管奇形診療ガイドライン 2017, http://www.mariannau.ac.jp/va/guidline.html（2017 年 12 月アクセス）
8) Enjolras O, et al：J Am Acad Dermatol **36**：219-225, 1997
9) Dompmartin A, et al：Arch Dermatol **144**：873-877, 2008
10) 倉持　朗：日レ病会誌 **2**：27-39, 2011
11) 倉持　朗：J Visual Dermatol **16**：244-247, 2017
12) 倉持　朗：皮膚臨床 **47**：1589-1606, 2005
13) Kaplan M, et al：J Am Acad Dermatol **32**：117-118, 1995
14) 倉持　朗：皮膚病診療 **38**：444-453, 2016
15) Totsuka Y, et al：Craniomaxillofac Surg **16**：366-370, 1988
16) Caussé S, et al：Br J Dermatol **169**：125-129, 2013
17) 倉持　朗：そこが知りたい達人が伝授する日常皮膚診療の極意と裏ワザ，宮地良樹（編），全日本病院出版会，東京，p344-350, 2016
18) Lee D, et al：Br J Dermatol **171**：1129-1137, 2014

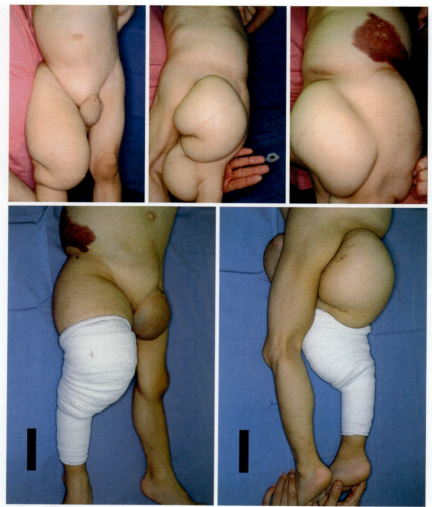

図4 Proteus phenotype を呈した Capillary Lympatic Venous Malformation (CLVM) を基盤に置く KTS
種々の圧迫療法を組み合わせて行うことにより，蜂窩織炎の発症頻度は激減した．

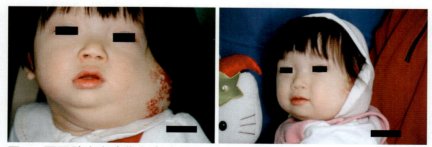

図5 耳下腺をも占拠した女児の腫瘤型 IH (parotid hemangioma) と，それに対する持続圧迫療法の実際

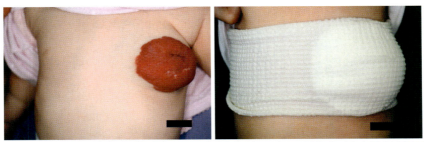

図6 乳腺をも占拠した女児の巨大腫瘤型IHと，それに対する持続圧迫療法の実際

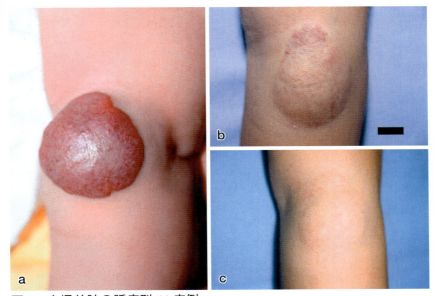

図7 女児前腕の腫瘤型IH症例

この児のIHは持続圧迫療法のみでa→b→cと，通常の"wait and see policy"よりも早く，involuted phaseに導くことができた．通常の"wait and see policy"では，皮下のcomponentの退縮が早く，赤み(-真皮内のcomponentを反映する-)の軽減は遅れる．真皮内・皮下両者のcomponentの退縮を早めた理由は，持続圧迫療法が，pericyteにまで作用していることを示しているのかもしれない．

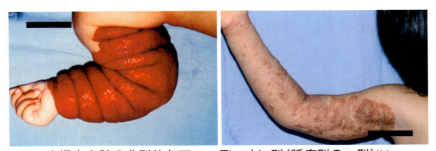

図8 女児右上肢の典型的なアコーディオン型（腫瘤型の一型）IH

持続圧迫療法のみでinvoluted phaseにまで通常より早く導くことが出来た．通常の"wait and see policy"では，皮下のcomponentの退縮が明らかに早く，赤み(-真皮内のcomponentを反映する-)の軽減は遅れる．真皮内・皮下両者のcomponentの退縮を早めた理由は，持続圧迫療法が，pericyteにまで作用をおよぼしたことを示しているのかもしれない．

画像診断の実際

はじめに

　血管腫・血管奇形，リンパ管奇形において，画像は病変の鑑別診断や病変分布の評価のために用いられる．図1に血管腫・脈管奇形診断のフローチャートを提示する[1]．以下，フローチャートを参照しながら読み進めていただきたい．鑑別診断のために必要な情報として，病変が囊胞性病変であるかどうか，内部血流の有無，血流の性状などの情報が必要であることがわかる．

　病変が囊胞性病変であるかの質的評価のためには超音波，MRI が有用で，まずはこのいずれかで評価を行う．次に，内部の血流の有無を評価するためには，カラードプラ像を用いた超音波検査や，造影 MRI，造影 CT 検査などが有用である．さらに，内部血流の流速を評価するために，超音波ドプラ法での内部脈波の観察や，ダイナミック造影による早期相から静脈相までの造影増強効果の確認がなされる．

　モダリティの選択については，表在病変であれば超音波による評価で十分であるが，深部を含む病変分布を評価するには組織コントラストのよい MRI が有用である．一方で，generalized lymphatic anomaly（GLA）や Gorham-Stout disease（GSD）のような肺間質への浸潤性病変や骨浸潤の結果の変形を評価するには，CT や単純 X 線写真が有用である．血管撮影は血流のダイナミックな評価が可能であるが侵襲を伴う検査であり，診断目的のみでは通常，選択されない．

　評価対象に応じた検査法を選択する必要があり，ここからは各モダリティごとの評価方法と至適撮像方法について述べる．なお，画像診断の対象となるのが小児または若年成人であることが多い背景を考慮すると，可能な限り X 線被曝の少ない方法で評価することが望ましい．

超音波検査

　表在病変の評価に有用である．Bモード像でサイズの大きな囊胞性病変は，無エコーで後方エコー増強を伴う病変として確認される．拡張した

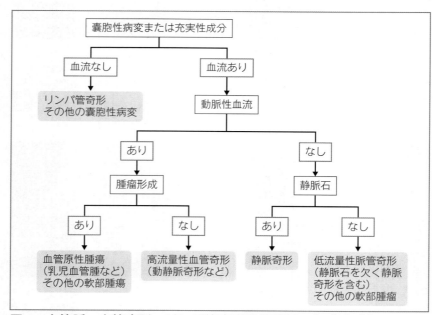

図1　血管腫・血管奇形・リンパ管奇形画像診断アルゴリズム

［厚生労働省難治性疾患克服研究事業「難治性血管腫・血管奇形・リンパ管腫・リンパ管腫症および関連疾患についての調査研究」班（編）：血管腫・血管奇形・リンパ管奇形診療ガイドライン2017 < http://www.marianna-u.ac.jp/va/guidline.html >（2017年7月アクセス）をもとに著者作成］

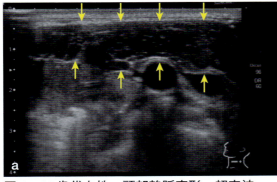
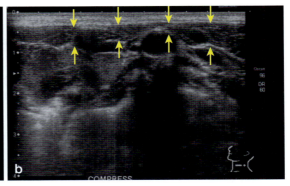

図2 30歳代女性，頸部静脈奇形，超音波
a）圧迫前Bモード像．
b）圧迫後Bモード像．
皮下に低輝度の軟部組織を認めている．病変内部の血流は乏しく，検出が困難であったがプローブによる圧迫で病変は虚脱し静脈奇形の所見に合致している．

異常血管も囊胞様に描出されるため，純粋な囊胞との鑑別にカラードプラ画像による内部血流の評価を行う．カラードプラ画像でfast flow病変は容易に血流が検出できるが，slow flow病変は内部血流が不明瞭であることがままある．囊胞様に見える病変がリンパ管奇形なのか，血流を拾いがたい静脈奇形なのかの判断に，病変の圧迫による虚脱がみられるかどうかを確認する方法があり（図2）[2]，圧迫が容易な表在病変に対しては，有用である．また，静脈奇形では静脈石を伴うことがあり，内部にアコースティックシャドーを伴う結石像が確認されれば，静脈奇形の特異的所見となる（図3）．

内部血流が確認されたら，その血流が動脈性かどうかを判断する必要があり，血流が検出された部位のパルスドプラでの評価を行う．Slow flow病変では通常単相性の血流が確認され，fast flow病変では拍動性の脈波が検出できる（図4）．

最後に，囊胞性病変の評価としてリンパ管奇形の所見について解説する．大囊胞性リンパ管奇形は隔壁で境界された無エコー病変が典型的であるが，出血や感染により内部に高輝度のデブリス様構造や液面形成を含むことがある（図5）．カラードプラでは小さな動静脈構造が囊胞壁や隔壁内，周囲間質にみられるが，囊胞内に血流は確認されない．一方，小囊胞性リンパ管奇形は囊胞性病変であるにもかかわらず，小囊胞の無数の壁がinterfaceになり高輝度に描出されることがあり，充実性成分との鑑別がむずかしいことがある．

MRI

MRIはその優れた組織分解能により脈管奇形の分布と性状を評価する最良のモダリティである．皮下組織から，筋内や筋間，時に骨内といった，複数の組織に分布する脈管奇形の分布をも正確に描出することができる（図6）．経静脈的な造影剤投与を行うことにより，病変内部の充実成分の含有の有無や血流評価が可能となる．撮像の際には適切なサイズのコイルとFOVを選択し，軸位断像に冠状断像あるいは矢状断像を加えた2方向以上からの評価が望ましい[3]．基本となるシークエンスはfast SE（FSE）法の脂肪抑制T2強調画像またはshort TI inversion recovery（STIR）spin echo（SE）と，FSE法のT1強調画像である[3]．Slow flowの脈管奇形はおおむね水信号に近く，脂肪抑制画像となるSTIRや脂肪抑制T2強調画像では，背景の軟部組織に比して強い高信号となるため，分布を判断しやすい．T1強調画像で造影剤投与前後の造影効果を対比することによって，病変が血管性なのか，囊胞性なのかの判断に役立つ．Slow flow病変では病変内への造影剤分布に時間がかかることがあるため，造影後画像の撮像は造影剤投与後5〜10分間経過した時点で行うことが望ましい[3]．Fast flow病変では，流速の早い脈管成分がsignal voidとなり低信号から無信号に描出される．無信号病変は静脈奇形で特徴的な静脈石の無信号が鑑別に挙がるが，静脈石が結節状構造であるのに対し，signal voidの脈

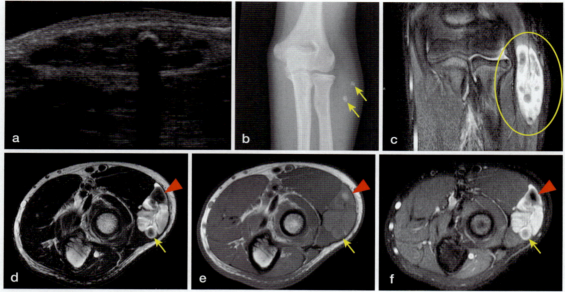

図3 静脈奇形，10歳代男児
a) 超音波（Bモード）像：静脈石は音響陰影（acoustic shadow）を伴う結節構造として確認される．
b) 肘関節部単純写真：肘関節外側の軟部組織が腫脹し，内部に静脈石と考える石灰化を認める（矢印）．
c) MRI, STIR 冠状断像：同部位に一致して高信号を示す軟部腫瘤があり（丸囲み），内部に静脈石が無信号の結節構図として複数みられる．単純写真でみられるより多くの結節構造があるが，石灰化する前の静脈石もMRIでは描出されるためと考えられる．
d) MRI, T2強調画像．
e) MRI, T1強調画像．
f) MRI, STIR像：静脈奇形は大部分がT2WI，STIRで高信号，T1WIで中間信号の病変として描出されている．静脈奇形内部には血栓成分を疑わせるT2WI低信号，T1WI高信号域を認める（矢頭）．静脈石はいずれのシーケンスでも低信号の類円形構造として描出される（矢印）．
［厚生労働省難治性疾患克服事業「難治性血管腫・血管奇形・リンパ管腫・リンパ管腫症および関連疾患についての調査研究」班（編）：血管腫・血管奇形・リンパ管奇形診療ガイドライン2017 < http://www.marianna-u.ac.jp/va/guidline.html >（2017年7月アクセス）より］

管病変は管状の連続性を有する点や，造影動脈相における造影効果で鑑別が可能である．Fast flow 病変の血流を捉えるためには，3D T1fast GRE 法を用いた造影ダイナミックMRAを用いて，少なくとも1相の動脈相，2相の静脈相での撮像を行い，評価する必要がある[3]．近年，より高い空間分解能を有した高速造影 3D time resolved MRA 法を用いることができるようになり，短い間隔で多相撮像をすることが可能となっている．これにより病変の血流が動脈性なのか，静脈性なのかの判断のみならず，feeding vessel の描出，シャントの有無，血流の方向など，詳細な血行動態までも評価を行うことができるようになった[4]．以上，病変評価のためのMRI評価の方法を述べたが，経過観察時に病変サイズの変化のみが必要な場合には，造影検査を行う必要はない．

CT

CTの有用性は，きわめて短時間に広範囲の画像を撮像することができる点にある．MRIと比較して組織コントラストが不良となるため，病変分布が必ずしも完全に評価できるわけではないが，周囲組織との位置関係も含めて，おおむね把握することができる．造影剤を使用するとコントラストが改善し，より病変の評価がしやすくなる．造影ダイナミック画像により動脈，静脈との位置関係，血流評価も可能である．術前のマッピングなど，正確な空間的位置関係の情報が必要な際には有用な検査法である（図7）．しかしながら，CTにおける多相撮影は被曝が多く，ALARA（as low as reasonably achievable）の原則に準じて適応や撮像方法を考慮する必要がある．

リンパ管奇形の中でもGLAやGSDといった，

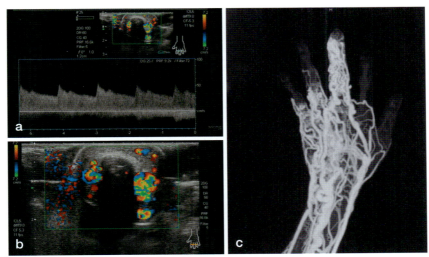

図4 動静脈奇形,10歳代男性

a) 超音波パルスドプラ像.
b) カラードプラ像.
c) 造影CT, MIP画像.
造影CT MIP像で第3指に拡張した脈管構造が集簇しており,ナイダスを含む動静脈奇形を見ているものである.近位側には血流量増加に伴い,拡張した還流血管が拡張蛇行し分布している.ナイダス部分はカラードプラ像でモザイク状となり,高流速の血流が乱流をきたしている状況である.同部分をパルスドプラ像で確認すると拍動性の脈波が確認される.

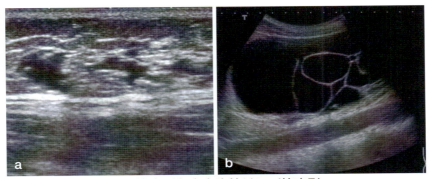

図5 大囊胞性リンパ管奇形と小囊胞性リンパ管奇形

a) 2歳男児小囊胞性リンパ管奇形.
b) 20歳代男性腹部大囊胞性リンパ管奇形.
いずれもBモード像.aは小囊胞性リンパ管奇形で皮下に囊胞様の無エコー部分が認められるが,その周囲に高輝度の軟部組織が分布している.これらはいずれもリンパ管奇形で,細かな囊胞の部分は高輝度に描出されている.bは大囊胞性リンパ管奇形で薄い隔壁構造を有する囊胞腔が集簇してみられている.

肺間質への分布が顕著なものについては,CT肺野条件での評価が有用である(図8)[5].

単純写真

単純写真は,脈管奇形そのものの評価には用いられないが,静脈奇形における静脈石の確認,GLAやGSDなどの骨浸潤によって起こる溶骨性変化や,Klippel-Trenaunay症候群やParkes Weber症候群などで知られる過成長状態の全貌を評価するために利用されている.

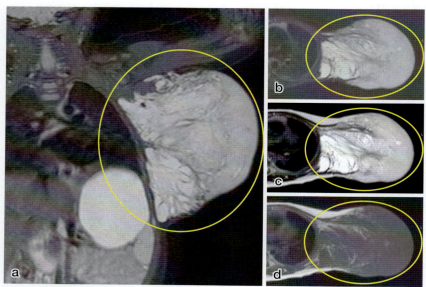

図6 混合性脈管奇形，乳児症例
a) STIR 冠状断.
b) STIR 水平断.
c) T2強調画像水平断.
d) T1強調画像水平断.
病変部は〇囲いの部分で，STIR や T2強調像で高信号，T1強調像では低信号に描出されている．STIR では脂肪成分の信号が抑制されており，分布範囲がより明瞭に把握できる．

おわりに

血管腫，血管・リンパ管奇形における画像診断について，概容を述べた．症例ごとに分布や背景，合併疾患など，さまざまであるため，診断アルゴリズムに準じつつ，状況に応じて適切な画像モダリティを選択することが肝要である．

1) Nozaki T, et al：Radiographics **33**：175-195, 2013
2) Trop I, et al：Radiology **212**：841-845, 1999
3) Flors L, et al：AJR Am J Roentgenol **201**：W554-562, 2013
4) Kramer U, et al：AJR Am J Roentgenol **196**：702-711, 2011
5) Wunderbaldinger P, et al：AJR Am J Roentgenol **174**：827-832, 2000

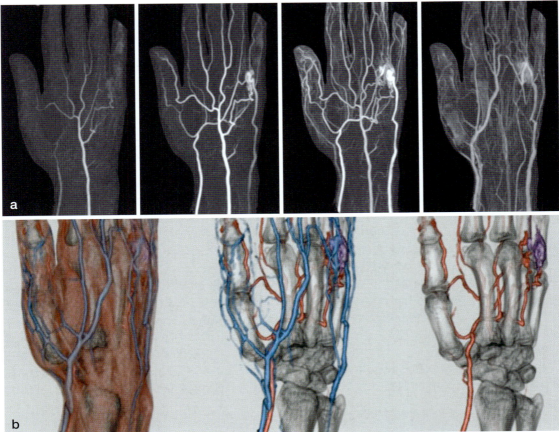

図7 20歳代女性，ダイナミック造影CTによる手指AVMの描出
a) サブトラクション画像による血管描出．動脈相からナイダスを介して早期還流する血流が確認できる．
b) ボリュームレンダリング再構成画像．骨格や軟部組織と異常血管の位置関係が明瞭に描出されている．

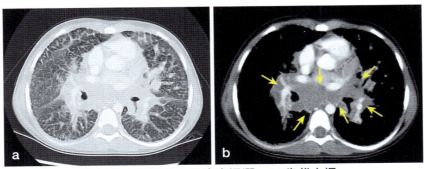

図8 GLAにおける広義間質への病変浸潤，10歳代女児

a) 肺野条件水平断．
b) 造影CT縦隔条件水平断．
肺野条件では広義間質肥厚が広範に認められており，病変浸潤やリンパ路の還流異常による変化が示唆される．縦隔条件では縦隔や肺門部の気管支血管周囲に分布する低吸収の軟部組織が認められ（矢印），病変浸潤を見ているものである．
［厚生労働省難治性疾患克服研究事業「難治性血管腫・血管奇形・リンパ管腫・リンパ管腫症および関連疾患についての調査研究」班（編）：血管腫・血管奇形・リンパ管奇形診療ガイドライン2017 ＜ http://www.marianna-u.ac.jp/va/guidline.html ＞（2017年7月アクセス）より］

J 病理診断の実際

この項では，まず正常の脈管の構造について述べ，脈管腫瘍と脈管奇形の病理診断について概説する．

正常の脈管の構造[1]

血管は，動脈系，毛細血管系，静脈系に分けられ，すべての血管は，一層の内皮細胞 endothelial cell で内腔が覆われる．動脈と静脈では，その壁は，内膜，中膜，外膜の3層構造をもっている．

1 毛細血管 capillary

動脈と静脈をつなぐ，平滑筋の層をもたない血管を毛細血管と呼ぶ．毛細血管は，内皮細胞が接着して直径5〜20μm程度の管を形成し，基底膜で囲まれ，しばしば周皮細胞を周囲にもつ．周皮細胞から平滑筋細胞へは移行がみられ，その境界は明瞭ではない．かなり直径が太くても，平滑筋層が出現しないこともある（図1）．

2 動脈 artery

大動脈などの弾性型の動脈は厚い中膜に多量の弾性線維をもつが，末梢では筋型の動脈がみられる．動脈の内膜は，内皮と少量の線維性結合組織からなり，厚い内弾性板で中膜と境界される．内弾性板は，血管の横断切片では波状にみられ，HE染色標本でも認識できることがあるが，弾性線維染色を行うと明瞭に認識できる（図2）．中膜は輪状や螺旋状に走行する平滑筋で構成され，平滑筋線維の間には少量の結合組織を含むが，線維芽細胞は含まない．中膜の外側には外膜と呼ばれる，線維芽細胞を含んだ疎な結合組織があるが，周囲組織との境界は明瞭ではないことが多い．時に中膜と外膜の間に外弾性板と呼ばれる弾性線維層を見ることがある．

3 静脈 vein

静脈の壁は伴走する動脈に比べて薄いことが多いが，部位やかかる圧，局所における圧迫や伸展などの影響から，その形態にかなりバリエーションがある．たとえば，下腿などの静水圧の高い部位では，その壁は厚くなり，平滑筋や弾性線維に富むことが多い（図2）．静脈では内膜の結合組織に少量の縦走筋を見ることがある．また，内膜に

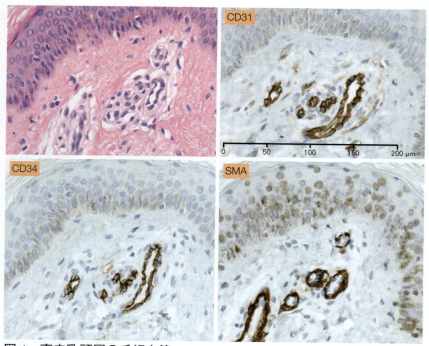

図1　真皮乳頭層の毛細血管
1層の血管内皮細胞で囲まれ，周囲には周皮細胞や肥満細胞，線維芽細胞などがある．血管内皮細胞は，CD31とCD34で，SMAは，周皮細胞で陽性となる．

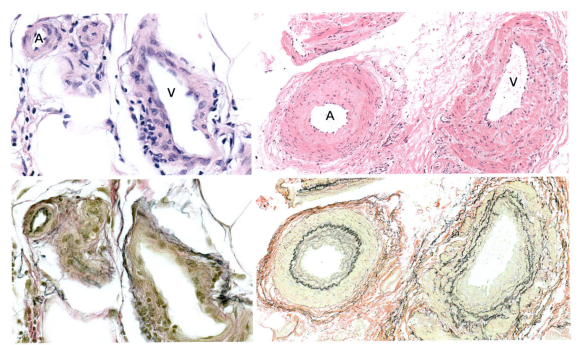

図2　下腿の皮下脂肪組織の小動脈(A)と小静脈(V)
動脈壁には1層の内弾性板がある．左症例の静脈の壁は薄く外弾性板に相当する部位に弾性線維がある．右症例の静脈は高い静脈圧のために中膜が肥厚し，豊富な弾性線維がある（上：HE染色，下：EVG染色）．

は静脈弁がある．内弾性板はなく，中膜では輪状に走行する平滑筋線維があるが，動脈よりも薄いことが多く，平滑筋線維の間に弾性線維などの線維性結合組織を含む（図1）．静脈では外膜に縦走筋を見ることがある．

4 動静脈吻合 arteriovenous anastomosis

毛細血管網を介さずに小動脈と小静脈をつなぐ装置で，指先や耳介，口唇など突出部に多い．特殊な形態を示さない単純動静脈吻合と，グロムス装置と呼ばれる，爪下などにおいて，小型の立方状の細胞で核を中央にもったグロムス細胞と呼ばれる平滑筋に類似するアクチンに富む細胞が内腔の閉じた血管を取り囲んでいるものがある．グロムス細胞に類似する腫瘍細胞が増加する疾患に，グロムス腫瘍や glomuvenous malformation がある．

5 リンパ管 lymphatic vessels

末梢の毛細リンパ管は盲端として始まり，壁には平滑筋はなく，内皮細胞と不完全な基底膜からなる．周皮細胞はみられない．内皮細胞はリンパ管稽留フィラメントと呼ばれる細線維で周囲の結合組織とつながっているため，毛細リンパ管の断面はしばしば星型に見える．リンパ管はしだいに太くなると，輪走平滑筋や弾性線維を壁にもつようになる．リンパ管には弁がみられる．

血管腫・血管奇形の病理分類

血管病変には，良性，中間悪性，悪性のさまざまな疾患があり，臨床・画像・病理的な特徴から多数の疾患が知られている．これらの中には，血管奇形（形成異常），既存の血管の拡張，反応性の増殖，そして新生物が含まれるが，その区別はしばしば不明瞭である．これは，2次元の組織での脈管の増加が，腫瘍性の増加なのか，単なる血管の蛇行を見ているのかが不明瞭なことや，血流動態の影響を受けること，血栓や出血などによる二次的な変化を伴うこと，それぞれの疾患の病態が明瞭でないことなどによる．ISSVA分類では脈管異常 vascular anomalies を，脈管性腫瘍 vascular tumors と脈管奇形 vascular malformation とに分けている．これらの病変は脈管新生 vasculogenesis や血管新生 angiogenesis を規定する経路の異常で引き起こされると考えられ，脈管性腫瘍は細胞の増殖を主体とする病変であり，脈管奇形は増

殖能の乏しい病変とされる.

1 脈管奇形と腫瘍の違い

脈管奇形は胎生期における脈管新生の過程で形成される異常な脈管の集合である.基本的には先天性の病変であるが,小児期には気付かれず,成長してから発症するようにみえるものもある.腫瘍 tumor とは,広義には腫瘤ないし腫張という意味も含んでおり,その意味からはほとんどの血管奇形や反応性増殖を腫瘍に含めることができ,必ずしもこれまでの血管腫という名称は間違いではない.これに対して狭義の腫瘍(新生物 neoplasm)は,分裂可能な細胞から生じる,組織の自律性のある異常増殖であり,先天性にも後天性にも生じる.また,過形成 hyperplasia は,組織をもともと構成している細胞の過剰な増殖により,組織が肥大する現象をいう.反応性増殖の多くは過形成に含めることができ,これらは増殖に対する刺激がなくなれば元の大きさに戻っていく.たとえば,組織障害に続発して生じる肉芽組織では,毛細血管や線維芽細胞の増加が起こるが,膠原線維の沈着とともに,しだいに毛細血管や線維芽細胞は減少していく.しかしながら,反応性増殖と新生物の境界はあいまいであり,化膿性肉芽腫,好酸球性血管リンパ球増殖症,紡錘形細胞血管腫,Kaposi 肉腫など,どちらともいえないような疾患も多数ある.紡錘形細胞血管腫は,これまでどちらかといえば反応性病変と考えられていたが,多くの症例で IDH の変異があることがわかり,最近は新生物と考えられている.また,血管病変ではないが,しばしば自然消褪する結節性筋膜炎 nodular fasciitis のように,反応性病変と考えられていた疾患でも融合遺伝子が同定されており,反応性増殖と新生物の境界はさらにあいまいとなっている.

2 病理診断の実際

ISSVA 分類では,血管を構成する細胞そのものが増殖しているものを血管腫瘍,異常血管が増加しているものを血管奇形と考えるが,実際には,年齢,経過,肉眼所見,画像所見などを総合して診断されることが多い.良性病変と,中間群や悪性が疑われる病変についての簡単なフローチャートを図3,4に示す.

3 血管腫瘍

増殖パターン,増殖している脈管や細胞の種類を特定して診断するが,必要に応じて特殊染色や免疫染色を併用する.とくに乳幼児の病変では,乳児血管腫,rapidly involuting congenital hemanigoma(RICH),non-involuting congential hemangioma(NICH),房状血管腫,Kaposi 様血管内皮腫などの鑑別を求められることがある.生下時から存在する場合は,まず先天性血管腫を考えるが,房状血管腫や Kaposi 様血管内皮腫も生下時から存在することがある.これらの中では乳児血管腫のみが免疫染色で Glut1 に陽性である.乳児血管腫も退縮期では,病変の大部分は脂肪細胞や結合組織に置き換わり,細胞の増殖はなくなる.先天性血管腫は,生後退縮する RICH と,退縮しない NICH,そして部分的に退縮する partially involuting hemangioma(PICH)に分けられる.おのおのの疾患にはある程度特徴的な病理所見があるとされるが,現状では RICH と NICH を病理学的に鑑別することは困難であり,経過をみる必要がある.

ISSVA 分類は,基本的には先天性や乳幼児期に発生する病変の分類として始まった経緯があり,後天性の病変については,反応性増殖と考えられる病変を含め,多くは脈管性腫瘍に含まれる.分類不能な ISSVA 分類になじまない疾患や,ISSVA 分類に載せられていない疾患も多数存在しており,本書でもこれらの疾患については別の項で扱っている.実際,改定された ISSVA 分類の血管腫瘍の表を見ると,"Enzinger and Weiss's Soft Tissue Tumor"[2] などの従来の軟部腫瘍のテキストの分類と,さほどの違いはなく,診断に当たっては本書の各項目やこれらのテキストを参照されたい.皮膚特有の血管病変については,ISSVA 分類では扱っている疾患数が少ないため,本書や "Lever's Histopathology of the Skin"[3] などの皮膚病理のテキストを参照する必要がある.

腫瘍には良性腫瘍と悪性腫瘍があり,一般には圧排性増殖を示し,浸潤性増殖を示さないものが良性腫瘍で,浸潤性増殖を示し,予後不良なものが悪性腫瘍である.脈管の良悪性中間的腫瘍には,Kaposi 様血管内皮腫,網状血管内皮腫,複合血管内皮腫,乳頭状リンパ管内血管内皮腫,偽筋原性血管内皮腫,Kaposi 肉腫がある.中間群の腫瘍は,Kaposi 肉腫を除いて頻度は低いがまれに遭遇することがあり,これらの疾患概念を知っておく必要がある.悪性腫瘍には類上皮血管内皮腫と血管肉腫がある.良悪性の鑑別のためには,腫瘍のシルエットや浸潤様式,組織構築をみることが重要で,さらに細胞異型をみて判断をし

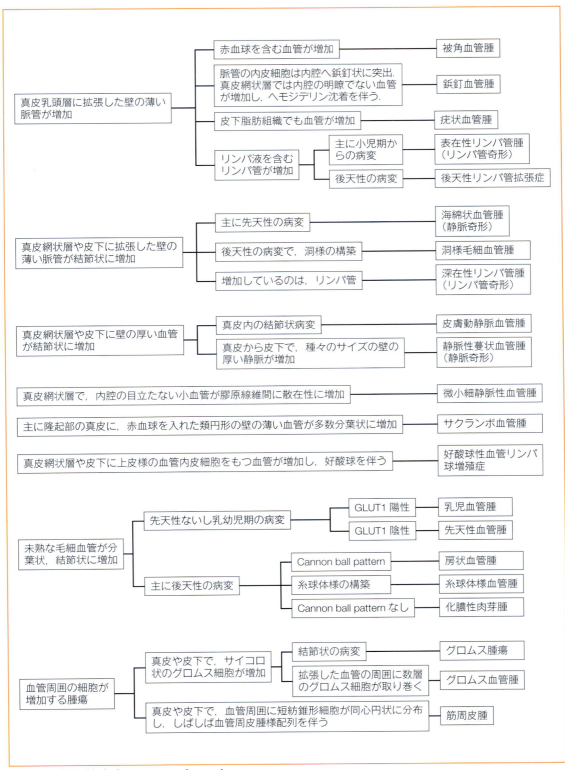

図3 良性血管病変のフローチャート

[福本隆也:癌診療指針のための病理診断プラクティス 皮膚腫瘍,青笹克之(総編),中山書店,東京,2017より許諾を得て転載]

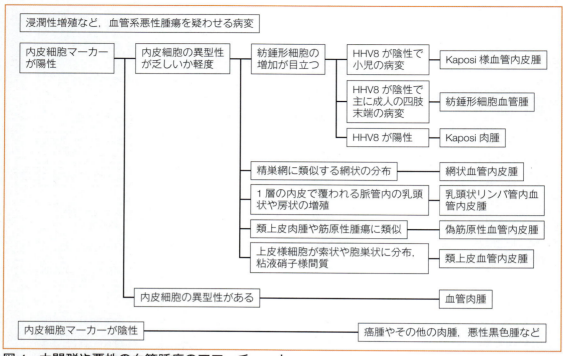

図4　中間群や悪性の血管腫瘍のフローチャート

［福本隆也：癌診療指針のための病理診断プラクティス　皮膚腫瘍，青笹克之（総編），中山書店，東京，2017より許諾を得て改変し，転載］

ていく．とくに血管肉腫の病理像には多様性があり，免疫染色での検討を必要とすることも多い．基本的には，中間群の腫瘍や類上皮血管内皮腫では腫瘍細胞の高度の異型性はみられず，高度の異型性があれば血管肉腫の可能性をまず考える．

4 脈管奇形

　脈管奇形は，異常血管の主体が，動脈，静脈，毛細血管，リンパ管のいずれであるかに基づいて分類を行う．前3者が主体であるものを血管奇形，リンパ管が主体であるものをリンパ管奇形と呼んでいる．これらは，単独で存在するものと，複数の種類の血管が混在するものとがあり，単独で存在するものは，静脈奇形，毛細血管奇形，リンパ管奇形と呼ばれる．奇形的な動脈が増加する病変は，動脈とも静脈ともいえないような血管や，静脈の増加を伴うため，動静脈奇形と呼ばれる．複数の成分が混在する場合は，それらの成分を組み合わせて，毛細血管静脈奇形，リンパ管静脈奇形，などとする．

　診断時，増加している脈管の同定が困難なことも多く，適宜，弾性線維染色や免疫染色を加えて検討する．血管内皮細胞は，CD31，CD34が陽性となり，リンパ管内皮細胞はD2-40やProx1が陽性となる．CD34はリンパ管内皮では陰性のことが多い．静脈奇形では，不整形の拡張した血管がみられ，その壁には弾性線維や，平滑筋が存在することが多い．平滑筋はα-smooth muscle actin（SMA）やdesminで陽性となるが，SMAは周皮細胞でも陽性となる．静脈奇形では，血栓や，血栓に石灰化をきたした静脈石を伴うことがあり，また血栓の特殊な器質化過程と考えられる，血管内乳頭様内皮細胞過形成の所見を伴うこともある．毛細血管奇形では大小の類円形の腔をもった壁の薄い血管が増加するが，その壁は基底膜や膠原線維の沈着で肥厚することがあり，静脈や動脈との区別が必要となることがある．平滑筋や弾性線維を欠くことで判別できる．動静脈奇形については，流入動脈，nidus，流出静脈からなるため，多くの部位の切片を作成し，弾性線維染色を行って判断するが，一部のみの組織からの判断は困難なこともある．一般に，脈管奇形とされているような病変では，サンプリングされた部位が全体を代表しているとは限らないことや，時期による違いなどがあり，病理組織だけでなく，臨床像

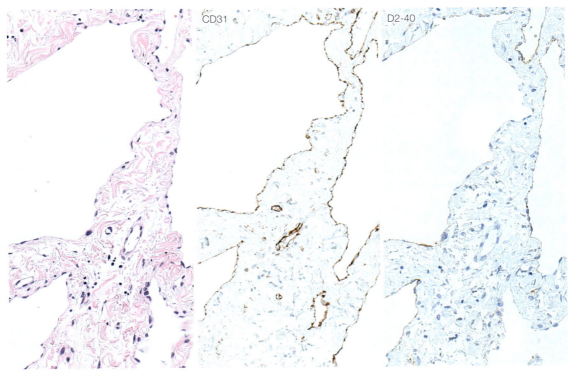

図5 リンパ管奇形 左からHE, CD31, D2-40
拡張したリンパ管はCD31とD2-40に陽性だが，D2-40の染色性にはむらがある．介在する間質内の血管内皮はCD31陽性だが，D2-40は陰性．(左：HE染色，中央：CD31，左：D2-40).

や経過，画像診断所見などとあわせて総合的に判断することが必要である．

リンパ管奇形については，限局するものを通常型common，全身性のものを全身性リンパ管奇形と呼ぶ．形成される囊胞の大きさの主体によって，大囊胞型macrocystic，小囊胞型microcysticに分け，混在すると混合型mixedとする．大囊胞と小囊胞の基準は明示されていないが，0.5 cmないし1.0 cmを大小の囊胞の大きさの境界とする．大きな囊胞になると，内皮細胞が剥がれていて確認できないことや，免疫染色でD2-40などの染色性が弱くなることがあり，注意を要する（図5）．

脈管奇形については，ISSVA分類と従来の病名とはかなり異なっているため，現状では両者を併記しておくことが望ましいと思われる．ISSVA分類と従来の病名の対応については，該当項を参照されたい．

免疫染色

以下に，脈管奇形や脈管腫瘍の診断に有用なマーカーを挙げる．

CD31：Platelet endothelial cell adhesion molecule-1（PECAM-1）を認識する抗体で，感度，特異度ともに優れた内皮マーカーである．血管内皮とリンパ管内皮の細胞質と細胞膜に陽性となる．組織球と非特異的に反応することに注意が必要である．

CD34：もともと造血幹細胞で見いだされた膜貫通型糖タンパクで，血管内皮のほか，真皮の樹状細胞などでも陽性である．細胞膜に陽性となる．血管腫瘍だけでなく，種々の軟部腫瘍で陽性となる．リンパ管内皮にはやや陽性になりにくい．

FLI-1：Ewing肉腫や未熟神経外胚葉性腫瘍でみられる融合遺伝子の一方で，血管内皮細胞の核に陽性となる．脈管性腫瘍のほか，Ewing肉腫，未熟神経外胚葉性腫瘍などの軟部腫瘍でも陽性となる．

ERG：ETS（erythroblast transformation-specific）転写因子ファミリーの一つで，ERGタンパクに対する抗体は，血管内皮細胞やリンパ管内皮細胞の核に陽性となる．感度，特異度ともに優れた

内皮マーカーである.

第Ⅷ因子関連抗原（von Willebrand factor）：細胞質に陽性となるが，血漿成分とも反応するため，バックグランドが染まりやや見にくい.

Podoplanin（D2-40）：D2-40は，podoplaninに対するモノクローナル抗体で，リンパ管内皮の細胞膜に陽性となる（図5）.

Prox1：リンパ管内皮分化のmaster regulatorで，リンパ管内皮細胞の核に陽性となる.

α-smooth muscle actin（SMA）：α-actinのアイソフォームで，平滑筋細胞，グロムス細胞，周皮細胞で細胞質に陽性となるが，筋線維芽細胞や筋上皮細胞でも陽性を示す.

Glut1：Glucose transporter 1の略称で，赤血球や神経周膜細胞で陽性となる.血管腫瘍の中では乳児血管腫の血管内皮細胞で陽性となることが知られ，他の血管腫瘍との鑑別に利用される.そのほか，疣状血管腫の一部でも陽性になる[4].

Wilms Tumor 1（WT1）：Wilms腫瘍の原因遺伝子の一つで，さまざまな増殖関連遺伝子の転写を調節する転写因子として知られる.免疫染色では，さまざまな腫瘍で陽性となるが，angiopoietinsなどの刺激下でヒトの血管内皮細胞にWT1のm-RNAが増加することが報告され，脈管腫瘍と脈管奇形の鑑別に有用とされる[5].

HHV8：HHV8のlatent nuclear proteinに対する抗体で，核に陽性となり，Kaposi肉腫の診断にきわめて有用である.

c-MYC：*MYC*ががん遺伝子として知られているが，放射線照射後やリンパ浮腫に続発する血管肉腫の多くは，c-MYCが免疫染色で陽性となることや，FISHでの*MYC*遺伝子の増幅があり，放射線照射後の異型血管病変との鑑別に有用とされる[6].

遺伝子診断

良性病変の遺伝子異常については不明なものが多い.血管奇形症候群では遺伝子異常についても解析が進んでいるが，詳細は文献[7]やガイドラインなどを参照されたい.最近，紡錘形細胞血管腫の約7割の症例で，*IDH1*（まれに*IDH2*）の変異が確認されている.また類上皮血管腫でも，中間群や悪性腫瘍で転座が知られているものに類上皮血管内皮腫と偽筋原性血管内皮腫があり，類上皮血管内皮腫の9割の症例で*CAMTA1-WWTR1*融合遺伝子が，残りの1割の症例で*YAP1-TFE3*融合遺伝子が，また偽筋原性血管内皮腫では*SERPINE1-FOSB*融合遺伝子が同定されており，その検出が診断に有用である.また，CAMTA1やFOSBの免疫染色もこれらの診断に役立つ.免疫染色の項でも述べたが，二次性の血管肉腫の診断に*MYC*遺伝子の増幅を確認することも有用である.血管肉腫では種々の遺伝子異常が報告されているが，最近，本邦から，皮膚血管肉腫の一部で*NUP160-SLC43A3*融合遺伝子がみられることが報告されている[8].

---

1) 藤田尚男ほか：標準組織学各論 第5版，医学書院，東京，p3-24, 2017

2) Goldblum JR, et al：Enzinger and Weiss's Soft Tissue Tumors, 6th ed, SAUNDERS, Philadelphia, 2013

3) Elder DE, et al(eds.)：Lever's Histopathology of the Skin 11th ed, LIPPINCOTT WILLIAMS & WILKINS, Philadelphia, 2015

4) Wang L, et al：J Cutan Pathol **41**：823-830, 2014

5) Lawley LP, et al：Arch Dermatol **141**：1297-1300, 2005

6) Fernandez AP, et al：J Cutan Pathol **39**：234-242, 2012

7) Mulliken JB, et al：Mulliken and Young's Vascular Anomalies 2nd ed, OXFORD UNIVERSITY Press, New York, p327, 2013

8) Shimozono N, et al：Cancer Res **75**：4458-4465, 2015

各論

A

Infantile hemangioma（乳児血管腫，いちご状血管腫）

名称・概念

乳児血管腫は，出生後すぐ（ただし，出生前から存在することもある），多くの場合1ヵ月以内に出現し，その後，急速に増大しおおよそ1年を超える頃には自然に退縮を始める良性の血管性腫瘍である．いちご状血管腫とほぼ同義で，現在でもいちご状血管腫の呼称はわが国で広く使われているが，近年，欧米で infantile hemangioma の呼称が広く使われるようになったため，それに合わせる形で，わが国でも乳児血管腫と呼ぶことも徐々に多くなってきている．

疫　学

人種により発生率が著しく異なる．わが国での報告は0.8％～1.7％とされているが，欧米の Caucasian における発生率は4～10％とされ，発生率が数倍高い．また，低出生体重児，早産児で発生率が高い．家族歴がある場合，発生率が約2倍になるとされる．常染色体優性遺伝での家族発生例の報告はあるが，ほとんどの場合は孤発性に生じる．

発生部位としては，頭頸部に多いとされ，たとえば Finn らは，頭頸部59％，体幹24％，四肢17％と報告している[1]．男女比は1：2～3で女児に多いとされる．

原因・機序・分子生物学

内皮細胞の clonal な増殖が起きているとされるが，なぜ増殖や自然退縮といった一連の変化が生じるのかは，まだ完全には解明されていない．低酸素との関連性を指摘する報告や GLUT1 および placenta-associated vascular antigens の発現が胎盤絨毛膜の絨毛と共通していることを指摘する報告などがある．分子生物学的な解析も行われており，増殖期の血管腫における bFGF や VEGF，proliferating cell nuclear antigen, type IV collagenase などの発現亢進や血管腫由来の内皮細胞での VEFGR1 の発現低下と VEGFR2 signaling の活性化などが報告されている[2]．

臨床症状・身体所見

時期によりその症状は大きく異なる．

多くの場合，出生後数日から1ヵ月の間に（まれには3ヵ月程度まではあるとされる）毛細血管拡張や集簇性紅色丘疹として出現し，その後は急速に隆起・増大し，紅色腫瘤となる（増殖期）．一部の症例では，この際に腫瘤表面に顆粒状の凹凸が多発し，いちご状の外観を呈するようになる（図1）．

出生後の出現が一般的な特徴とされるが，48～65％の症例で軽微な病変（淡い紅斑や貧血斑を伴った毛細血管拡張，内出血に似た青色斑など）が出生時にすでに存在するという報告もあり[2]，出生時に何らかの病変がすでにあっても乳児血管腫を否定できないことに留意する．

増殖は，生後8～12週程度までの間に急速に増大，その後は生後半年～1年ぐらいまでの間，緩徐に増大～横ばい，という経過をたどることが多い．とくに生後5.5～7.5週の間の増殖がもっとも速いと報告されている[3]．ただし，生後2ヵ月程度まではほぼ扁平で隆起が強くなかった病変が，その後の半年程度で半球状に増大してくることもあるなど，異なる経過をたどる場合もある．また，後述の segmental に分類される病変や，大きな病変の場合は，増殖期間が長く続く傾向にある．

生後1～1.5年までには自然退縮が始まり，腫瘤の縮小が起きる（退縮期）．縮小は数年の間続くが，この期間を過ぎると縮小は止まってしまい，それ以上の変化を認めなくなってしまう（退縮後もしくは消失期）（図2）．おおむね50％の患児で5歳までに，70％の患児で7歳までに，90％の患児で9歳までに消失期を迎えるとされる．皮下型は出現，消褪ともに時期が遅くなる傾向にある．

退縮期の間に，とくに小さいものは瘢痕などを残さず完全に病変が消褪することも多いが，半分以上の症例では最終的に何らかの皮膚病変が残ると報告されており，たとえば Bauland は無治療の場合に69％の症例で残存病変を認めたとしている[4]．また，Baselga は血管拡張（84.3％），fibrofatty tissue（線維性脂肪組織）（47.1％），皮膚萎縮（32.6％），皮膚のたるみ（16.3％），瘢痕（12.8％）などの残存病変がみられ，さらに何も病変が残らなかった症例は7.1％のみで，54.9％で"significant"な変化が残ったと報告している[5]．

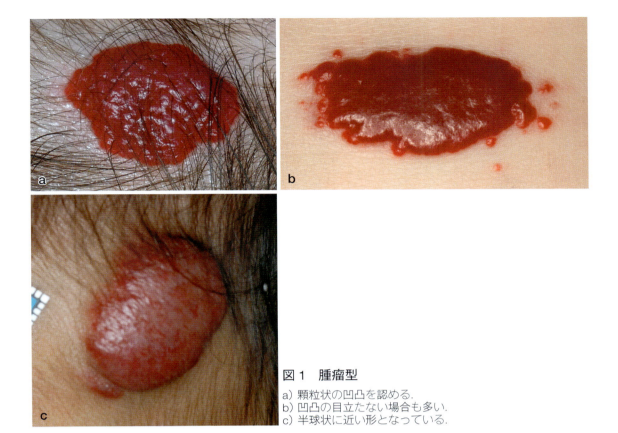

図1 腫瘤型
a) 顆粒状の凹凸を認める.
b) 凹凸の目立たない場合も多い.
c) 半球状に近い形となっている.

1 合併症

眼窩周囲に生じた場合は，圧迫のため乱視になったり，開眼が困難となり視覚機能の発達を障害し，弱視や斜視などが残ったりする場合もある．気道病変は増大のスピードの早い生後6〜12週頃に嗄声や喘鳴，咳，チアノーゼといった症状をきたすことがあり，進行すると呼吸不全となる場合もある．肝臓に生じた場合，多くの場合は無症状であるが，多発した場合など，シャントによる心不全や肝不全を起こし，また巨大な場合は血管腫の type 3 iodothyronine deiodinase の作用により甲状腺機能低下症を生じることが報告されている．大きな病変では，圧迫により骨の変形をきたす場合もある．

増殖期に増大傾向が強い場合は潰瘍化することがある[6]．全体の16％の症例で生じたとする報告などもある．浸軟したり擦れたりしやすい部位，とくに口唇や外陰部（その他，頸部や腋窩）では頻度が高いとされる．潰瘍化した場合，痛み（長時間の啼泣）や出血，感染といった問題が起き，

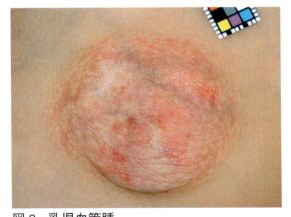

図2 乳児血管腫
退縮後．9歳．この2年はほとんど変化がない．

自然退縮後も最終的にほぼ全例で瘢痕を残すことになる．

2 分類，特殊な病型，内臓病変

わが国では，半球状に隆起するものを腫瘤型

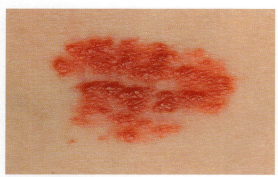

図3　局面型

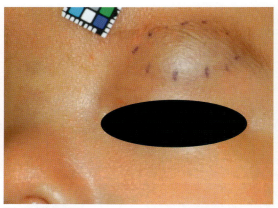

図4　皮下型

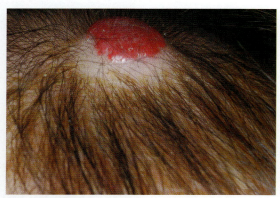

図5　混合型
周囲の毛がまだ残っている部分の皮下にも腫瘤を認める．

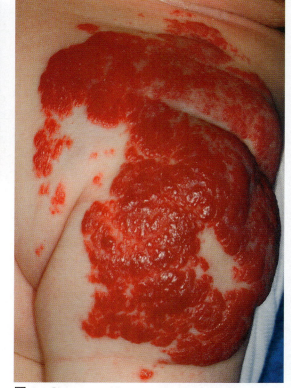

図6　Segmental hemangioma
頸部～肩～上腕にかけて広範囲に存在する乳児血管腫．

（図1），腫瘤型のように隆起が強くはなく，扁平隆起となっているものを局面型（図3），皮下腫瘤として存在するものを皮下型（図4）と分類することが多い．また，腫瘤型に皮下腫瘤を伴うものを混合型（図5）と呼ぶこともある．

海外ではsuperficial, deepとmixの3タイプに分類し，また，localized（focal）とsegmentalに分ける場合も多い．Segmental hemangiomaでは，ある特定の皮膚領域に広範囲に血管腫が存在する（図6）．Segmentalの場合，内臓病変などを合併しやすいことが知られており，顔面や頭部に生じた場合はPHACE syndromeの可能性を検討する必要がある（p.138参照，プロプラノロール投与に問題となる可能性があり，とくに心エコー検査は投与前に行う）．また腰仙部に生じた場合，とくに正中を跨ぐ位置にある場合は，脊髄障害や泌尿器・生殖器，肛門・直腸の異常を伴っている可能性があり（LUMBAR syndrome, p.141），エコーやMRIなどの画像検査が必要とされる．前

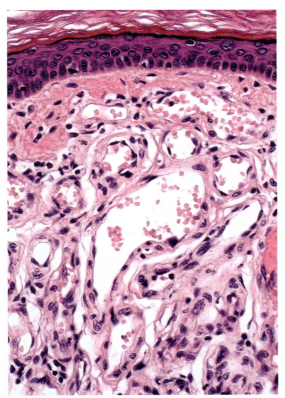

図7　増殖期（8カ月，男児）

[赤坂虎の門クリニック 大原國章先生ご提供]

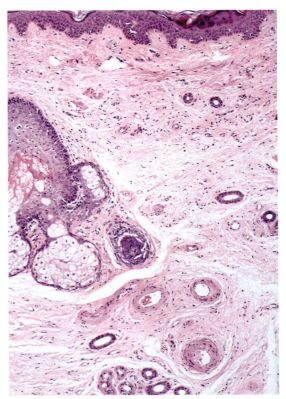

図8　退縮期（18歳，女性）

[赤坂虎の門クリニック 大原國章先生ご提供]

頸部から下顎，下口唇，耳周囲の領域の皮膚（あごひげ状）にsegmentalな病変が存在する場合，高頻度に気道病変を伴っているため，耳鼻科にコンサルトする．

　乳児血管腫は，20％程度で複数の病変を生じるとされまれではないが，5個以上生じた場合は内臓病変合併の可能性が高くなるため，腹部エコー検査や血算，尿検査，便潜血検査を含めた精査を検討する．もちろん，皮膚病変がなく，内臓病変のみ生じる場合もあるため，皮膚病変がないことが内臓病変の否定材料にはならないことに留意する．

検　査

1 病理組織検査

　問診と視診のみでほとんどの症例は診断がつくことが多く，生検によって瘢痕が残ることも考慮して，通常は病理組織検査は施行されない．しかし，たとえば皮下型で表面の変化がないといった場合に診断が困難なこともあり，早急な診断が必要な場合には生検が行われることもある．

　増殖期では，被膜は有さないが境界明瞭な内皮細胞の塊状，索状の顕著な増殖がみられる．それに伴い血管腔も増生しているが，スリット状で内皮細胞の増殖に比較すると軽微である（図7）．内皮細胞は大きく，また分裂像が認められることもある．その他，肥満細胞の増加も認めることがある．退縮期には内皮細胞は扁平化，数も減少し，血管腔は拡大，血管周囲の線維化が目立つようになる（図8）．最終的には血管も減少し，大半が線維性脂肪組織に置換される．

　なお，乳児血管腫では増殖期，退縮期にかかわらず，内皮細胞がGlut-1陽性となる．他の血管腫，血管奇形では内皮細胞のGlut-1は陰性のため，診断に際してきわめて有用である．

2 MRI

　通常は行われないが，皮下型の場合やSegmentalな病変があり，内臓病変の検索が必要な場合などに行われることがある．増殖期ではT1強調像で筋肉と等～低信号，T2強調像で高信号を呈

し，腫瘍内に flow void を認める．浸潤所見に乏しく境界明瞭であり，分葉形で，病変周囲に浮腫を認めない．新生児や乳児では MRI の際に造影剤の使用を控えたい場合も多いが，造影検査を行った場合には，早期から均一に強く造影されるが，AVM で認めるような arteriovenous shunting を認めない．退縮期では線維脂肪組織のため，T1 強調像で高信号域が出現し，退縮後は T1 強調像で高信号，T2 強調像で信号が低下し，造影もされなくなる．

③ 超音波検査

境界明瞭で，低輝度と高輝度が混在した充実性の病変として観察される．カラードプラ法では流入動脈が確認される．

④ ダーモスコピー

局面型や腫瘤型の病変のダーモスコピーでは，増殖期には多彩な tiny lagoon が集簇した「イチゴ」様外観を呈する．

診　断

特徴的な臨床像，経過から，通常は問診と視診のみで診断可能である．必要があれば，病理組織検査や画像検査を施行する．

鑑別のポイント

局面型・腫瘤型の乳児血管腫は臨床的に血管病変であることが容易に判断できるため，他の血管系腫瘍や血管奇形が鑑別になる．その一方で皮下型は，時に視診のみでは他の皮膚腫瘍との鑑別も必要となることがある．ただ，多くの症例では出生時には目立たず 1〜3 ヵ月後に増大のピークを迎えるという経過から診断することができる．加えて，自然消褪するという経過も参考になり，他の脈管病変は生まれつきあるいは生後何年も経ってから出現することが多く，また自然消褪することはまれである．

以下に乳児血管腫との鑑別が問題となる血管病変について列挙する．

局面型の乳児血管腫と，脈管奇形の中でももっとも表面の変化である毛細血管奇形は臨床的に類似することがある．毛細血管奇形は生まれつき存在することが多く，（正中部母斑を除き）自然消褪せず，Glut-1 陰性という点から鑑別できるが，加えてダーモスコピーでは，乳児血管腫では前述のように多彩な構造を示すのに対して，毛細血管奇形では比較的均一な血管構造を呈する．

乳児血管腫の皮下型と静脈奇形は臨床的にも，あるいは病理組織学的にも，とくに前者の退縮期では拡張した脈管構造を主体とすることもあり類似することがあるが，乳児血管腫は出生時には存在しないことが多く，また前述のように全経過を通じて Glut-1 陽性となる．

比較的まれな先天性の血管腫である rapidly involuting congenital hemangiomas（RICH）は，出生時にはすでに増大しきっており，その後 1 年以内に急速に退縮する．一方，non-involuting congenital hemangiomas（NICH）は同じく出生時にすでに十分腫瘍が増大しているが，児の成長に伴う程度の増大を示しつつも消褪しないという点で，乳児血管腫とは経過が異なる．これら先天性血管腫でも，生検した場合は GLUT-1 陰性となる．

Tufted angioma と Kaposi 肉腫様血管内皮腫は，両者とも出生時より病変が存在することが多く，痛みや多汗を伴うことがあり，やはり Glut-1 陰性である．両者は臨床的にも病理組織学的にも類似することがあり，オーバーラップした疾患概念であるとの考え方が強くなっている．従来，巨大な乳児血管腫が Kasabach-Merritt phenomenon（KMP）をきたすと考えられてきたが，最近は，KMP をきたすのは tufted angioma および Kaposi 肉腫様血管内皮腫であると考えられている．

治　療

治療の必要性について，『血管腫・血管奇形・リンパ管奇形診療ガイドライン 2017』では機能障害や潰瘍・出血・二次感染・敗血症の危険性，また将来的にも整容的な問題を惹起する可能性のある病変では，早期に治療を検討・開始する必要がある，としている．まず機能障害として気道病変や眼瞼の病変などの場合，前述の気道閉塞や視力障害といった重要臓器の合併症を防ぐために当然，治療が必要となる．

一方，整容面に関して，従来の自然軽快傾向を示すという知見から "wait and see"，つまり治療はせず経過をみる，というのが基本という認識がかつては主流であった．しかし自然軽快とはいっても，実際は皮疹が完全に消失せず，血管拡張やたるみなど，上述のような何らかの皮膚病変が残ってしまうことも多い．とくに増殖期に腫瘤が大きくなり皮膚が引き伸ばされてしまうと最終的にたるみが残り，広範囲の場合は切除もむずかし

い．また，口唇縁や鼻，耳介，乳頭などに生じた場合も醜形を残しやすい．このような整容面の問題が存在する，あるいは将来予想される場合には早期の治療を家族などと相談しながら検討することになる．

このような状況の中，近年，乳児血管腫にきわめて有効である薬剤（プロプラノロール内服）が登場したことにより，治療方針にパラダイムシフトが起きている[7]．

以下に代表的な治療法を列挙する（詳しくは総論を参照のこと）．

1 プロプラノロール内服

有効性についてメタアナリシスやRCTを含めた数多くの報告で実証され，安全性に関しても多くの研究で重篤な有害事象の頻度は少なかったため，瞬く間に欧米を中心とした世界各国で使用されるようになった．海外では治療を要する乳児血管腫の第一選択薬となっており，わが国でも2016年に販売開始となりガイドラインで推奨の強さ1（強い）：行うことを強く推奨する，エビデンスA（強い）の評価となっている．即効性に優れており，増殖期の早い段階で投与した場合，投与後数日で病変の皮膚の張った感じが緩和され，縮小に転じたことが確認される場合が多い．

複数のメタアナリシスで，ステロイド治療に比較しても有効性と安全性に優れていることが示されており，無治療だった場合やステロイド内服を行った場合に比較して，プロプラノロール内服を行った場合は最終的に修正手術が必要となる患者の割合が激減することも報告されている．また，わが国で広く行われている色素レーザー照射，ドライアイス治療と比較しても十分に有効性が優れていることが指摘されている[8]．気道や肝臓に生じた病変にも同様に有効である．

プロプラノロール内服の詳細や副作用の発現を防ぐための注意点などは別項に譲るが，低血糖を防ぐために，哺乳確認後に内服させる，哺乳間隔を空けない，胃腸炎などで哺乳量が少ない場合はプロプラノロールを中止する，といった点が非常に重要である．内服期間についてはまだ議論の余地があり，以前の論文では3～6ヵ月程度の内服で終了とするプロトコールを使用している報告が多かったが，中止後のreboundへの懸念があり，実際の臨床では縮小が続いている間は継続させることも多く，最近では1歳頃までか，腫瘍が大きく縮小しきっていない場合はもう少し長い期間

（生後1歳3ヵ月～1歳半）の内服となっていることが多い．1歳過ぎての中止では，reboundを経験することは少なく，あっても色調がやや濃くなったかどうか程度のわずかな変化であることが多い．

2 ステロイド治療

腫瘍の縮小効果を期待できる数少ない内服薬の一つであるが，副作用よりも治療効果が優先されるような重症例へ主に使用される．用量や治療期間に決まったものはなく，医師や報告により大きく異なる．内服の場合，プレドニゾロン2～3mg/kg/day（報告によっては5mg/kg/day）を増殖が止まるまで1～2ヵ月程度投与し，その後，数ヵ月かけて漸減することが多い．局所注射ではトリアムシノロンを1ヵ月に1回使用することが多く，副腎機能を抑制してしまうリスクを減らすため，1回あたり3～5mg/kg以下とするべきとされる．局所注射は即効性が期待できるのに対して全身的な副作用が少ない利点があるもの，皮膚萎縮や瘢痕形成などの副作用に対して注意が必要である．また，眼窩周囲の血管腫へ局注した後に網膜動脈閉塞を起こし視力障害をきたした症例が報告されるなどしており，最近のガイドラインやレビューでは注意喚起が行われている．

3 ビンクリスチン，インターフェロンα

ステロイド内服に抵抗性の病変に対しての使用が報告されている．

4 ダイレーザー照射

本邦では保険適用となっており，広く行われている．とくに色調に対する改善効果が期待できる．病変の消褪後に残存した血管拡張に対してもレーザー治療が有効である．

5 βブロッカー外用

保険適用ではないが，プロプラノロールやチモロールの外用治療により，一定の効果があることが報告されている．しかし，外用はプロプラノロール内服に比較すると全体的に効果がかなり弱く，また効果の方向性としても，隆起に対する効果より色調の改善に対する効果が優位となるため[9]，治療上の位置付けとしてはプロプラノロール内服よりもレーザーに近いとされる．ランダム化比較試験で，excellent responseの患者割合は，プロプラノロール内服群で60％，外用群で20％，局注群で13.3％であったと報告されている．

6 ドライアイス治療

レーザー治療では隆起した病変に対する効果が

不十分なことがあるため，隆起を抑制するためにレーザー治療と併用して行われることが多い．水疱形成やそれに伴う潰瘍および瘢痕形成には注意する必要がある．

7 外科的手術処置

増殖期に外科的手術を行うことはそれほど多くないが，皮膚のたるみ，隆起，圧迫による周囲組織の変形などが残った場合は，醜形の改善を主な目的として外科的手術が必要となる場合がある．

その他，イミキモド外用や圧迫療法の有用性が報告されている．

8 潰瘍治療

潰瘍化した症例に対するプロプラノロール内服治療については，潰瘍残存期間がコントロール群では22.4週，内服群では8.7週であったとされるなど，複数の文献で効果が報告されている．実際，内服開始後早期より改善がみられ，上皮化が急速に進むことが多い．疼痛（長時間の号泣）も多くの場合，早期に改善が認められる．また，感染が存在する場合には抗菌薬の内服なども考慮される．局所処置では疼痛への配慮から，刺激感のない外用，処置，ドレッシング材などを主に選択する．具体的には，外用抗菌薬含有軟膏を乾かないようにたっぷり使用しガーゼ保護する，ドレッシング材を使用するといったことが行われる．

醜形を残さないための治療法の選択

治療方針の決定においては，さまざまな治療法があり，またこの数年でパラダイムシフトが起きていることもあり，初学者にはわかりづらい状況となっている．筆者は治療戦略として，具体的に以下のように考えている．

- 視力障害や気道閉塞などの臓器の機能障害・合併症がすでに存在あるいは出現する可能性がある場合．
- 潰瘍化しやすい部位に発生した場合．
- 醜形が残ってしまうのが許容できない部位・面積の病変.

このような場合はプロプラノロール内服を積極的に検討する．

潰瘍化してしまうと，その後治療を開始しても最終的な瘢痕形成がほぼ不可避となる．醜形を防ぐためには不可逆的な変化が生じる前のプロプラノロール内服による早期治療が非常に重要である．しかしながら，現実的には，重症化するまで医療機関を受診しないケースに加えて，病院に受

診しても早期のプロプラノロール内服の適応にならない部位や面積だと判断されて経過を観察されているうちに潰瘍化するケースがあり，潰瘍化のリスクがあるような間擦部の病変や隆起の強い病変にはとくに注意する必要がある．

どの部位・大きさの醜形であれば許容されるとするかは，多分に主観的な判断となるため，患児の保護者と十分に話し合って決めていく必要がある．現時点では，多くの場合，露出部位，とくに顔面の場合はプロプラノロール内服を行い，被覆部位の場合は，大きさ，部位により保護者と相談している．被覆部位でもたとえば乳頭などに生じた場合は小さな病変でもプロプラノロール内服を積極的に検討する必要があり，また，女児で胸元など服装により露出する場合には比較的小さめでも投与することもあるといった具合に，一律には決められず，個々のケースで判断する必要があることに留意している．

醜形が残らないことを目標に治療する場合，隆起が強くなる前に治療を開始し，隆起させないことがたるみの予防に大変重要である．増殖は前述の通り生後1〜2ヵ月で急激に進むことが多く，腫瘍が大きくなり皮膚が引き伸ばされてしまう前に治療を開始するためには，生後，相当に早い時期から治療を開始する必要がある．従来，隆起を強く抑制することはなかなか困難で，既存の治療では治療開始後も隆起が止まらず進行してしまうことが多かった．ステロイド内服治療は数少ない選択肢であったが，副作用のため主に重症例のみが対象になっていた．一方プロプラノロール内服は隆起の抑制効果が非常に強く，早期に治療することでたるみを予防し得る可能性があると考えている．

なお，退縮期でさえもプロプラノロール投与は有効との報告も多数存在するため，（ただし，保険適用は増殖期）腫瘍がすでに大きくなってしまったことを理由にプロプラノロール内服をあきらめる必要はない．

重症例のうち，プロプラノロール投与が循環器疾患合併などのために困難な症例などではステロイド内服を検討する．ただし，ステロイドでの治療は副作用のリスクが高く，専門家による管理が望ましい．治療効果もプロプラノロールに劣るとする報告が多く，プロプラノロールであれば適応になるような病変でも，ステロイドを投与するにはメリットよりもデメリットが大きく適応にならな

いというケースも多いことを念頭に，慎重に判断する．醜形が残ることもある程度は許容されるような部位・面積の病変であるためプロプラノロール内服を行わないことになった場合は，デメリットの少ない治療法として，レーザー治療，βブロッカー外用，ドライアイス治療もしくは経過観察などを検討する．

隆起を抑制する効果はプロプラノロール内服のほうがレーザー治療よりも優れているが，生後半年以上して初めて受診した局面型の病変は，そもそも，それ以上隆起しない可能性も高い．そうした症例ではレーザー治療で病変が早期に消褪することも多い．あるいはプロプラノロール内服治療後に紅斑や毛細血管拡張のみ残存することは多いが，色素レーザー照射を追加すると多くの場合で改善する．その他，プロプラノロール内服と併用することで，プロプラノロール内服単独群に比較して内服期間が短縮された，もしくはより強い治療効果を得られたとする報告もなされている．

皮膚のたるみ，隆起，圧迫による周囲組織の変形などが残った場合は外科的治療を検討するが，retrospective study ではあるものの，プロプラノロール内服治療で前述のように最終的に外科的治療が必要となる症例の頻度が激減することが示されている．

ドライアイス治療はプロプラノロール内服と比較すると弱いものの隆起の抑制効果を有するため[8]，プロプラノロール内服を行わないことにはしたが，隆起をできる範囲で抑制したい，といった場合にはよい適応となる．

プロプラノロール内服の適応とならない部位・面積ではあるが，できる限りのことを行いたいというスタンスの場合に，プロプラノロール外用は有力な選択肢となりうる．

ビンクリスチンやインターフェロンαについては，今後はプロプラノロール内服が困難で，かつステロイド内服に抵抗性の重篤な病変のみが対象となるため，使用はきわめてまれになると考えられる．

生活指導・患者への説明のポイント

「自然消褪します」とだけ医療機関で簡単に説明を受けていたり，あるいは「消失期」という字面から「いちご状血管腫は全例で完全に消えて何もなくなる」と誤解している患者やご家族も少なくない．そのため，無治療の場合，半数以上で皮膚病変が残りうることを説明したうえで，治療方針を相談，決定していく．皮膚病変を残さないことを目標に治療する場合は早期治療が望ましいこと，治療の遅れにより不可逆的な変化が生じてしまう可能性があることを説明し，早めに専門病院を受診する必要があることを説明しておく．

今後の展望・課題

腫瘤が増大しきってしまい，不可逆的な変化を生じてしまってから医療機関を受診される患者も多い．1ヵ月健診など，わが国では早期に見つかる機会も多いため，治療の必要な症例が早期に専門病院に紹介されるような病診連携の強化が望まれる．

---

1) Finn MC, et al：J Pediatr Surg **18**：894-900, 1983
2) Jinnin M，et al：Nat Med **14**：1236-1246, 2008
3) Tollefson MM, et al：Pediatrics **130**：e314-320, 2012
4) Bauland CG, et al：Plast Recoustr Surg **127**：1643-1648, 2011
5) Baselga E, et al：JAMA Dermatol **152**：1239-1243, 2016
6) Chamlin SL, et al：J Pediatr **151**：684-689, 2007
7) Léauté-Labréze C, et al：N Engl J Med **372**：735-746, 2015
8) Kagami S, et al：Eur J Pediatr **172**：1521-1526, 2013
9) Püttgen K, et al：Pediatrics **138**：e20160355, 2016

B Congenital hemangioma（先天性血管腫）
[Rapidly involuting congenital hemangioma（RICH：急速消褪型），
Non-involuting congenital hemangioma（NICH：非消褪型），
Partially involuting congenital hemangioma（PICH：部分消褪型）]

名称・概念

先天性血管腫（congenital hemangioma：CH）は，頭頸部や四肢を中心にみられる，生下時から存在するまれな血管腫である．CH は自然消褪の有無により，従来，rapidly involuting congenital hemangioma（RICH）と，non-involuting congenital hemangioma（NICH）の 2 型に分類されてきた．RICH は生後半年から 14 ヵ月までの間に完全消褪するとされるが，NICH は患者の成長とともにしだいに増大するものの，けっして生涯消褪することがない．近年，RICH と診断された症例の一部で，完全消褪に至らず NICH のように病変が残存する，partially involuting congenital hemangioma（PICH）と呼称される疾患概念も提唱されている[1]．現在の ISSVA 分類（2014）では，CH は benign vascular tumors に属し，RICH，NICH，PICH の 3 型に分類されている．組織学的特徴として，乳児血管腫が成長期から消褪期の全期間を通して，glucose-transporter-1 protein（GLUT1）が内皮細胞で陽性を示すのに対して，CH では陰性であり，大きな鑑別点となることが知られている．

疫　学

正確な発生頻度は不明である．好発部位は頭頸部・四肢とする報告が多い．性別に有意な差はない．

原因・機序

原因は現在のところ不明である．遺伝性や家族性に関しても不明である．

臨床所見，身体所見

生下時には，すでに血管腫は完成されている．通常単発の局面もしくは腫瘤で（図 1a），大きさは数〜10 cm 超までさまざまである．RICH はいくつかの臨床亜型が報告されている[2]．すなわち，1) 辺縁に拡張した静脈を伴う紫紅色皮下腫瘤，2) 粗雑で明瞭な毛細血管拡張を伴う蒼白した

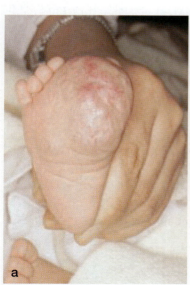
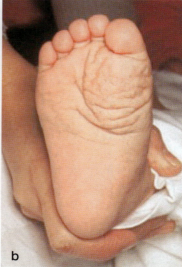
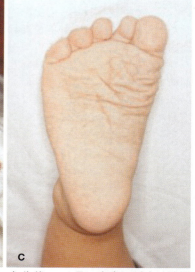

a) 生下時の右母趾球部を中心とした紅色皮下腫瘤．
b) 生後 2 ヵ月．消褪中である．
c) 生後 12 ヵ月．完全に腫瘤は消褪し，皮膚がたるんで皺を形成．

図 1　RICH の症例

［赤坂虎の門クリニック 大原國章先生ご提供］

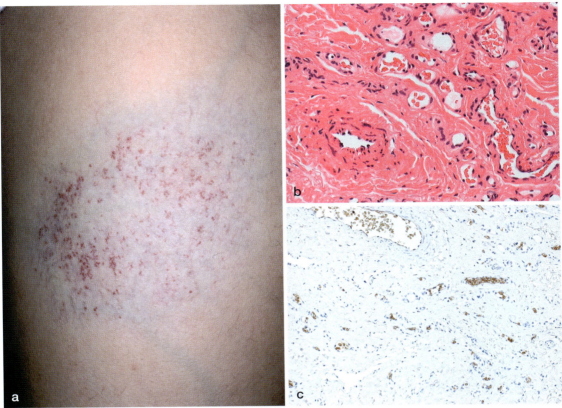

図2　NICHの症例
a) 11歳女児の大腿の平坦な病変．被覆皮膚は蒼白で毛細血管拡張を伴う．太い静脈も近傍に透見される．
b) 組織像．小動静脈の増生．周囲は線維化がみられる．
c) GLUT1染色像．内皮細胞や血管腔いずれも陰性（染色されているのは赤血球）．

［赤坂虎の門クリニック　大原國章先生ご提供］

皮膚が被覆する，もしくは辺縁に蒼白のハローを伴う皮下腫瘤，3)ピンク色から紫紅色までの深在性皮下腫瘤，である．自然消褪期には中心部の潰瘍化や亀裂がみられ，痂疲や鱗屑が付着する．また，消褪後に斑状皮膚萎縮が残存することがある．この消褪は生後数日から数週間で始まり，多くは6～14ヵ月で完結する（図1b，c）．しかし，まれに出生前に母体内で消褪が始まり，出生時には血管腫本体は消褪し，毛細血管拡張や脱色素斑などを伴う萎縮性局面を認めるのみのこともある．

NICHは，おおむねRICHと類似しているが，RICHに比べ隆起性変化が乏しく，平坦もしくは萎縮性の蒼白な表面を呈する．また，わずかに硬結を触れるpatch type（図2a）と皮下の腫脹を優位とするnodular/plaque type（図3a）の二つの亜型も報告されている[3]．NICHは患児の成長とともに多少の増大はするものの，けっして消褪しない．約半数に疼痛を伴う．

2013年，Nasseriら[1]はRICHと診断された症例のうち，完全消褪に至らず部分的にNICHのように病変が残存した8例を検討し，新しい臨床亜型としてpartially involuting congenital hemangioma（PICH）を提唱している．彼らによると8例中4例は生後12ヵ月後に，残りの4例は14ヵ月から30ヵ月の間に消褪が止まったという．停止後の臨床像は紫紅色で，毛細血管拡張や透見される静脈を伴い，辺縁皮膚は蒼白に縁取られていたという．

合併症としては生後すぐに軽症の血小板減少がみられることがあるが，数週で正常に帰す．

また，まれにうっ血性心不全を合併する重症例も報告されている．Weitzら[4]は自験例を含めた

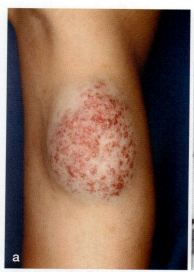 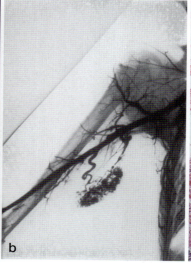 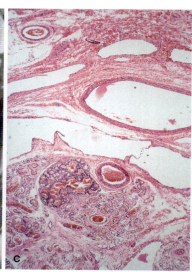

図3　NICHの症例
a）6歳男児の上腕の軽度隆起する皮下腫瘤．表面辺縁皮膚は蒼白で毛細血管拡張像が目立つ．
b）血管造影：腫瘤本体はびまん性，大型の流入・流出血管が蛇行して造影されている．
c）組織像：線維性被膜に囲まれた小型の増生血管による小葉構造と，その周囲の大型で拡張した血管．

［赤坂虎の門クリニック　大原國章先生ご提供］

うっ血性心不全を合併したCH17例を文献的に考察している．それによると性差はなく，発生部位は頭頸部が優位だった．ほとんどの症例は出生前から生後初日までに発症していた．それらの症例の多くは軽〜中等度の血小板減少や凝固異常を併発していたが，一過性でKasabach-Merritt現象とは異なると述べている．予後に関しては17例中5例（約30％）が死亡しており，そのうち4例が生後1ヵ月以内に死亡している．早期かつ積極的な管理・治療を要することを教唆する結果といえる．

検　査

超音波検査では，RICH・NICHともに皮下組織を中心に腫瘤病変を認め，不規則で強い血流シグナルを伴う．石灰化がみられることもある．

MRIではRICH・NICHともにT2強調像でびまん性もしくは巣状に造影され，強い高信号を呈する病変として描出される．また，flow voids（血流による信号欠損）や，fat stranding（脂肪組織に水濃度が混ざり，索状や霜降り状に描出される状態）がみられる．

血管造影では，不均一な濃染像，大型でいびつな流入・流出血管（図3b），多彩なサイズの多数の動脈瘤，A-V shuntsや静脈内塞栓が認められ

る．また，動静脈奇形でみられる初期の静脈相がないのも特徴とされる．

病理組織学的にRICH・NICHともに共通所見が多いが，多少の相違点もあり鑑別可能である．RICHは真皮から皮下組織にかけて，毛細血管や著明な流入血管を含む境界明瞭な大小さまざまな小葉構造がみられる．退縮期の病変中心部では小葉構造は減少して消失する．初期では血管壁は薄い基底膜と腫大した内皮細胞からなるが，しだいに基底膜は肥厚し小葉構造は線維性組織に取り囲まれていく．異栄養性石灰化，塞栓，ヘモジデリン沈着や髄外造血がみられることもある．一方，NICHはRICHに比べ，小葉構造が大きい傾向にあり（図2b），それらに伴う流入血管もより大型で血管壁が厚い傾向がある（図3c）．免疫組織化学的検査では，RICH・NICH両者の血管内皮細胞は乳児血管腫と異なり，GLUT1は陰性である（図2c）．

血液検査では生後すぐに比較的軽症の血小板減少がみられ，それに伴いfibrinogenの低下，D-ダイマーの上昇がみられることがあるが，多くの症例で一過性である．

鑑別のポイント

乳児期に存在する血管腫という点でIHとの鑑

別が必要になる．しかしながら，1）生下時での完成された病変の有無，2）消褪の仕方（RICHは急激でNICHは変化がなく，IHは緩やかに消褪する），の2点で鑑別は可能である．万が一，困難な場合には，免疫組織学的検索におけるGLUT1の染色態度の違いはIHとの鑑別にとくに有用である．

治療法

RICHの第一の治療方針は経過観察である．しかしながら，退縮までの期間中に潰瘍形成，不安定な血行動態，血小板減少や出血が出現して経過観察する時間的猶予がない場合は，外科的切除，血管塞栓，血小板輸血や内服ステロイド療法などを考慮するが，明確な使用基準は定められていない．NICHにおける外科的切除の適応は出血のコントロールを目的とした場合と，整容的な問題点を解決するための場合になると思われる．パルス色素レーザーは表在性の毛細血管拡張に用いられるが限定的である．また，弾性ストッキングなどを用いた圧迫療法は効果が低いとされている．PICHでは残存病変に対してNICHと同様に外科的切除が考慮される．また前述したように，CHにはうっ血性心不全を伴う重症例がまれに存在する．これら重症例に対する治療法として，ステロイド全身投与をはじめとする薬物療法が試みられているが，その有効性はいまだ不明である．一方，乳児血管腫の標準的な治療薬となっているプロプラノロールが有用である可能性が指摘されている[4]が，エビデンスは乏しくいまだ推論の域を出ない．また，外科的切除は選択肢の一つになりうるが，適切な実施時期に関しては術前塞栓術併用の可否も含め，いまだ明確にはされていない．したがって，その決定に関しては複数科の連携によって慎重になされるべきであろう．

経過・予後

多くの症例で予後は良好であるが，まれに心不全を合併する重症例が存在し，その際の死亡率は約30％と報告されている．

説明のポイント

生下時より病変が存在するため，両親の不安・動揺は非常に大きいものと想定される．それらを煽るような不用意な説明は慎むべきである．まずは良性の疾患であることを十分に理解させることが重要である．そのうえで，消褪するものと病変が残存するものの2型があること，残存の程度や途中経過の潰瘍・出血などの付随する症状の程度によっては切除をはじめとする治療が必要なこともあるので，定期的な診察を長期にわたって続けていくことが肝要であることを丁寧に説明する．

今後の展望，課題

組織学的に類似する所見が多く，GLUT1陰性という特徴的所見を共有するにもかかわらず，臨床経過がまったく異なるRICHとNICHの病態の違いや，両者を結びつけるかもしれない新しい疾患概念であるPICHとの関連性の解明が今後期待される．

---

1) Nasseri E, et al：J Am Acad Dermatol **70**：75-79, 2014
2) Liang MG, et al：Semin Pediatr Surg **23**：162-167, 2014
3) Lee PW, et al：J Am Acad Dermatol **70**：899-903, 2014
4) Weitz NA, et al：Pediatr Dermatol **30**：e180-e190, 2013

Tufted angioma（房状細胞腫）

名称・概念

Tufted angioma（房状細胞腫）は，1976年にWilson Jones[1]が報告した，未熟な内皮細胞が増殖するまれな良性の血管腫である．また，angioblastome of Nakagawa［血管芽細胞腫（中川）][2]以外にも，acquired tufted angioma，tufted hemangioma，hypertrophic hemangioma，progressive capillary hemangioma など，いくつかの同義語がある．

臨床的には圧痛を伴うことが多く，しばしば多汗，多毛を認める血管腫で，組織学的に真皮全層からしばしば皮下組織にかけて，毛細血管の房状増殖した腫瘍細胞巣がcannonball と形容されるように，すなわち砲弾が散らばるがごとく島嶼状にみられ，胞巣内では紡錘形〜円形の小型の内皮細胞からなる毛細血管が密に増殖する．また，乳幼児の tufted angioma は，合併症を伴わないもの，血小板減少はみられないが遷延する凝固障害（chronic coagulopathy）をきたすもの，Kasabach-Merritt 現象を生じるものの三つに分類することもできる[3]．

乳児血管腫（皮下型），Kaposi 様血管内皮腫との鑑別が臨床上の問題となるが，それぞれ糖代謝関連マーカーの GLUT-1（glucose transporter-1），リンパ管内皮細胞マーカーの D2-40 の免疫組織染色で鑑別可能とされる．なお，本症と Kaposi 様血管内皮腫とは別疾患ではなく，両疾患は一部オーバーラップしていると捉える考え方もある．

疫学

性差はない．発症年齢は1歳未満が全体の約70%を占める．60歳以上の発症も約5%に認め，最高齢は84歳とされる[4]．孤立性に，時には多発性に生じ，また好発部位は体幹，四肢であり，いずれも約40%を占める[5]．

原因・機序

家族内発症の報告[6]もあるが，一般的には遺伝性は認められず，その原因は不明である[4]．約10%に自然消褪がみられるが，多くの症例で病変は不変あるいは緩徐に増大する．また，早期（5ヵ月くらいまで，遅くとも2歳くらいまで）の発生例で比較的大型のものは，時に Kasabach-Merritt 現象の原因になるため，注意が必要である[3]．

臨床所見，身体所見

Tufted angioma は，上下肢および腋窩（から周囲に広がるもの）や頸部，肩などの体幹に生じることが多く，粟粒大からそら豆大の，淡紅色から赤褐色の斑，丘疹，小結節から始まり，その後は集簇して浸潤の強い局面を形成する．その後，時間の経過とともに消褪しなければ，表面が褐色調になりつつ拡大した後にその増大は停止するが，下床に板状硬結を残すことが多い．また，しばしば局所の圧痛とともに多汗（時に汗が滴るほどである），熱感，多毛などを認めるのも，その特徴とされる[3]（図1〜4）．

乳幼児の tufted angioma のうち，血小板減少はみられないが遷延する凝固障害をきたすものや，Kasabach-Merritt 現象を生じるものでは，急速に増大するとともに濃赤褐色調と暗紫色調が混ざり合った色調を呈し，さらには血管腫内の出血のために板状硬の皮下結節〜緊満性の大きな腫瘤を形成する．また，患児は一般に元気なくぐずったりすることが多い[3]．

検査

① 病理組織検査

表皮に著変なく，真皮から皮下組織にかけて比較的境界明瞭で，被膜をもたない腫瘍細胞巣がcannonball と形容されるように，すなわち砲弾が散らばるがごとく島嶼状にみられ，病巣の中心部ではそれらが融合している[3,4]．腫瘍細胞は紡錘形〜類円形の核をもち，それらが未熟な裂隙，さらには大小多数の管腔を形成し，その一部に赤血球を認める（図5，6）．核異型や分裂像はみられない．免疫組織染色では，腫瘍細胞は血管内皮細胞マーカーの CD31，CD34 が陽性，リンパ管内皮細胞マーカーの Prox1 が陽性，D2-40 が陰性となるなど，血管内皮とリンパ管内皮の両方の性質を有している．また，腫瘍抑制遺伝子の一種である WT1（Wilms tumor 1）gene は陽性，糖代謝関連マーカーの一種である GLUT-1 は陰性である[3]．

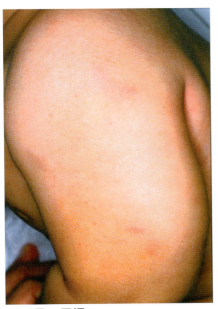

図1 3ヵ月,男児
初診の1週間前に母親が左上腕外側の皮疹に気付き来院.同部に径5mm大までの皮表は正常皮膚色から紫紅色を呈する皮下硬結を計4個,触知する.患部の圧痛,多汗は認めず.
[立花隆夫ほか：血管芽細胞腫(中川)-その早期臨床像および経過.第87回日本皮膚科学会総会,1988において発表]

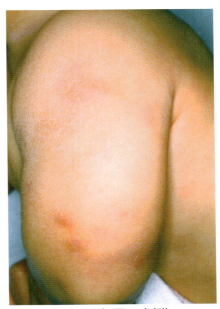

図2 6ヵ月時(図1と同一症例)
皮下硬結の数が増え全体として環状を呈する.

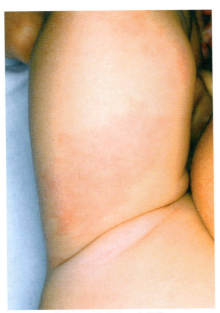

図3 6ヵ月時(図1と同一症例)
上腕内側にも拡大する.

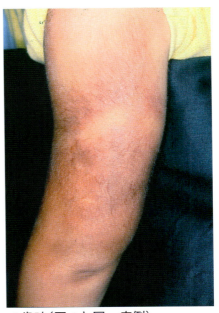

図4 3歳時(図1と同一症例)
6ヵ月時に比し範囲の拡大はないが,皮下浸潤は増加,残存して浸潤の強い局面となる.また,同部に多毛をみるが,圧痛,多汗は認めず.

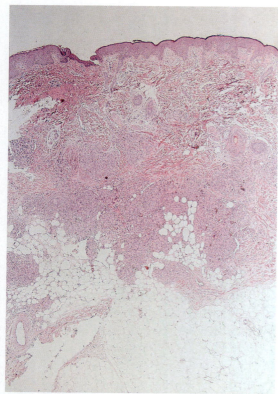

図5 組織所見(HE 弱拡大，図1と同一症例)
表皮に著変なく，真皮から皮下組織にかけて比較的境界明瞭で，被膜をもたない腫瘍細胞巣は砲弾が散らばるがごとく島嶼状にみられる．

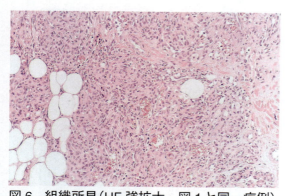

図6 組織所見(HE 強拡大，図1と同一症例)
腫瘍細胞は紡錘形〜類円形の核をもち，それらが未熟な裂隙，さらには大小多数の管腔を形成し，その一部に赤血球を認める．

2 血液検査

Tufted angioma の診断に有用な血液検査はないが，腫瘍が急速に増大したり，あるいは濃赤褐色調と暗紫色調が混ざり合った色調を呈したときは，Kasabach-Merritt 現象の合併に注意して，血小板減少，D-ダイマー上昇，PT・APTT 延長，あるいは低フィブリノーゲン血症などの有無について定期的に調べる必要がある．

3 画像検査

エコー，CT，MRI などの検査は，血管系病変であることの診断や，腫瘍の大きさ，局在，周囲組織への浸潤などの評価に有用であるが，乳児血管腫(皮下型)や Kaposi 様血管内皮腫などとの鑑別には役立たない．

鑑別のポイント

1 乳児血管腫

乳児血管腫の多くは出生時に目立たず，生後しばらくして明らかになるなど，tufted angioma と同様である．また，病初期において，とくに皮下型では臨床像からの鑑別は困難であるが，腫瘍細胞の GLUT-1 が陽性(感度97％，特異度100％)になることが鑑別点となる．

2 Kaposi 様血管内皮腫

乳児血管腫と同様に臨床像からの鑑別は困難であるが，病理組織像では tufted angioma に特徴的な cannonball と形容される，すなわち砲弾が散らばるがごとく島嶼状にみられる腫瘍細胞巣は認められない．また，tufted angioma では腫瘍細胞の D2-40 は陰性(感度97％，特異度100％)であるが，本症では胞巣辺縁部の腫瘍細胞が陽性となる．

治療法

放射線療法，切除，持続圧迫療法なども行われるが，圧痛などで体動制限が生じるか，あるいは顔面発生例などで整容的な問題がなければ，乳幼児例では無治療での経過観察が一般的である．また，自覚症状の強い成人例では放射線療法が選択されることが多い．一方，乳幼児の tufted angioma のうち，血小板減少はみられないが遷延する凝固障害をきたすものには消費性凝固障害に対する維持療法，そして Kasabach-Merritt 現象を生じたものには DIC に対する治療，臓器不全の管理を行いつつ，ステロイド投与(プレドニゾロン 2〜3 mg/kg/day)，放射線療法(1〜2 Gy/回,

総線量 3〜9 Gy）や動脈塞栓術なども併用される．

経過・予後

乳幼児発症の小型の tufted angioma の約 10% には自然退縮がみられる．また，そのうちの 90% は生後 6 ヵ月以内の発症であり，そのすべてが 2 年以内に消褪傾向を示している[4]．一方，大型で Kasabach-Merritt 現象を生じるものや，血小板減少はみられないが遷延する凝固障害をきたすものでは，病変が残存し，さらには Kasabach-Merritt 現象が再燃することもありうるので，注意を要する[3]．なお，本症が悪性化した，あるいは本症から悪性腫瘍を生じたとの報告はないが，自然消褪後あるいは治療後の症例の約 10% に再発がみられるので，注意を要する．

説明のポイント

患児が乳幼児ではあるが，正しい診断には皮膚生検が必要であることを親に十分説明して同意を得る．また，診断確定後に，病巣が小さい場合は良性の血管腫であるため，経過観察が基本であることを説明する．一方，病巣が大きい場合は，それ自体は悪性ではないが，経過中に生死にかかわりうる合併症を生じることがあるので，画像検査と定期的な血液検査を行うことの必要性，さらにはそれに対する治療法についても前もって説明しておく．なお，成人例（図 7）に対しては，自覚症状の緩和には放射線療法などが有用なことを説明する．

今後の展望，課題

Tufted angioma の治療の中心はステロイド投与と放射線療法であるが，起こりうる副作用を考慮すると，乳幼児に使いづらいことは否めない．そのような現状を打開するためにも，EBM に基づいた治療アルゴリズムの早急な確立が望まれる．また，近年，たとえば乳児血管腫に対するプロプラノロールの知見集積のごとく，tufted angioma に対する副作用の少ない新薬あるいは新治療法に関する新たな知見の集積が待たれる．

---

1) Jones EW：Clin Exp Dermatol **1**：287-312, 1976
2) 中川　清：日皮会誌 **59**：92-94, 1949
3) 今日の臨床サポート：https://clinicalsup.jp/jpoc/searchDetails.aspx?SearchTerm=（2017 年 7 月アクセス）
4) 半田芳浩：血管芽細胞腫（中川）．最新皮膚科学大系第 13 巻，玉置邦彦（総編），中川書店，東京，p178-179，2009
5) 田村敦志：血管芽細胞腫（中川）．最新皮膚科学大系 特別巻 1，玉置邦彦（総編），中川書店，東京，p55-56，2004
6) 木村俊次：血管芽細胞腫（中川）．最新皮膚科学大系 特別巻 1，玉置邦彦（総編），中川書店，東京，p176-177，2004

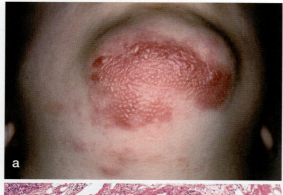
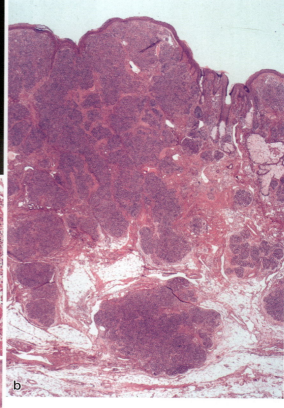
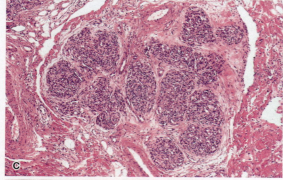
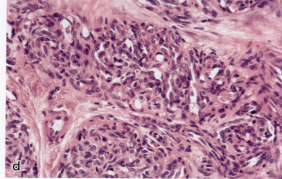

図7　25歳，女性

a) 表面が顆粒状を呈する硬結を認める．
b) 下顎から前頸部にかけて大小の結節性の cannon ball 分布．腫瘍魂が密に増殖．
c) 小結節が集簇して一つの塊をなす．
d) 幼若な内皮細胞の増生がみられる．

［赤坂虎の門クリニック　大原國章先生ご提供］

その他の血管腫

Spindle-cell hemangioma（紡錘型細胞血管腫）

名称・概念

1986年にWeissとEnzinger[1]が、海綿状血管腫やKaposi肉腫に類似した像を伴う血管腫をspindle cell hemangioendotheliomaの名称で初めて報告した。局所再発が多くみられ、当初はlow-grade malignancyと考えられていたが、1996年、PerkinsとWeiss[2]が臨床的に良性の経過をとることを報告してspindle-cell hemangiomaと改称し、現在は良性疾患と考えられている。

疫学

小児期から20〜40歳代の若年者に多く発症する。比較的まれな疾患で、性差はない。約10%にMaffucci症候群、Klippel-Trenaunay-Weber症候群、Ollier病、静脈瘤やMilroy病などの先天性リンパ浮腫を随伴する。

原因・機序

当初は発症機序として、血栓と再疎通を繰り返した結果として生じた反応性病変、血流の異常や血管壁の異常[3,4]、外傷の関与の可能性などが示唆されていた。近年では、本症にIDH1、2のexon4に遺伝子変異を認めることから、同遺伝子異常を伴うMaffucci症候群、Ollier病との強い因果関係が示唆されている[5]。

臨床症状

四肢末端の真皮〜皮下組織に好発する（図1）。単発、あるいは局所で集簇性に多発する。常色〜青色調を呈し、大きさは長径数mm〜数cm大で、通常は2cm以下である。腫瘍の増大は緩徐で、徐々に疼痛をきたす。切除後の再発例は多いが良性の経過をとり、遠隔転移はみられない。

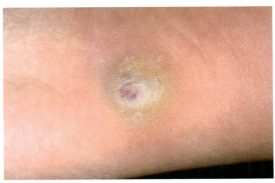

図1　19歳女性
足底に角化を伴う暗赤色の結節を認める。
［赤坂虎の門クリニック大原國章先生で提供］

検査

1 病理組織学的所見

真皮〜皮下組織に結節性の病変を形成する（図2a）。主に薄い血管内皮細胞で覆われた海綿状の血管腔が増殖する部位（図2b、c）と、紡錘形細胞を主体に充実性の増殖を示す部位（図2d、e）からなるが、それぞれの比率は症例により大きく異なる。核異型や核分裂像は目立たない。拡張した血管の内皮細胞は、時に腫大あるいは空胞化を伴って乳頭状に増殖し、血栓や静脈結石がみられることもある。

免疫染色では海綿状血管の内皮細胞がCD31陽性。このほかにCD34、Factor Ⅷ、D2-40陽性の報告がある。紡錘形細胞はαSMA陽性、vimentin陽性の報告がある。血管由来の疾患と考えられているが、近年の報告ではリンパ管奇形である可能性も示唆されている[6]。

2 画像検査

MRI：T1強調像で低信号、T2強調像で高信号を呈する。血管造影も有用。

治療法

外科的切除を行う。術後の再発が多い。半数以上が多発例であり、切除部の近傍に新たな病変が生じることが多く、注意が必要である。術後放射線療法、低容量IFNα2b、局所あるいは動脈内rIL-2の投与が、難治例や多発例の治療や再発予防に有用であった、という報告がある。

---

1) Weiss SW, et al：Am J Surg Pathol **10**：521-530, 1986
2) Perkins P, et al：Am J Surg Pathol **20**：1196-1204, 1996
3) Imayama S, et al：Am J Clin Pathol **97**：279-287, 1992
4) 桐原義信ほか：西日皮膚 **56**：467-470, 1994

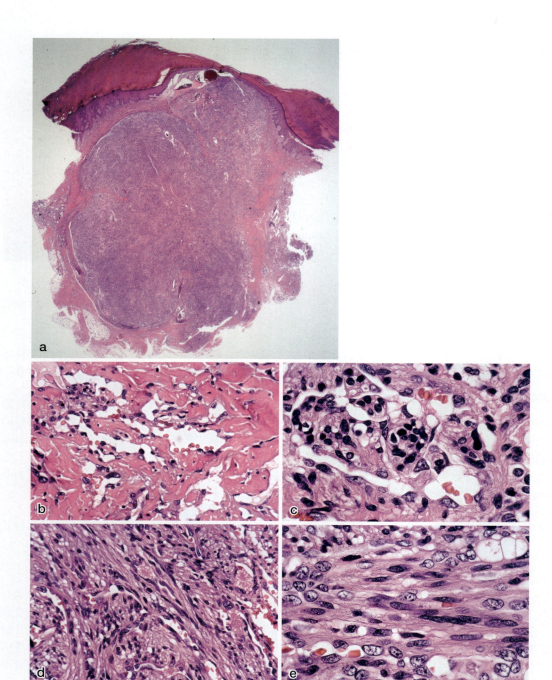

図2 病理組織所見(HE 染色)
a) ルーペ像:表皮直下〜真皮深層にかけて結節性病変を形成している.
b, c) 強拡大:1層の薄い内皮細胞に覆われた不規則な血管腔が増殖している.
d, e) 強拡大:紡錘形細胞が充実性増殖を示している.核分裂像,核異型はない.
［赤坂虎の門クリニック 大原國章先生ご提供］

5) Kurek KC, et al:Am J Pathol **182**:1494-1500, 2013

6) Wang L, et al:J Cutan Pathol **41**:447-450, 2014

その他の血管腫

Epithelioid hemangioma（Angiolymphoid hyperplasia with eosinophilia）（類上皮型血管腫）

名称・概念

　主に頭頸部に好発する紅色丘疹，結節，皮下腫瘤を呈する比較的まれな疾患である．類上皮細胞様の，豊富で明るい胞体を有する背の高い内皮細胞からなる血管増生を特徴とする．Angiolymphoid hyperplasia with eosinophilia として最初に報告され[1]，その後は種々の病名で報告されてきたが，Enzinger と Weiss が epithelioid hemangioma の名称を提唱し[2]，現在ではこれらがほぼ同義に用いられている．
　ISSVA 分類では benign vascular tumors に位置付けられている．頭頸部を中心とした皮膚科領域に好発するが，各種臓器や軟部組織からの発症も報告されている．ただし，これらすべてが同一疾患ではなく，epithelioid hemangioma の疾患概念には類似した複数の疾患を含んでいる可能性も指摘されている．

疫　学

　20〜40歳代の成人に好発し，女性にやや多い．頭頸部に好発し，その中でもとくに耳周囲に多くみられる．約半数が多発例とされる．

原因・機序・分子生物学

　発症機序に関してはいまだ不明とされており，反応性病変か腫瘍性病変かの結論も出ていない．反応性とされる機序としては，血管の代謝障害や血管系の解剖学的異常が基礎となる説がある．約10％の症例が外傷を契機に発症するほか，動静脈シャントや血栓などの血管性変化の合併例も多く，それにより虚血性変化をきたし，二次的に血管内皮細胞の増殖を招くものと推測されている．一方で，複数部位での発症例や切除後の再発，まれながら所属リンパ節に病変を伴うこともあることなどから，腫瘍性とする意見もある．また，各種臓器や軟部組織発症例の中には fos 遺伝子変異を認める症例があり，この変異が頭頸部発症例では低頻度であることから，epithelioid hemangioma が単一の疾患概念ではなく，類似した異なる複数の疾患を含んでいる可能性もある[3]．

臨床症状，身体所見（図1）

　径数 cm までの，鮮紅色から暗紅色の結節性病変が単発ないし多発する．大部分は頭頸部，とくに耳介周囲に好発するが，体幹・四肢や陰茎などの皮膚ないし皮下や，口腔粘膜や舌，眼窩内，肝，脾，結腸，骨，血管，唾液腺，血管などの各種臓器や軟部組織からの発症も報告されている．自覚的にはかゆみ，痛み，拍動を訴えることがある．

検　査

1 病理組織学的検査（図2）

　真皮から皮下にかけて，血管内皮細胞が類上皮細胞様に腫大して内腔に突出する異常血管が増生する．さらに，血管周囲へ種々の程度（一般的に

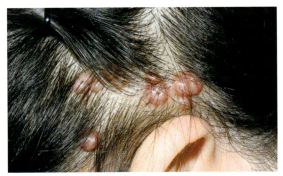

図1　42歳女性に生じた epithelioid hemangioma
右側頭部耳介周囲に暗紅色結節が多発している．

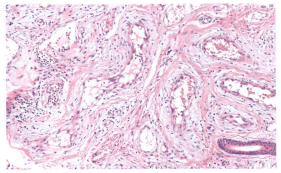

図2　病変部病理組織学的所見
豊富な胞体を有する内皮細胞により取り囲まれる．

5〜15％とされる）に好酸球を混じるリンパ球浸潤がみられるが，病変が後期になると炎症細胞が著減するとの記載もあり[4]，炎症細胞の浸潤の程度はさまざまである．

2 血液検査

末梢血に好酸球増多を認めることがあるが，頻度は高くない（約15％）．

鑑別のポイント

1 木村病

以前は木村病とepithelioid hemangiomaが同一疾患とされることもあったが，現在では別疾患とされている．血管内皮細胞が腫大して内腔に突出する像はみられない．

2 Epithelioid hemangioendothelioma

肺や肝臓に多い，血管内皮由来の悪性腫瘍である．血管中心性の増殖を示し，腫瘍細胞は多形性を示し，円形ないしやや紡錘形の類上皮細胞からなる．WWTR-CAMTA1融合遺伝子やYAP1-TFE3融合遺伝子の発現が同定されており，鑑別に有用とされる[5]．

3 Epithelioid angiosarcoma

脈管内皮細胞由来の悪性腫瘍であるangiosarcomaの亜型である．不規則な脈管が膠原線維束間に増加し，増殖している細胞は核異形性や分裂像がみられる大型の類上皮細胞である．病変周囲の炎症細胞浸潤に好酸球がみられることはまれである．

治療法

外科的切除，ステロイド内服・局注，レーザー照射，放射線療法，凍結療法などの報告がある．近年，イミキモド外用，インターフェロンα-2a局所注射などの良好な結果も報告されている．

経過・予後

まれに自然消褪傾向を示す症例もあるものの，無治療では基本的に長期にわたって持続するため，何らかの治療を必要とする．外科的切除に関しては，完全切除後の再発は多くないとされるが，切除が不完全だと再発率は1/3に及ぶとされる．

生活指導・患者への説明のポイント

各種治療後も再発・再燃の可能性があるため，長期にわたって経過観察が必要であることや，局所治療を選択する場合には治療効果に差があること，治療内容によっては効果が出ても，皮膚萎縮や瘢痕を残す可能性があることを説明する必要がある．

1) Wells GC, et al：Br J Dermatol 81：1-14, 1969
2) Enzinger FM, et al：Enzinger and Weiss's Soft Tissue Tumors, 6th Ed., SAUNDERS, Philadelphia, p649-654, 2014
3) Huang SC, et al：Am J Surg Pathol 39：1313-1321, 2015
4) Elder DE, et al (eds.)：Lever's Histopathology of the skin, 11th Ed., LIPPINCOTT WILLIAMS & WILKINS, Philadelphia, p1268-1271, 2015
5) Errani C, et al：Genes Chromosomes Cancer 50：644-653, 2011

Pyogenic granuloma（毛細血管拡張性肉芽腫）

名称・概念

外傷などが誘因となって続発性に生じる，反応性の毛細血管増殖を主とした血管腫である．Pyogenic granulomaのほか，telangiectatic granuloma，botryomykoseなどの名称で呼ばれる．病理組織学的には真の肉芽腫ではなく，小葉状の毛細血管の増生を主体としており，lobular capillary hemangiomaとも呼ばれている[1]．

疫　学

一般に性差はなく，全年齢層に生じるが，小児や若年成人に多い．比較的頻度の高い疾患であり，顔面，頭部，四肢に好発するが，皮膚以外に粘膜（歯肉，口腔・鼻粘膜など）にも生じる．Harrisらの325例の統計[2]では86％が皮膚原発で，12％が粘膜病変であった．ほとんど単発であることが多いが，多発例または切除後に，原発巣周囲に衛星病巣が多発した報告がある[3]．

原因・機序

1904年にHartzellらが細菌感染の関与を考え，pyogenic granulomaと呼んだことから，現在でもこの病名が使用されているが，ほとんどの症例で先行する外傷の既往があり，好発部位も外傷を受けやすい露出部であることから，真の腫瘍性病変よりは，外傷が引き金となって，同部位に毛細血管の反応性増殖が起こったものと考えられている．また好発部位が，動静脈吻合が豊富な領域に重なることや，病変の皮下組織に拡張した動静脈吻合を認めることが多いことから，外傷などによる動静脈吻合の機能不全も要因と考えられている[4]．妊婦では口腔内（歯肉）に好発することが知られており，内分泌ホルモンの影響も指摘されている．

臨床症状・身体所見

典型例では外傷の受けやすい部位（顔面，頭部，四肢）に生じ，直径5〜20mm程度の鮮紅色から暗赤色の軟らかい半球状の結節・腫瘤で，有茎性でポリープ状を呈することもある．新しいものは表面に光沢がある．易出血性であり，表面にびらん・潰瘍を形成したり，痂皮を付着したりすることが多い（図1，2）．数週間で急激に増大することもある．まれであるが皮下の病変として静脈内に発生する特殊型もあり，intravenous pyogenic granulomaと呼ばれている[5]．

病理組織学的検査

隆起性病変の真皮内に毛細血管の小葉状増殖と浮腫状の間質がみられる．増殖している血管内皮細胞の核は腫大しているが，異型性に乏しい．早期病変では表皮は保たれるが，表皮にびらん・潰瘍を伴うと，出血像や好中球やリンパ球からなる

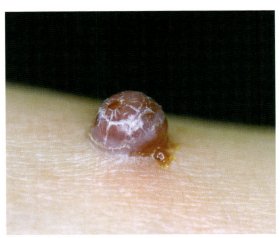

図1　身体所見

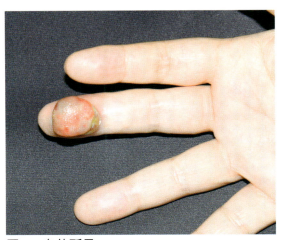

図2　身体所見

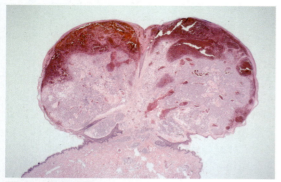

図3　病理所見
茎の部分に襟(collarette)がみられる.
［赤坂虎の門クリニック 大原國章先生ご提供］

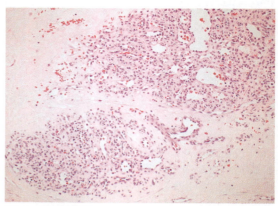

図4　病理所見

炎症細胞浸潤がみられる．病変辺縁の表皮稜は延長し，いわゆる襟(collarette)を形成する(図3, 4)．また，病変下層に拡張した流入血管(動静脈吻合)を認めることが多い．

鑑別のポイント

臨床的に重要な鑑別となるのは無色素性悪性黒色腫である．また，汗腺系腫瘍や転移性皮膚腫瘍，肉芽組織などが鑑別となりうる．その意味では年齢などを考慮したうえで，積極的な生検，切除による病理組織学的診断を行うことがよいと考えられる．また，多発病変ではKaposi肉腫および血管肉腫が鑑別となるが，とくに高齢者の頭部・顔面においては後者の鑑別が重要となる．

治療法

1 外科的切除
局所麻酔下に単純切除縫縮を行う．病理組織学的に確定診断が可能．

2 凍結療法，電気凝固，CO_2レーザー
小さな病変や手術療法が困難な部位において適応となる．

3 ステロイド外用
初期病変に対して有効なことがある．

経過・予後

妊婦においては出産後に縮小，自然消褪する場合もあるが，一般には急速な増大や易出血傾向のため，日常生活に支障をきたすことが多く，治療が行われる．良性であり治療による根治も容易であるが，不十分な治療によって病変組織や下床の流入血管(動静脈吻合)が残存した際には再発しうる．

---

1) Mills SE, et al：Am J Surg Pathol **4**：470-479, 1980
2) Harris MN, et al：J Am Acad Dermatol **42**：1012-1016, 2000
3) 田島誠也ほか：西日皮膚 **61**：613-617, 1999
4) 今山修平ほか：最新皮膚科学大系 第13巻，玉置邦彦(総編)，中山書店，東京，p132-135, 2002
5) Cooper PH, et al：Am J Surg Pathol **3**：221-228, 1979

Kaposiform hemangioendothelioma
（カポジ肉腫様血管内皮細胞腫）

名称・概念

主に四肢の皮膚・軟部組織や後腹膜などに出生時よりみられる，まれな血管腫瘍である．1991年にTsangらが乳幼児の後腹膜や腹部臓器において，Kaposi肉腫様の病理組織像を呈する血管腫8例をKaposi-like infantile hemangioendotheliomaとして報告し，その後にZukerbergらによってKaposiform hemangioendothelioma（KHE）という概念が提唱された[1]．Kaposi様幼児血管内皮腫やKaposi血管内皮腫など，いくつかの邦訳が存在する．

2013年の軟部腫瘍のWHO分類では，vascular tumoursの中でbenignとmalignantの中間（intermediate）の性質のlocally aggressiveと位置付けられている．一方，ISSVA分類（2014）でも同様にvascular tumorのlocally aggressive or borderlineにカテゴライズされ，文献上も乳児血管腫とKaposi肉腫の両方の性質をもつとの記載が目立つ．局所増殖傾向が強い一方で，周辺部やリンパ節に転移する例は散見されても，他臓器に遠隔転移することは少ないと考えられているが，時にKasabach-Merritt phenomenon（KMP）をきたして生命予後にかかわることがある．

Tufted angiomaとの鑑別が問題になり，後述のようにD2-40の染色性により鑑別できると考えられているが[2]，最近ではこの2者をオーバーラップする疾患概念と捉える考え方も存在する．

疫学

日本人患者の疫学については不明であるが，一般に男女比1.33～2:1と，やや男児に多いとされ，Croteauらの107例の統計[3]では有病率0.91/10万人と推定されており，やはり比較的まれといえる．93%が乳幼児期に発症し，うち60%は生後1ヵ月以内に発症している．出生前に超音波検査で病変を検出しえた症例も存在する．

発生部位については四肢が36%ともっとも多く，体幹部・頭頸部がそれに続く．83%が骨・筋肉，後腹膜，胸腔などの深部に出現し，そのような場合はKMPを生じやすいとの結果であった．本腫瘍におけるKMPの頻度は報告によりさまざまであるが，50～70%前後とする報告が多い．

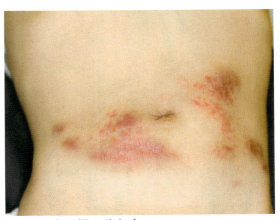

図1　2歳男児に生じたKHE
臍部周囲に暗赤紫斑と皮下結節が多発している．

KMPを合併した場合は致死率が30%ほどと予後不良である．

原因・機序

遺伝性はみられず，胎児期の外傷との関連を示唆する説も一部に存在するようであるが，原因はいまだ不明である．Kaposi肉腫と異なり，HHV8 DNAは陰性である．

臨床所見，身体所見

皮膚では浸潤を伴った暗赤色～紫斑，結節，腫瘤など，多彩な臨床像を呈する．MultifocalなKHEも経験される（図1）．自覚症状として痛みを伴うことがある．局所で増殖し，他の血管病変と同様，露出部では整容的に問題になることはもちろん，発生部位によっては関節可動域制限，消化管や気道・尿路閉塞などの臓器障害をきたすこともある．

検査

1 病理組織学的検査

紡錘形～類円形の血管内皮細胞・周皮細胞と小血管の分葉状の密な増殖がみられる（図2）．加えて，Kaposi肉腫のような裂隙・スリット状の血管腔を有し，腫瘍細胞がびまん性に増生する領域や，毛細血管奇形様の領域も混在することがある．しかし，核異型や分裂像は通常認めない．

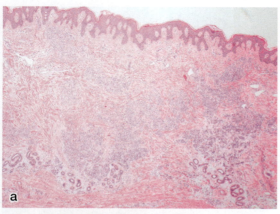
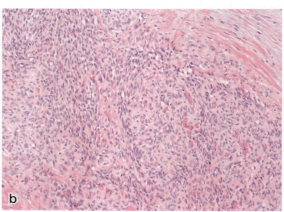

図2　病変部病理組織学的所見（HE 染色像）
a）弱拡大：真皮～皮下脂肪織における分葉状の腫瘍細胞の増殖を認める．
b）強拡大：紡錘形～類円形の腫瘍細胞の増殖を認める．血管腔も散見される．

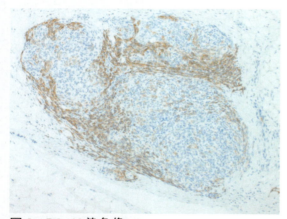

図3　D2-40染色像
結節辺縁部に陽性．

フィブリン血栓・ヘモジデリンの沈着やヒアリン滴・空胞変性も，しばしば出現する．

紡錘形細胞は血管内皮細胞のマーカーであるCD31やCD34が陽性であるが，結節辺縁部においてはリンパ管内皮マーカーであるD2-40が陽性となることが特徴的である（図3）（ガイドライン参照）．

2 血液検査

KHE の診断に有用な血液検査は知られていないが，KMP の合併に注意して血小板減少，D-ダイマー上昇，PT・APTT 延長，あるいは低フィブリノーゲン血症などの有無について，定期的に調べる必要がある．

3 画像検査

血管系病変であることの診断と，腫瘍の大きさや局在・周囲組織への浸潤などの評価，転移検索に有用である．

超音波検査：境界不明瞭かつ種々の輝度の軟部腫瘤として描出される．

MRI：境界不明瞭であり，T1強調像で筋肉と低～等信号を，T2強調像で高信号を呈する（図4）．腫瘍内に小さな流入・流出動脈を認めることもある．造影効果は不均一である．

鑑別のポイント

1 Tufted angioma

臨床像・病理組織像ともに類似するが，病理組織学的には KHE に比べて境界が明瞭で，cannonball pattern と呼ばれる塊状の分葉状構造と，結節辺縁のやや大型の裂隙様に拡張した脈管の存在が特徴的であるとされる．また，tufted angioma では，結節内の細胞は D2-40 が陰性となる一方，結節外の拡張したリンパ管のみが陽性を示すことで KHE と鑑別可能と考えられている．

2 乳児血管腫

多くは出生時には目立たず，生後しばらくして明らかとなる．また，病理組織学的に腫瘍細胞が GLUT-1 陽性となることが診断に有用である．

3 Kaposi 肉腫

アフリカ大陸以外の地域においては，小児発生はきわめてまれである．HHV8 がほぼ全例で陽性となり，また病理組織学的には核異型や分裂像が

目立つ.

4 Kaposiform lymphangiomatosis

発症年齢は6～7歳とKHEに比べてやや遅く，皮膚病変はまれで，縦隔病変が大半を占め，主に胸水貯留や喘息などの呼吸器症状や出血症状をきたす．病理組織上もKHEに似るが，境界はより不明瞭である．

治療法

KHEに対して加療を行った文献は多数みられるが，合併したKMPに対する治療効果に焦点を当てたものがほとんどで，KHEそのものに対する治療についての記述に乏しいため，確立した治療プロトコールは存在しない．同様に近年，KHEに対するビンクリスチンと副腎皮質ステロイドの有効性を比較し，ビンクリスチンの優位性を示したメタアナリシスが存在するものの，やはりKMPに対する効果か，KHEそのものに対する効果かを区別していないように思われる．『血管腫・血管奇形診療ガイドライン』においても，KHEそのものの治療に関する特異的な言及はみられない．しかし，KMPに対する薬物療法としてステロイド，インターフェロンα (2a, 2b)，シクロホスファミド，ビンクリスチンの投与，あるいは放射線照射や塞栓術を単独または併用で行った結果，KHEそのものも縮小あるいは消失したという報告はいくつか存在する．

限局した病変で周囲臓器への浸潤がない場合は全切除がもっとも確実と考えられ，外科的治療によりKMPからの回復も期待できる．出血のリスクが高い場合には塞栓療法が併用されることもある．しかし，境界不明瞭なことが多く，とくにmultifocalな病変を呈する場合などは切除マージンの設定がむずかしい．適切なマージンについてはこれまでほとんど議論されておらず，『軟部腫瘍診療ガイドライン』などを参考にしているのが現状である．自験例では切除断端から腫瘍の再発を繰り返した．皮膚においても体表からの視診・触診のみで腫瘍範囲を評価することは困難であり，術前に超音波検査で腫瘍部をマーキングしておくなどの工夫が必要であると思われる．

プロプラノロールについては，他剤との併用ではあるものの，無効であった症例も腫瘍の縮小・消失を認めた症例も存在し，今後の使用例の蓄積が待たれる．さらにシロリムスの有効性も近年おおいに注目されており，たとえばAdamsらは13例のKHEの患者にシロリムスを使用し，KMPを伴う10例と伴わない2例の計12例でPRが得られたと報告している[4]．エベロリムスにも有効例の報告が存在するが，上述のようなさまざまな治療法においては治療中止後に病変が再増大する例も散見されるため，長期予後について今後さらなる検討が必要である．

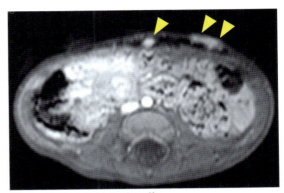

図4　造影MRI T2強調像
腹部皮下に限局した高信号の結節が多発している．

経過・予後

前述のごとく，腫瘍そのものが遠隔転移することはまれであるが，KMPの合併や局所増殖による機能障害・臓器障害は致死的となりうるため，注意が必要である．また，切除や薬物療法にて腫瘍の縮小・消失をみたとしても，再増大することもあり，長期の経過観察が必要である．

説明のポイント

発症が乳幼児期であり，生命予後にかかわる可能性があることを考慮すると，両親を中心とした家族へのインフォームド・コンセントは大変重要である．比較的まれな疾患であるために病態が解明されておらず，治療法が確立していないこと，一般的な悪性腫瘍のように転移することは少ないが，局所で増殖して正常の組織を破壊していくという意味で良性と悪性の中間の扱いを受けている腫瘍であること，腫瘍そのものよりも合併症が問題になりやすいこと，治療後も再発・再燃の可能性があるため，長期にわたって経過観察が必要であることなどを説明する必要がある．

今後の展望，課題

上述のように，KHE そのものに対する治療の
エビデンスの整理と（分子標的薬など）新規治療法
の開発が必要であるが，病態の解明にむけての試
みとして，筆者らは同一患者の腫瘍部および周囲
の正常組織をサンプルとしたエクソーム解析を行
い，APC および P53 遺伝子に germline mutation
が存在する可能性を見いだした[5]．また，腫瘍特
異的な somatic mutation についても，いくつか
の候補を同定しており，今後同様の検討の蓄積に
より，原因遺伝子の特定につながる可能性もある．

1) Zukerberg LR, et al：Am J Surg Pathol **17**：321-328, 1993
2) Lyons LL, et al：Am J Surg Pathol **28**：559-568, 2004
3) Croteau SE, et al：J Pediatr **162**：142-147, 2013
4) Adams DM, et al：Pediatrics **136**：e20153257, 2016
5) Egashira S, et al：An Bras Dermatol **91**：748-753, 2016

その他の血管内皮腫

Retiform hemangioendothelioma（網状血管内皮細胞腫）

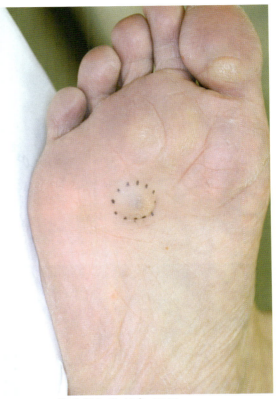

図1　54歳女性に生じたRHE
右足底皮内から皮下にかけて径10 mm大の弾性軟の腫瘤が存在する．表面皮膚がやや青色調で軽度隆起していた．

名称・概念

主に四肢・体幹に生じる，まれな血管腫瘍である．1994年にCalonjeらにより，成人の皮膚に生じる低悪性度の血管肉腫として15例が報告された[1]．精巣網構造に類似した網状管腔形成と血管内皮細胞が鋲釘様の形態を示すことが特徴であり，局所再発しやすいが，遠隔転移はまれである．

軟部腫瘍のWHO分類（2013）ではvascular tumoursの中でintermediate（rarely metastasizing）と位置付けられ，ISSVA分類（2014）でも同様にvascular tumorsのlocally aggressive or borderlineに属している．

疫　学

本邦での報告例も少ない．性差はなく，発症年齢は比較的若い（平均年齢36歳）．発症部位は下肢や上肢に多く，体幹にもみられる[1]．

原因・機序

遺伝性はなく，HHV8 DNAが検出された症例の報告[2]もあるが，いまだ不明である．

臨床所見，身体所見（図1）

局面状に，または隆起して発症し，緩徐に増大する．臓器障害の合併はない．

検　査

1 病理組織学的検査

境界は不明瞭で，真皮から脂肪織を中心に拡張した血管がびまん性に，樹枝状または網状に広がる（図2a）．血管内皮細胞が管腔内面に著明に突出し，鋲釘様を呈する（図2b）．間質や血管腔内への著明なリンパ球浸潤を伴うこともある．腫瘍細胞はUEA-1とCD34は陽性だが，CD31や第Ⅷ因子関連抗原は部分的に陽性または弱陽性となる[1]．

2 画像検査

血管系腫瘍であることや病変の範囲の確認にエコーやMRI（図3）が有用である．

鑑別のポイント

RHE以外にも，Dabska腫瘍やtargetoid hemosiderotic hemangiomaで血管内皮細胞が鋲釘様の形態を示すため，鑑別が問題となる．

1 Targetoid hemosiderotic hemangioma

小児から若年者に多く，臨床的には紅色〜紫褐色斑の周囲を出血斑が取り囲み，標的様の外観を呈する．病理組織学的には真皮浅層を中心とした表在性の病変で，網状には広がらない．

2 Dabska腫瘍

小児の頭頸部に好発する．病理組織学的には，網状には広がらず，海綿状リンパ管腫のように拡張するのが特徴である．網状を呈さない点以外はRHEと組織学的に類似しているため，小児に発症するものをDabska腫瘍，成人に発症するものをRHEと考える意見もある[3]．

97

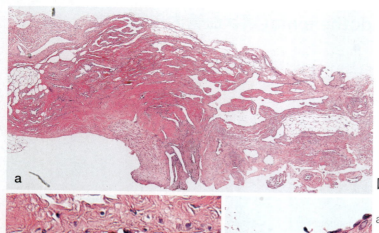

図2 病変部病理組織学的所見（HE染色像）
a) 真皮から脂肪織にかけて拡張した血管が樹枝状に広がっていた．
b) 血管内皮細胞が管腔内面に著明に突出し，鋲釘様であった．
個々の血管内皮細胞の異型性は目立たず，核分裂像もなかった．

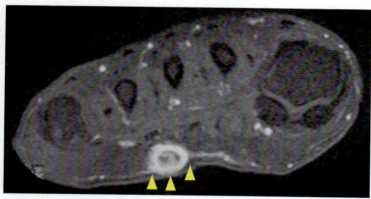

図3 MRI（造影T1強調画像）
T1強調画像では全体的に筋肉と等信号で，T2強調画像では辺縁部は高信号であったが，中央は低信号〜等信号であった．また，Gd造影T1強調画像では辺縁を中心に強い造影効果がみられた．

③ 血管肉腫

高齢者の頭頸部に発症するものか，リンパ浮腫や放射線照射関連の症例がほとんどである．

治療法

手術が第一選択になる．十分な切除マージンを取ることが望ましい．再発後に追加切除に加え，放射線照射を行った症例も報告されている[1]．

経過・予後

局所再発がしばしばあるが，遠隔転移はまれなため，悪性度は低い．

説明のポイント

生命にかかわることはまれだが，再発の可能性が高い腫瘍であるため，治療後も長期間にわたる経過観察が必要となることを説明する．

---

1) Calonje E, et al：Am J Surg Pathol **18**：115-125, 1994
2) Schommer M, et al：J Am Acad Dermatol **42**：290-292, 2000
3) Colmenero I, et al：Br J Dermatol **171**：474-484, 2014

その他の血管内皮腫

Dabska tumor（Papillary intralymphatic angioendothelioma）
（Dabska 腫瘍，乳頭状リンパ管内血管内皮細胞腫）

名称・概念

1969年，Dabska M. が小児の皮膚に生じる，血管内に乳頭腫状増殖する悪性脈管腫瘍の6例を報告した[1]．その後，同様の特徴的な組織像を呈する成人発症例も含めて Dabska tumor と称して報告されるようになった．Papillary intralymphatic angioendothelioma とは同義である．Retiform hemangioendothelioma との異同はいまだ議論されている．

疫　学

国内外において，Dabska-like tumor として報告された症例を含めても40例ほどのまれな疾患である．Schwartz と Dabska らは30年間に報告された30症例をまとめている[2]．これによると，小児17例，成人13例，男性15例，女性15例であり，発症年齢や性別に特徴はない．発症部位は頭頸部7例，体幹7例，上肢6例，下肢8例，脾臓1例，骨1例と報告している[2]．

原因・機序

出生時に認められた症例が5例，血管系腫瘍や脈管奇形の一部に発症した症例が4例あり，先天的な脈管異常は Dabska tumor の発生母地となりうると述べている[2]．

臨床所見，身体所見

淡紅色，暗赤色，褐色を呈し，緩徐に増大する皮内〜皮下腫瘤を形成する．数十 cm もの局面を形成した症例や，集簇，多発して発症した報告例もある（図1）．

検　査

1 病理組織学的検査

背の高い異型内皮細胞によって裏打ちされた脈管構造や，管腔内に乳頭状や房状，時に glomerulus-like pattern を呈する内皮細胞の腫瘍塊を認める（図2）．免疫組織学的には血管内皮細胞のマーカーである von Willebrand 因子，factor8，CD31，CD34 とリンパ管のマーカーである VEGFR-3，D2-40 が陽性を示す．

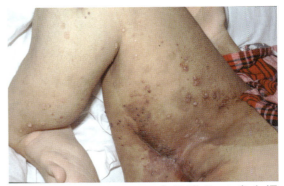

図1　Klippel-Trenaunay 症候群の13歳女児に生じた Dabska tumor

肥大した右大腿の内側には淡紅色〜暗赤色の乳頭腫状の小腫瘤が多発している．

鑑別疾患とそのポイント

1 Retiform hemangioendothelioma

どちらも比較的若年者に発症しやすく，組織学的にも類似する所見が多い．Retiform hemangioendothelioma には精巣網状の脈管増生を認める点が，Dabska tumor と異なるとされる．

治療法

報告例では外科的切除術がほとんどであるが，放射線治療を併用した症例もある[2]．

経過・予後

広範囲切除された症例では，局所再発および遠隔転移の報告例は認められないが，肺転移による死亡例の報告がある[2]．本症の診断8年後，11年後に血管肉腫に転化して死亡した症例が報告されている[3,4]．

今後の展望，課題

まれな疾患であり，症例の蓄積が待たれる．本症が先天的な血管系腫瘍や脈管奇形を発生母地とする可能性があること，また，後に血管肉腫に転化する可能性があることを念頭に置く必要がある．Retiform hemangioendothelioma との異同についても議論されており，将来的には hobnail hemangioendothelioma と一括して扱うことも提唱されている[5]．

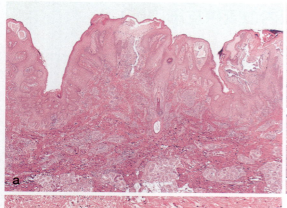
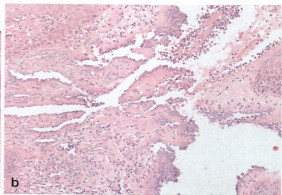
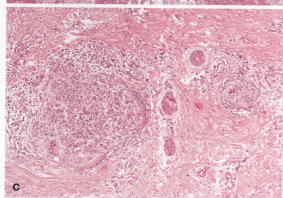

図2 病変部病理組織学的所見（HE 染色像）
a) 弱拡大像：表皮の肥厚と表皮直下には不規則な管腔構造が認められる．真皮浅層には腫瘍細胞が塊となっている．真皮深層にはリンパ管腫を認める．
b) 強拡大像（表皮直下）：管腔は核のみが突出したような内皮細胞で覆われ，管腔内には腫瘍化した乳頭状の内皮細胞が集塊をなす．腫瘍細胞の核には軽度の異型性がある．
c) 強拡大像（真皮浅層）：管腔構造内に腫瘍細胞が充満し，部分的には glomerulus-like pattern を呈する．

1) Dabska M：Cancer **24**：503-510, 1969
2) Schwartz RA, et al：Dermatology **201**：1-5, 2000
3) Antosz Z, et al：Neuroendocrinology letters **31**：454-456, 2010
4) 松本圭子ほか：日皮会誌 **126**：2103-2108, 2016
5) Goldblum JR, et al：Enzinger & Weiss's Soft Tissue Tumors, 6th ed., SAUNDERS, Philadelphia, p693-698, 2014

その他の血管内皮腫

Composite hemangioendothelioma（複合型血管内皮細胞腫）

名称・概念

Composite hemangioendothelioma（CHE）は，2000年にNaylerらが良性・中間悪性・悪性の脈管要素が混在した腫瘍の8例を報告し，提唱した疾患である[1]．その後，同様の特徴をもつ腫瘍の症例報告がなされ，2017年1月現在で約30例に上る[2]．2013年のWHO軟部腫瘍分類では，血管腫瘍のうち中間悪性度［intermediate（rarely metastasizing）］のサブタイプに分類され，ISSVA分類では血管腫瘍の局所浸潤・境界型に属する．一つの腫瘍に良性から悪性まで，さまざまな血管腫瘍に似た要素が混在することが最大の特徴である．

疫　学

比較的まれな腫瘍で，主に若年成人から中高年に好発するが，幼児から高齢者まで，すべての年齢層で発症しうる．四肢，とくに手足の真皮・皮下に好発するが，頭頸部・体幹から発生した報告も多く散見される．男女比は2：3[2]や1：2.7[3]と，女性にやや多い．

臨床症状

孤立性または複数個が多発した，紅色から暗紫色の境界不明瞭な結節である．個々の大きさは0.7〜30 cmと報告に幅があり，多くは数年かけて緩徐に増大するが，数ヵ月で顕在化することもある．示す症例の臨床写真は右後頭部に発症したCHEで，有茎性暗赤色腫瘍と，連続して皮下に隆起を認めた（図1）．

検　査

1 病理組織学的検査

皮膚生検では一部の腫瘍要素しか採取できない可能性もあるために，生検時には複数箇所を，あるいは1ヵ所を大きく採取するか，全切除組織での評価が重要である．

組織学的に，CHEは複数の血管腫瘍，あるいはそれに似た要素が混在した複合体で，以下の腫瘍のうちの少なくとも二つの要素を併せ持ち，融合している：spindle-cell hemangioma（SCH），retiform hemangioendothelioma（RHE），Kaposi-

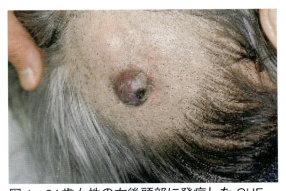

図1　64歳女性の右後頭部に発症したCHE
3×3 cm大の有茎性暗赤色腫瘍と，近傍の皮下にも3.5×3 cm大の隆起を認めた．腫瘍周囲の頭皮に紫斑は認めなかった．

form hemangioendothelioma, papillary intralymphatic angioendothelioma（Dabska tumor），epithelioid hemangioendothelioma（EHE），angiosarcoma（AS）[4]．CHEを構成する要素の頻度は，EHE，RHEが多く，次いでSCHだが，ASの混在も約半数に報告されている[3]．Venous malformation, lymphatic malformation, areteriovenous malformationの所見がみられてもよい（おのおのの病理組織所見は他項参照のこと）．

前述の症例は真皮および皮下から上方に突出したポリープ状の結節と下方に浸潤する皮下腫瘤からなり，その病理組織像は大小の血管腔を有する浮腫状の肉芽様組織のほかに，SCH（図2a）とEHE（図2b）様の組織が混在していた．異型性は乏しく，核分裂像もほとんど認めなかった．

免疫組織化学染色ではCD31，CD34，factor Ⅷ-related antigen陽性，cytokeratin AE1+3，EMA，s-100陰性．D2-40はlymphatic malformation様の要素では陽性になりうる．EHEおよびASの要素では，他の血管腫瘍の要素よりもKi-67発現率が高いという結果が少数ではあるが報告されている[3,5]．

鑑別のポイント

単一の血管腫瘍としては説明できない要素の混在こそが，鑑別のポイントである．

CHEに混在する要素を呈する血管腫瘍は前述のように多数あるため，ここではとくに鑑別に重

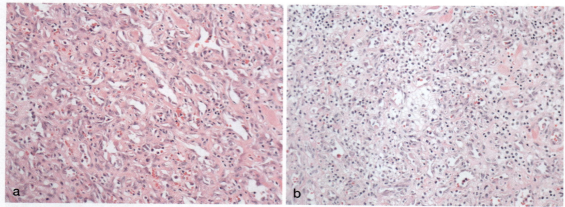

図2 HE染色 ×200
a) スリット状に紡錘型腫瘍細胞が増生している.
b) 類上皮細胞様の腫瘍細胞が胞巣状に増生し，細胞内に空胞を形成している.

要なASとEHEについて述べる.

1 AS

高齢者の頭頸部に好発し，腫瘍周囲に紫斑を伴う．臨床的には紫斑の有無が，AS以外の血管腫瘍を想起するポイントだろう．また，組織学的には類上皮細胞は少なく，5未満/10HPFで，異型性が強く，核分裂像を3個以上/10HPFを認める.

2 EHE

成人に発症し，四肢，体幹，頭頸部の順に好発する．類上皮細胞様腫瘍細胞が塊状や巣状に増殖し，細胞内管腔形成を認める．異型性，核分裂像に乏しく，時にCHEとの鑑別に苦慮する．しかし，CHEに混在することの多いRHEやSCHの組織所見が，EHEにはみられないことから鑑別する.

治療法

手術が一般的で，記載のあるもので数mmから1cm程度のマージンをとって切除されている．四肢発生例では肘下や膝下での切断を選択されている例もある．リンパ節転移例では術後に化学療法・放射線療法の追加や，手術以外にインターフェロンα-2bや電子線での治療例もあるが，報告数が少ないため，有効性は不明である.

経過・予後

局所再発は50％以上と高率で，切除後から再発までの期間は数ヵ月から10年間と，長きにわたって報告が散見される．調べうる限りCHEによる死亡例はなく，WHO分類のとおりrarely metastasizingといわれているが，リンパ節を含めた転移は5例の報告があり（2017年1月現在），厳重かつ長期間の経過観察が望ましい.

1) Nayler SJ, et al：Am J Surg Pathol **24**：352-361, 2000
2) Zhang J, et al：Int J Clin Exp Pathol **6**：1935-1941, 2013
3) Stojsic Z, et al：Ann Saudi Med **34**：182-188, 2014
4) Mahmoudizad R, et al：Am J Clin Pathol **141**：732-736, 2014
5) Leen SL, et al：Head Neck Pathol **9**：519-524, 2015

Kaposi sarcoma, Pseudo-Kaposi sarcoma（カポジ肉腫, Pseudo-Kaposi 肉腫）

Kaposi 肉腫（Kaposi's sarcoma：KS）

名称・概念
ハンガリーの Kaposi 博士が報告した, 主に中高年男性の, 四肢に多発性に生じる血管増殖性の疾患であり, ISSVA 分類では locally aggressive or borderline vascular tumors に分類される.

原因・機序
発症にはヒトヘルペスウイルス 8 型（HHV8）の感染が必須であるが, 感染者のごく一部のみが発症し, 患者の免疫状態や遺伝的感受性も関与する.

臨床型
1 古典型 KS（図 1）
地中海沿岸, ユダヤ民族, ウイグル民族など, 好発地域や民族が知られている. 日本では沖縄県と北海道で好発する.
2 医原性 KS
免疫抑制治療に伴って出現する. 古典型の好発地域に多い.
3 AIDS 関連型 KS
国内発症例の大半が本病型であり, AIDS 患者の 5.6％でみられる[1].
4 アフリカ型 KS

臨床症状
古典型では主に足底から下腿に紅斑, 紫斑, 結節を生じる. 進行は緩徐だが, 浮腫や疼痛を伴うことがある. 皮膚外病変はまれである.

AIDS 関連型では早期から全身の皮膚に多発し, 粘膜, 消化管, 肺などの全身病変を生じやすい.

検査
1 病理組織学的検査
真皮に不整形な血管と紡錘形の腫瘍細胞が増生する. 進行期には腫瘍細胞間に赤血球を容れた狭い裂隙が多数近接して存在する[2]. 腫瘍細胞の核異型は一般に軽度である.

免疫染色で HHV8 タンパク LANA-1 の発現を, CD31 や CD34, D2-40 陽性の腫瘍細胞の核

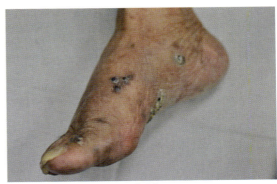

図 1 古典型 Kaposi 肉腫
右足背, 足底に黒紫色の結節が複数みられ, 一部で過角化を伴う.

内に確認できる.
2 核酸検査
腫瘍組織より PCR 法で HHV8 の遺伝子断片が検出される.

鑑別のポイント
日本人での HHV8 感染率は約 1.4％であり[3], 下記の疾患において HHV8 が検出されないことは大きな鑑別点である.
1 血管肉腫（高分化型）
内皮細胞の核は大型で異型性が目立つ. 頭部に好発する
2 進行性リンパ管腫
病理像は似るが, 臨床的には鑑別が可能である. 炎症細胞浸潤が存在しない.
3 血管拡張性肉芽腫
外方増殖性の KS との鑑別が必要である. スリット状の管腔はみられない.
4 偽 Kaposi 肉腫
臨床局在や病理所見も似るが, 増生する血管は類円形で壁が厚く, 内皮細胞に異型性はない. 血行動態異常を基礎として発症する.

治療法
AIDS 関連型は抗レトロウイルス療法を実施する. 急速進行例や肺や喉頭の病変には化学療法が

推奨される．

医原性KSは免疫抑制剤の減量や中止により軽快することが多い．

古典型では，切除，凍結療法，放射線治療など，局所治療が行われるが，低侵襲で反復可能な方法が適する．イミキモドクリームやタキサン系抗がん薬による治療の報告もある．

経過・予後

古典型は予後良好である．AIDS関連型も，肺や喉頭病変以外では，致死的になることはまれである．

生活指導・患者への説明のポイント

患者の免疫能が病勢に関与し，再発の可能性があることを説明する．

HHV8感染者では，免疫抑制治療はKSの発症や再燃を誘発しうることを意識する．

今後の展望・課題

KSの発症に寄与する疾患感受性遺伝子の解明が期待される．

Pseudo-Kaposi肉腫

名称・概念

Pseudo-Kaposi肉腫は，先天性の動静脈奇形や後天性の動静脈瘻，静脈のうっ滞や弁不全などの静脈不全を基礎に，反応性に血管が増生する疾患であり，臨床，病理像ともKSに類似する[2]．

原因・機序

慢性的な血管内圧の変化や，組織の低酸素状態が血管新生をもたらすとされる[4]．

臨床症状（図2）

主に下腿や足背に暗紫紅色の紫斑や紅斑，結節が出現し，潰瘍化し痛みを伴う．動静脈奇形に伴うものは若年者に片側性に，静脈不全では高齢者に両側性に生じやすい．

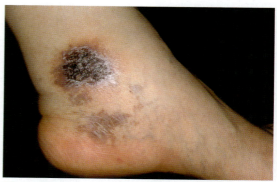

図2　Pseudo-Kaposi肉腫
左内果に紫斑，色素沈着がみられ，一部は潰瘍化し血痂を付している．
［赤坂虎の門クリニック　大原國章先生ご提供］

病理組織学的検査

真皮上層に厚く肥厚した血管壁，丸く腫大した内皮細胞をもつ類円形の毛細血管が小葉状に増生し，血管腫のようにみえる．赤血球の血管外漏出を伴う[2]．

鑑別のポイント

1 Kaposi肉腫

血管腔は不整形，スリット状で，CD34染色では増殖した血管内皮のほか，周囲の紡錘形腫瘍細胞も陽性となる．LANA-1の発現がみられる．

治療法

静脈不全の場合は圧迫療法など，静脈還流の改善に努める．動静脈奇形やシャントに対しては塞栓術や外科的治療が施行される．

---

1) Katano H, et al：J Med Virol **85**：1046-1052, 2013
2) Calonje E：Lever's Histopathology of the Skin, 10th ed, Elder DE, et al（eds.）, LIPPINCOTT WILLIAMS & WILKINS, Philadelphia, p1007-1056, 2009
3) Katano H, et al：J Virol **74**：3478-3485, 2000
4) George M, et al：Clin Exp Dermatol **35**：e94-96, 2010

Angiosarcoma（血管肉腫）/ Epithelioid angiosarcoma（類上皮型血管肉腫）/ Epithelioid hemangioendothelioma（EHE：類上皮型血管内皮細胞腫）

血管肉腫

名称・概念

高度悪性の脈管系腫瘍で，半数が皮膚に発生する[1]．血管肉腫の名称は，本邦では脈管肉腫を意味して用いられる．脈管肉腫は血管肉腫とリンパ管肉腫の両者を含み，これらは厳密に鑑別できない．皮膚血管肉腫には三つの臨床病型があり，頭部血管肉腫（図1，2），リンパ浮腫関連性血管肉腫（Stewart-Treves 症候群），放射線照射後皮膚血管肉腫（図3）からなり，頭部血管肉腫がほとんどである[1～3]．同義語として，悪性血管内皮腫が使われる[3]．

皮膚血管肉腫は，2006年の皮膚腫瘍の WHO 分類では vascular tumor 内で扱う．一方，2014年の ISSVA 分類では，vascular tumor の malignant にカテゴライズされる．

局所再発やリンパ節転移し，肺転移を生じやすい[1,2]．鑑別診断として，Kaposi 肉腫，転移性癌腫，悪性黒色腫がある[1～3]．生命予後はきわめて悪い．本邦の5年生存率は9％である[4]．

原因・機序

頭部血管肉腫の原因は不明である[3]．

臨床所見（図1～3）

頭部血管肉腫では，前頭部の生え際に，周囲に不明瞭な暗赤紫色斑を伴う結節や局面を呈し，多発する（図1）．進行すると，潰瘍，出血や結痂を伴う．早期では色素斑のみのことがある（図2）．

検査

1 病理組織学的検査（図4～6）

異型内皮細胞で裏打ちされた血管腔が膠原線維間に分け入るように増殖する dissecting growth pattern が典型である．同一腫瘍内に不整な管腔の拡張を主体とする領域や，脈管形成の乏しい腫瘍塊が混在する（図4）．類上皮様の腫瘍細胞や壊死は予後不良因子である．確定には内皮細胞マー

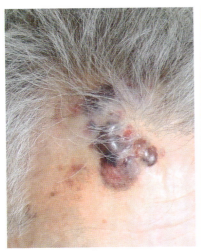

図1 血管肉腫
前頭部の生え際は好発部位である．多発する暗赤紫色結節や局面で，周囲に色素斑を伴う．被髪頭皮にも病変を認める．

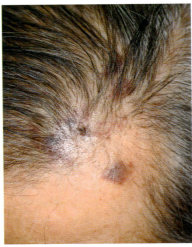

図2 血管肉腫早期例
無症候性の色素斑のみである．

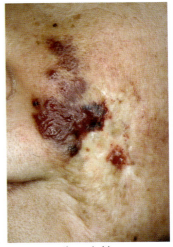

図3 59歳，女性
幼児期に「血管腫」に対して放射線治療を受けた．白色硬化病変の内部，辺縁からさらに外側に不整な暗赤色病変が広がっている．
［赤坂虎の門クリニック 大原國章先生ご提供］

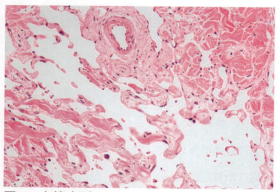

図4 血管肉腫
膠原線維間に分け入る管腔をつくるのが特徴である．管腔壁は異型内皮細胞が裏打ちする．

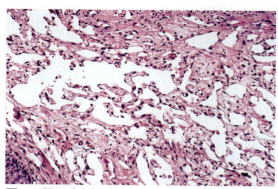

図5 図3症例，弱拡大
不規則な形状の管腔が増生している．
［赤坂虎の門クリニック 大原國章先生ご提供］

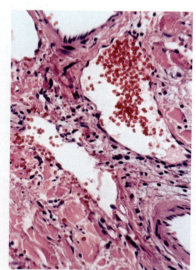

図6 図3症例，強拡大
［赤坂虎の門クリニック 大原國章先生ご提供］

カー第Ⅷ因子関連タンパク（von Willebrand因子），CD31，CD34，D2-40，FLI-1蛋白の発現を確認する[1〜3]．

2 画像検査

MRIでは腫瘍の局在，頭部では帽状腱膜下の浸潤を確認する．CT検査やPET検査では，リンパ節や他臓器転移の検索を行う．

治療法

免疫療法，外科療法，放射線療法，化学療法による集学的治療を行う[4]．

説明のポイント

血管肉腫は進展拡大が早く，致死的な疾患で，局所再発を繰り返し，他臓器転移を起こす．予後不良で集学的治療が必要なことを説明する．

今後の展望，課題

血管肉腫の原因遺伝子である融合遺伝子NUP160-SLC43A3が特定され[5]，腫瘍発生メカニズムの解明や治療薬の開発に期待できる．予後改善だけでなく，腫瘍進展に伴う整容面への対策には課題がある．

Epithelioid angiosarcoma

血管肉腫のうち，ほとんどの腫瘍細胞が類上皮様の形態をとるものを，とくに類上皮型血管肉腫 epithelioid angiosarcoma という（図7）[1〜3]．一部で類上皮様の腫瘍細胞がみられる血管肉腫に，この名称は使わない．軟部組織深部に発生する．免疫組織化学で転移性のがん腫や悪性黒色腫と鑑別する．転移しやすく予後はきわめて悪い．

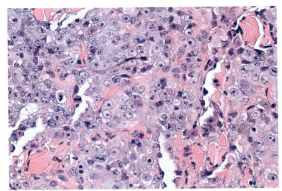

図7　Epithelioid angiosarcoma
類上皮様の腫瘍細胞からなる充実性の腫瘍胞巣である．
［赤坂虎の門クリニック 大原國章先生ご提供］

EHE：類上皮型血管内皮腫（epithelioid hemangioendothelioma）

高度悪性の脈管系腫瘍で，皮膚では皮下組織の血管から半数が発生する．2013年の軟部腫瘍のWHO分類ではvascular tumorのmalignantに分類され，2014年のISSVA分類ではvascular tumorのmalignantにカテゴライズされる．疼痛を伴い，病理組織学的には，腫瘍細胞は類円形で好酸性細胞からなり，索状あるいは小胞巣状に増殖する．細胞質内に管腔を形成する．間質は硝子様または粘液様である（図8）[1〜3]．確定には内皮細胞マーカー第Ⅷ因子関連タンパク（von Willebrand因子），CD31の発現を確認する．拡大切除が行われる．

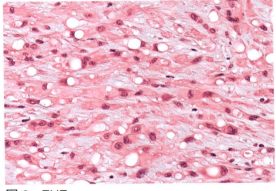

図8　EHE
類円形で好酸性の腫瘍細胞が小胞巣状や索状に増殖する．細胞質内に管腔を形成する．
［埼玉医科大学国際医療センター病理診断科 新井栄一先生ご提供］

1) Goldblum JR, et al：Enzinger & Weiss's Soft tissue tumors, 6th ed., SAUNDERS, Philadelphia, p703-723, 2014
2) Calonje E, et al：Lever's Histopathology of the skin, 11th ed., Elder DE, et al（eds.），LIPPINCOTT WILLIAMS & WILKINS, Philadelphia, p1286-1291, 2015
3) 多田豊曠：皮膚腫瘍Ⅰ 角化細胞性腫瘍，付属器系腫瘍と皮膚特有の間葉系腫瘍，真鍋俊明ほか（編），文光堂，東京，p168-240, 2010
4) 水上晶子ほか，Skin Cancer 24：350-362, 2009
5) Shimozono N, et al：Cancer Res 75：4458-4465, 2015

J Kasabach-Merritt phenomenon
（Kasabach-Merritt syndrome, カサバッハ・メリット現象）

名称・概念

Kasabach-Merritt 現象（Kasabach-Merritt phenomenon：KMP）は，1940年に放射線科医のKasabachと小児科医のMerrittによって初めて報告された[1]．血小板減少や凝固線溶系異常を合併し，急激に増大する血管性腫瘍を呈する病態である[1]．従来は巨大な血管腫にKMPが生じるとされてきたが，近年ではKMPを生じる血管性腫瘍は乳児血管腫ではなく，Kaposi肉腫様血管内皮腫（Kaposiform hemangioendothelioma：KHE），または房状血管腫（tufted angioma：TA）であると考えられている（KHEあるいはTAについては各項参照のこと．乳児血管腫とはGLUT-1の染色性の有無で鑑別可能である）．従来，Kasabach-Merritt 症候群とも呼ばれていたが，本疾患が独立した症状の組み合わせを意味する症候群ではなく，腫瘍内で生じている現象により引き起こされる病態であるため，「症候群」ではなく「現象」と呼称すべきとの意見が強くなり，ISSVA分類ではKasabach-Merritt phenomenonと称されており，現在では本邦でもKasabach-Merritt 現象と呼ばれることが多くなっている．

疫学

性差や人種差，遺伝的背景はないとされる．小児に多く，その約80％が1歳未満の乳児に発症するとされ，5cm以上のサイズの比較的大きな血管性腫瘍に生じやすい．

原因・機序

上述のように，KHEもしくはTAの腫瘍内の血管内皮に血小板が補足され，補足された血小板が活性化される．また，血管腫内での血流異常も血小板の活性化に関与していると考えられている．活性化した血小板により血小板に富むフィブリン血栓が形成されるが，塞栓・出血が繰り返され，いわゆる播種性血管内凝固（DIC）の状態になり，さらに凝固・線溶系異常が進行すると全身の出血傾向に進展する．

臨床所見，身体所見

KHEもしくはTAにKMPを合併すると，病変が急激に増大し，色調が暗赤色に変化して硬く触

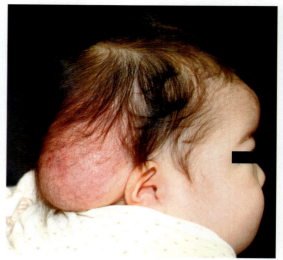

図1　0歳男児．KMPをきたしたTAあるいはKHEの症例

れるようになり，熱感も出現する（図1）．進行すると出血傾向を反映して血管腫の周囲や全身に紫斑が多数出現し，貧血さらには多臓器不全に至り，致死的になることもある．

検査

1 血液検査
血小板数の減少，フィブリノーゲン値の低下，FDPの増加，第V，第Ⅷ因子の低下など，DICの所見を示す．

2 病理組織学的検査
基礎に存在するKHEあるいはTAと同様の所見を認めるが，血小板減少や出血傾向のために，一部生検は困難なことも多い．

3 画像検査
KHEあるいはTAに準じた所見を認める（図2）．KMPを生じたKHEあるいはTAに特徴的な所見として定見の得られているものはないと思われる．

鑑別のポイント

1 Localized Intravascular Coagulopathy（LIC）
静脈奇形（VM）では血液検査所見は一般に正常であるが，巨大な病変では全身性の血液凝固障害によりフィブリノーゲンや血小板数の低下，D-ダイマー，FDPの上昇などを示すことがある．

これは奇形血管内での凝固因子大量消費によるLICであって，血管性腫瘍内での血小板大量消費が主たる病態のKMPとは異なる病態とされている．LICとKMPとは自然経過も治療方針も異なるため，混同しないように注意が必要である．

治療法

KMPでは，出血傾向・DICに対する治療と血管性腫瘍の増大抑止，縮小に向けた治療とが必要となる．前者に関しては，新鮮凍結血漿や濃厚血小板の輸血は必要に応じて行う．しかし，そのような出血のコントロールは補助療法に過ぎず，DICの治療の原則と同様に，KMPにおいても基礎疾患である血管性腫瘍に対する治療が重要である．腫瘍縮小を目的とした治療として，ステロイド，インターフェロン（IFN），放射線治療，塞栓療法，外科的切除，さらにはビンクリスチンなどがある．しかし，いずれも常に有効というわけではなく，エビデンスは確立されておらず，病期・重症度に応じて複数の治療を組み合わせていくのが現在の標準的な治療戦略となっている．

1 ステロイド療法

ステロイドの全身投与は他の治療に比べて比較的副作用が少なく，KMP治療の第一選択とされることが多い．作用機序として，血小板寿命の延長，線溶障害，あるいは血管新生阻害などが考えられている．経口プレドニゾロン2～3 mg/kg/day投与で30～72％の幼児に効果があったという報告もある[2]．効果がある場合は治療開始後1～2週間で腫瘍の縮小傾向がみられており，比較的早期に効果が発現する治療法である．しかし，有効例においてもステロイド減量中に再増悪する症例もあり，減量は徐々に行う必要がある．プレドニゾロン5 mg/kg/dayまで増量する方法やメチルプレドニゾロン30 mg/kg/dayを初期投与する報告もあるが，一般的ではない．ステロイド投与後，一定期間で効果が認められない場合は速やかに次の治療に進むべきであろう．

2 インターフェロン療法

1992年にIFNα-2aの有効例が報告されて以来[3]，多くのKMP症例で使用されてきた．血管の内皮細胞および平滑筋細胞の増殖を抑制する効果を期待して使用される．200～300万単位/m²のIFNα-2aの連日皮下注が推奨されている．有効率は高いが，平均治療期間は7.8ヵ月と効果発現が遅い．非可逆的な痙性両麻痺の報告もあり，その適応に関しては慎重な判断が必要である．現

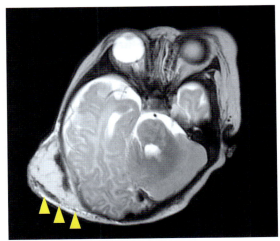

図2　MRI像（図1と同症例）

T2強調像：増殖した血管成分が高信号を呈する．

時点で本邦では保険適用はない．

3 放射線治療

放射線療法は照射後早期から効果が認められるのが特徴で，ステロイド無効例に対して使用されることが多い．腫瘍は照射後もしばらく縮小傾向を示すことが多い一方で，大量照射による晩期障害として二次発がんや成長障害を生じうるため，照射に際してはそのような副作用をできるだけ避けるように計画する必要がある．たとえば，副作用対策として2012年の放射線治療計画ガイドライン[4]では，1回線量を1～1.5 Gy程度とし，反応を観察しながら可及的少線量とし，総線量は10 Gy/6～10回/1～2週程度にとどめておくのがよいとされている．照射野は可能な限りすべての血管腫を含む範囲とするが，照射野から成長線を外すといった配慮も必要になる．放射線療法の作用機序については，電離放射線が血管内皮細胞を障害して微小血栓塞栓形成を促進し，腫瘍を消褪させるとの説がある．

4 塞栓療法

腫瘍の栄養血管の遮断により，施行直後より効果が現われる治療である．部分的塞栓では治療効果が得にくく，また栓子の漏れ出しで他の臓器を障害する場合があるため，治療には流入血管をすべて同定して塞栓する必要がある（図3）[5]．効果は一時的であるという報告もあり，有効性は一定ではない．また，血小板減少のため，穿刺部位の止血困難も報告されている[6]．

5 外科的切除

重要臓器への浸潤がない比較的小規模の単独病

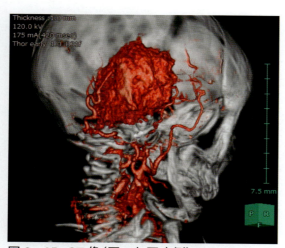

図3　3D-CT像(図1と同症例)
複数の栄養血管を認める．塞栓療法で治療した．

変で適応となることがあり，迅速かつ効果的な治療となりうる[7]．抗凝固療法による術前後の出血コントロールが肝要で，術中・術後の大量出血も予想されるので，切除適応については慎重な判断が必要である．

⑥ビンクリスチン

ビンクリスチンはアルカロイドの抗がん薬で，血管腫では血管内皮のアポトーシスを引き起こすと考えられている．本薬剤は骨髄抑制や神経障害などの副作用がある点で注意が必要だが，87％で腫瘍の著明な縮小を認めた一方で，20％の症例で一時的な神経症状が出現したが全例で回復したという報告[8]もあり，有効性の点では重要な治療選択肢の一つである．

⑦プロプラノロール

2008年に乳児血管腫に対するプロプラノロールの有効性が報告されて以来，その効果と安全性が数多く示され，2016年には本邦でも乳児血管腫に対して保険適用となった．KMPに対しては使用例が2011年頃から散見され，プロプラノロール単剤で著効したという報告や，有効率は80％近くであったという報告もある[9]．保険適用はないが，乳児血管腫への使用と同じく，1〜3 mg/kg/dayで投与されている．

経過・予後

多くの小児期の血管性腫瘍が良性の臨床経過をたどる中で，KMPを起こす病変はDICによる出血の危険性を伴う場合や巨大血管腫による高拍出性心不全を認める場合などで，12〜24％の患者が死亡するとされている．治療が奏功した場合には腫瘍は時間をかけて退縮傾向を呈し，縮小した病変や皮膚の色素沈着・瘢痕が残存する．

説明のポイント

比較的急性の経過をたどり，死亡例もあることから，家族への十分な説明は重要である．とくに腫瘍に対する治療，出血傾向に対する治療，治療に伴う副作用について説明する必要がある．さらに，KMPはまれな疾患であるため，治療戦略に確立されたものはなく，複数の治療から有効と考えられるものを適宜選択して行っていくこと，それぞれの治療での副作用が決して小さくはないことなどは，説明時に押さえておきたいポイントかと考える．

今後の展望，課題

KMPは出血傾向から死亡に至る危険もある救急疾患であるが比較的まれであるため，前述のようにエビデンスが確立しておらず，症例ごとに対応を検討しているのが実情である．治療戦略の確立のためには十分な症例の蓄積が必要である．最近ではmTORの阻害薬シロリムスがKMPに著効したという報告も散見され，新規治療薬として期待される．

---

1) Kasabach HH, et al：Am J Dis Child **59**：1063-1070, 1940
2) Enjolras O, et al：Pediatrics **85**：491-498, 1990
3) Ezekowitz RA, et al：N Engl J Med **326**：1456-1463, 1992
4) 日本放射線腫瘍学会(編)：放射線治療計画ガイドライン，金原出版，東京，1992
5) 風間理郎ほか：日小外会誌 **48**：821-828, 2012
6) Mewes Z, et al：Am J Gastroenterol **84**：965-971, 1989
7) George M, et al：Pediatr. Dermatol **19**：340-344, 2002
8) Haisley-Royster C, et al：J Pediatr Hematol Oncol **24**：459-462, 2002
9) Price CJ, et al：Arch Dermatol **147**：1371-1376, 2011

Capillary malformations（CM：毛細血管奇形）

名称・概念

　生下時より存在する皮膚の紅色斑で，基本的には拡大も消褪もしないものを毛細血管奇形（capillary malformation：CM）と呼ぶ（図1）．
　一方，新生児の前額，上眼瞼，項部などにみられる紅色斑をサーモンパッチ（salmon patch）あるいは Unna 母斑（Unna's nevus）と呼び（図2），多くの場合で自然消褪する．
　この両者は局所所見や病理組織からは鑑別が困難であるが，分布範囲や臨床経過が明らかに異なり，鑑別可能である．別疾患と考えてよいだろう．
　毛細血管奇形（CM）は，本邦では単純性血管腫とその英訳として hemangioma simplex と呼ばれることが多かった．ただし，この呼称は欧米ではあまり使われておらず，ポートワイン母斑（port-wine stain），あるいは火焰状母斑（nevus flammeus）と呼ばれることが多かった．その後，皮膚の細血管性病変を「血管腫」と「血管奇形」に分けて考えるのが主流となり，ISSVA 分類でも，毛細血管奇形と呼ぶことが推奨されている．
　サーモンパッチは，新生児の前額・上眼瞼・鼻・上口唇まれに頬，および後頸部・後頭部にみられる紅色斑で，多くの場合は1歳半までに自然消褪する．後頸部のものは消えないで残る割合がやや高いといわれる．西洋では，赤ちゃんはコウノトリが運んでくるといわれている関係で stork bite（コウノトリの嚙み跡）とも呼ばれる．同様の意味だろうが，angel kiss という名称も用いられる．Nevus simplex という記載もみられる．サーモンパッチという一つの疾患の中で，後頸部のものを Unna 母斑と呼ぶ考え方が主流だが，後頸部以外をサーモンパッチ，後頸部を Unna 母斑と，別疾患として分類する考え方もある．この辺りに疾患概念としての混乱がみられる．
　サーモンパッチには通常合併症はみられないが，CM には合併症がみられることがある．CM の合併症には他の血管奇形類縁疾患との合併と，皮膚以外の深部臓器に病変が進展することで起こる合併症がある．CM は，本来は皮膚の毛細血管の拡張・増多であるが，リンパ管奇形（lymphatic malformation：LM）を一部合併することがある．同様に，静脈奇形（venous malformation：VM）や動静脈奇形（arteriovenous malformation：

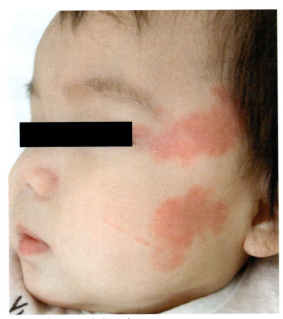

図1　頬・こめかみ部の CM

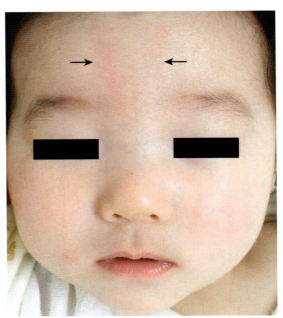

図2　前額部のサーモンパッチ

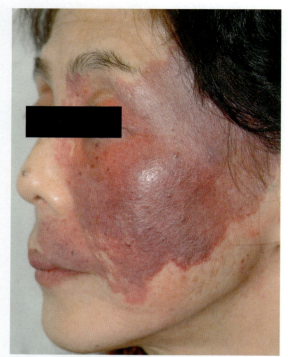

図3 中年期になり，やや肥厚と隆起をきたしているCM

AVM）を合併することもある．これらを混合型脈管奇形（combined vascular malformations）と呼ぶ．こうした血管奇形の型が患者の生涯で変化するかどうかは不明である．CMがAVMに変化したという報告[1]もあるが，もともと一部にAVMを合併していたCMが，年齢とともにAVMの症状が明らかになった可能性もある．

CMと，太田母斑，異所性蒙古斑，扁平母斑などのメラノサイト系母斑を合併したものを色素血管母斑症と呼ぶ．

血管奇形が深部の筋，骨，中枢神経，眼などに及ぶことによって，多様な合併症を呈する場合がある．下肢のCMと筋・骨の過成長を合併するKlippel-Trenaunay症候群や，顔面のCM・脳内病変による中枢神経症状・緑内障を合併するSturge-Weber症候群などが有名である．その他に，小頭症，てんかん，発達遅滞，全身多発CMなどを呈するmicrocephaly-capillary malformation（MICCAP）に伴うCMや，巨頭症，脳異常，四肢異常，上口唇CMなどを呈するmegalocephaly-capillary malformation-polymicrogyria（MCAP）に伴うCMが知られている．遺伝性出血性末梢血管拡張症（hereditary hemorrhagic telangiectasia），および先天性血管拡張性大理石様皮斑（cutis marmorata telangiectatica congenital）も，CMの一種と考えることができる．

合併症のないCMは，基本的には生涯変化しないはずだが，実際の臨床では長い年月とともに色調が淡紅色→紅色→暗赤色→紫色と変化し，皮膚の肥厚や隆起を生じることがある（図3）．CMは必ず生下時から存在するはずだが，患者が「○○歳頃から出てきました」と述べる場合があるのは，本当は生下時から存在していたCMが非常に薄い色調だったために誰も気が付かず，後になって気になるようになってきたということだろう．蛇行状血管腫（angioma serpiginosum）という疾患があるが，これも幼少時には気が付かなかったCMがだんだん目立つようになったものだと考えると理解しやすい．

疫　学

CMの発生頻度は新生児の0.3%[2]で，性差はみられない．家族性はない．一方，サーモンパッチ（Unna母斑）は新生児の25〜40%と，かなり高率にみられる[3,4]．

原因・発生機序

サーモンパッチ（Unna母斑）は，毛細血管の収縮能の未熟さが原因であり，1歳半くらいまでに収縮能が正常化すると，同時に症状が消失するといわれる．一方，毛細血管の収縮能が限局的・永久的に欠如している状態がCMの病態の本質であると考えられる．実際のCMの臨床像でも，三叉神経などの神経分布や血管の分布に似た病変分布をとることが多いので（図4），胎生期の神経・血管の成立とCMの成立に密接な関係があることが示唆される．

CM患者の病変部組織から特異的にGNAQという遺伝子が検出されている[5]．その他にもいくつかの変異遺伝子が見つかっている．今後CMの根本的原因の解明につながると期待される．

CMの病変部位は正常部位に比べて，血流は豊富というよりむしろ悪く，創傷治癒が悪い．そのことから考えても，CM病変部位が肥大する原因は過栄養ではなく，むしろいくつかの組織増殖制御因子の欠落と考えたほうが理解しやすい．

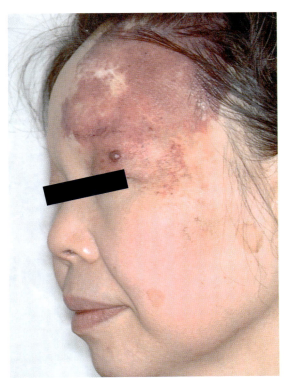

図4　三叉神経第一枝領域のCM

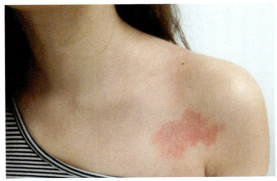

図5　前胸部のCM

臨床症状・所見

　CMは全身どこにでも発生する紅色斑で，大きさはさまざまで不定形であるが（図5），正中線などの神経・血管分布の境界線を境界とする場合も多い（図6a）．普通は平坦だが，中年期以降に肥大したり，腫瘤形成したりすることもある（図7）．正常皮膚との差がわかりにくい程度の薄い症例から，かなり赤みが目立つ症例までさまざまだが，年齢とともに少しずつ濃くなる例が多い．
　サーモンパッチ（Unna母斑）は，皮疹としてはCMに非常に似るが，その特異的な発症部位から鑑別可能である．すなわち，サーモンパッチでは前額正中（逆V字型）・上眼瞼上部・鼻背〜鼻翼上部・上口唇・まれに頬外側部が好発部位（図8）であり，Unna母斑では項部・後頸部から後頭部が好発部位である．病変内の紅色調が，CMの場合は比較的均一なのに対して，サーモンパッチ（Unna母斑）では少しムラがある傾向があるが，絶対ではない．

検　査

　CMに特異的な検査所見はない．病理組織学的には真皮の毛細血管の拡張がみられるが（図9），血管腔のサイズの拡大だけで，腫瘍性増殖などの質的異常はみられない．その他，超音波ドプラ法，MRI，MRアンギオ，CTなどを行えば，下床軟部組織，骨組織，合併するAVM，VM，LMなどについての情報が得られるが，CMについては何も情報は得られないであろう．

診断基準

　以上のような臨床上の特徴を理解していれば，CMは視診・問診・触診で診断可能であろう．現在，Sturge-Weber症候群とKlippel-Trenaunay-Weber症候群は指定難病として医療費助成の対象となっているが，CMがあるだけではなく，機能障害により生活に支障があることが条件となっている．

鑑別診断

　乳児血管腫（infantile hemangioma：IH）は，生後すぐに発症して増大傾向をとることから鑑別できる．北村病などの各種炎症性疾患は先天性でないことより鑑別できる．Tufted angiomaなどのまれな血管性腫瘍は生検しなければ診断がつかない場合もあるが，CMは先天性であるから鑑別可能であろう．一番鑑別がむずかしいのはVMとAVMである．前述のように，CMはVMやAVMとの合併例もあるくらいで，よく似た病像を示す．視診上のわずかな青みや触診上の隆起や弾力感があればVMの合併を疑う．AVMでは，病変の紅色がわずかに褐色がかっている点や丁寧

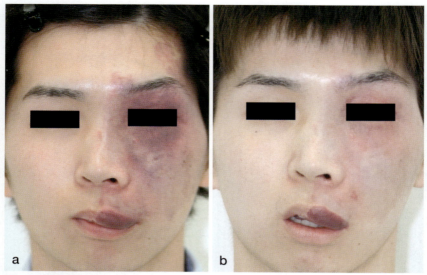

図6 顔面左側のCM
a) 顔面左側のCM，正中を越えない．幼少時PDL治療歴あり．
b) 当院でPDL治療をさらに5回施行して皮膚の色調は改善した．上口唇の肥大に対する手術を予定している．

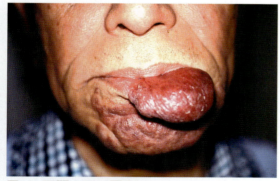

図7 下顎・下口唇のCM
下口唇赤唇部が大きく肥大している．

に触診すれば拍動を触れることが多い点などから鑑別できる．ドプラエコー，血管造影，造影CTなどで血流動態を調べて確診に至るわけだが，小さな病変ではうまく所見が取れない可能性もある．

治療法

レーザーの登場以前には切除手術くらいしか有効な治療法がなかった．小線源放射線治療・冷凍治療・皮膚削り術が行われたこともあったが，効果より弊害のほうが大きく，今では行われない．1980年代に登場したアルゴンレーザー治療は一時注目されたが，瘢痕化をきたしやすく，用いられなくなった．現在ではパルス色素レーザー(pulsed dye laser：PDL)がCM治療の切り札として広く用いられている．増感剤を静注して光線を照射するPDT(photo-dynamic therapy)が中国で行われていることを聞いたことがあるが，エビデンスレベルの高い論文はまだない．あとは，各種合併症に対する手術的治療が行われる．経過中，CM病変部の皮膚には血管拡張性肉芽腫が発生することがあり[6]，その場合には切除術または炭酸ガスレーザーで除去する．肥大した組織は切除・形成手術で形態を改善させる．また，CM病変部の皮膚は正常皮膚に比べて湿疹が出やすいことが知られているが，ステロイドの外用で対応可能であり，PDL治療でCMが改善すると湿疹も出にくくなる[7]．言うまでもないが，CM患者本人が支障を感じていない場合には，CMを治療する必要はない．

経過・予後

単純なCMは生涯あまり変化せずに経過する．年齢とともに若干色調が濃くなり，場合により肥大・隆起することがある．LM・VM・AVMを合併する例では，それぞれの症状が増強する場合がある．深部組織まで及んでいる例では，それによ

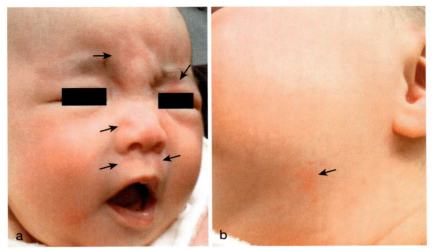

図8 サーモンパッチ
a) 前額部・上眼瞼・鼻・上口唇のサーモンパッチ.
b) 同症例の頬にもサーモンパッチがみられる.

る症状・障害が明らかになってくることがある.

基本的には予後良好で，外見的な問題点を除けば，治療・処置が必要になることは少ない. ただし，顔面などの露出部のCMは患者にとって大きな精神的苦痛となるため，レーザー(PDL)治療が行われる. 現在のPDL治療は，数回の照射でかなりの色調軽減効果が得られることが多いが（図6a, b），まったく完全に消失させることができる例は20～25％程度であるといわれる. PDL治療は患者の年齢に関係なく施行することができるが，新生児・乳児期から開始したほうが効果は高い. PDL治療で皮膚のCMの色調が改善したとしても，深部組織の異常が改善することはない（図10）.

生活指導・患者への説明のポイント

基本的には良性疾患であり治療が必須ではないが，精神的苦痛軽減の目的で早期からPDL治療を行っておいたほうがよいことを伝える. また，将来の合併症の可能性とその場合に行う処置の概略を説明する.

今後の展望・課題

ほとんど有効な治療法がなかったCMが，PDLの開発により治療可能となったことは，非常に画期的なエポックであった. 機械の改良により治療効果も大きく向上した. しかし，現在でも

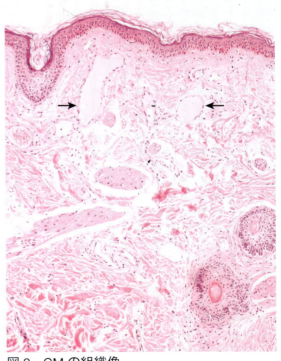

図9 CMの組織像
真皮浅層に拡張した毛細血管がみられる.

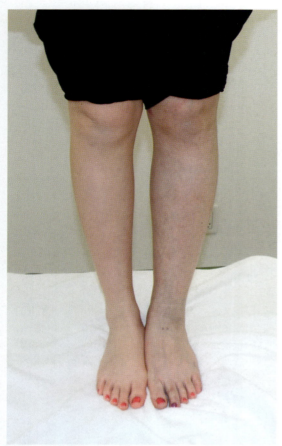

図 10 左下肢の CM（Klippel-Trenaunay 症候群）
幼少時から多数回の PDL 治療を行い，皮膚の色調はかなり正常化しているが，患肢の肥大は徐々に進行している．

75〜80％の患者は完全治癒までたどりつけないわけであり，さらなる治療法の改良が望まれる．PDL 装置の波長・照射時間幅・フルエンスについては現状の仕様で十分だが，照射径を大きくすることができれば，深在型 CM の治癒率が向上すると考えられる．無害で有効な静注増感剤が開発できれば，PDT が可能になるかもしれない．米国では，PDL 治療後に薬剤（rapamycin[8]，axitinib[9]）を外用すると血管新生を抑制することができるので，PDL の治療効果が高まるという研究が進んでいる．CM は生命を脅かす疾患ではないが，患者の精神的苦痛が大きい．さらなる治療法の改良が望まれる．

---

1) Tark KC, et al：Plast Reconstr Surg **127**：784-791, 2011
2) Calonje E：Lever's Histopathology of the Skin, 10th ed., Elder DE, et al (eds.), LIPPINCOTT WILLIAMS & WILKINS, Philadelphia, p1007-1056, 2009
3) Leung AK, et al：Pediatr Dermatol **6**：185-187, 1989
4) Tan KL：Clin Pediatr **11**：112-118, 1972
5) Lian CG, et al：JAMA Dermatol **150**：1336-1340, 2014
6) Sheehan DJ, et al：Cutis **73**：175-180, 2004
7) Fonder MA, et al：Pediatr Dermatol **24**：376-379, 2007
8) Marques L, et. al.：J Am Acad Dermatol **72**：151-158, 2015
9) Gao L, et al：Br J Dermatol **172**：669-676, 2015

Venous malformations（VM：静脈奇形）

名称・概念

胎生期の脈管形成過程（vasculogenesis）で，血管内皮細胞の低形成などにより，静脈が海綿状または囊胞状に拡張し，流速の遅い血液貯留性病変が生じるものである．ISSVA 分類では単純性脈管奇形［simple vascular malformations（VM）］Ⅲに分類され，従来より呼称されている海綿状血管腫，静脈性蔓状血管腫，筋肉内血管腫，滑膜血管腫のほかに，家族性粘膜皮膚静脈奇形（familial VM cutaneo-mucosal），青色ゴムまり様母斑症候群（blue rubber bleb nevus syndrome），Klippel-Trenaunay syndrome，Maffucci syndrome に伴う VM，グロムス静脈奇形（glomuvenous malformation），cerebral cavenous malformation などを含む．

疫　学

血管奇形の中でもっとも高頻度に発症する．性差は男性：女性で１：１～２である．９割以上の病変は孤発性ないし散発性に生じるが，家族皮膚粘膜静脈奇形などの遺伝性，症候群として発症するものも約１％程度存在する[1]．

原因・機序・分子生物学・動物モデル

明らかな原因は不明である．近年では病変部血管に TEK 受容体変異や家族性皮膚粘膜静脈奇形，グロムス静脈奇形において，TEK 遺伝子や glomulin 遺伝子異常が同定されている[1]．

臨床症状，身体所見

1 発生部位

従来の呼称における各疾患においてはさまざまな好発部位があり，全身のいずれの部位にも生じるが，頭頸部が最多である．皮膚・軟部組織のほかに骨や腹部臓器内にも生じうる．

2 大きさ

病変の大きさはさまざまで，境界明瞭な孤立性病変から，びまん性・浸潤性の病変まで，幅広い臨床像を示す．

3 外観

発生部位，病変の大きさなどにより外観は多彩である．一般に表在発生の際は拡張静脈内腔の血液が透見されて青紫色調となる．深在性に発生した病変の被覆皮膚は健常皮膚色である．触診上，奇形静脈内の血液貯留を反映して弾性軟であり，挙上や用手圧迫にて縮小するが，下垂や圧迫解除により再腫脹する．一方，病変内の流出血管が狭い場合は圧縮しても縮小しない．内部の静脈石形成を反映して，病変内に弾性硬の部位を触知することもある．

4 自覚症状

症例によっては腫脹，疼痛，色調変化，醜状変形などの症状が目立つ．とくに頸部や咽頭発生例では病変腫大により呼吸困難が生じることもある．四肢の広範囲・深部発生例では疼痛を伴い，下垂時の血液貯留増加や病変内の静脈石形成・血栓性静脈炎に起因する．巨大な病変では患肢肥大や変形・萎縮，骨溶解などによる運動障害も引き起こすことがある．多発病変では消化管内の血管奇形を合併（青色ゴムまり様母斑症候群）し，下血による貧血を伴うことがある[1]．

5 従来の呼称による病名における症状

以下に ISSVA における VM につき，従来呼称されていた病名での症状を概説する．なお，他項でも触れる Klippel-Tranaunay syndrome，Maffucci syndrome，青色ゴムまり様母斑症候群は割愛する．

a) 海綿状血管腫（図 1a～c，2～5）

軟らかい皮下腫瘍で被覆皮膚は青紫色調である．単発であることが多いが，複数の病変が連続することもある．

b) 静脈性蔓状血管腫（venous racemous angioma）（図 6a～c）

奇形静脈が蔓状に，とぐろを巻いたように皮下および筋組織内で増殖する．血栓性静脈炎を合併し，静脈石も内部に形成する．四肢発生例では患肢肥大を生じることもある．

c) 筋肉内血管腫（図 7）

下肢，とくに大腿四頭筋内に好発し，体幹は少ない．無症状のことが多いが，局所の腫脹・疼痛が主訴となることもある．下肢の症例では筋萎縮，成長障害が生じることもある．

d) 滑膜血管腫（synovial hemangioma）

幼児期に片側膝関節内に発生し，腫脹・疼痛，時に可動域制限や疼痛をきたすことがある[2]．

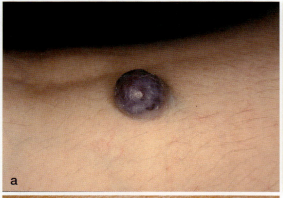
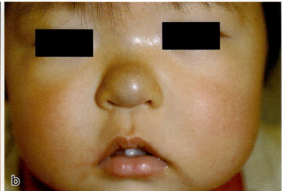
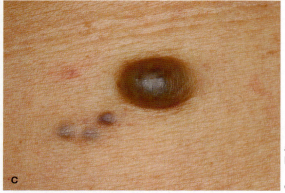

図1 海綿状血管腫の臨床像
a) 成人の大腿後面に生じた例.
b) 小児の鼻の発生例. 生下時より存在し, 8年間不変であった.
c) 成人体幹に生じた例. 周辺に複数の小病変あり.

e) 家族性粘膜皮膚静脈奇形（familial VM cutaneomucosal）

Multiple cutaneous and mucosal venous malformations とも呼称される. 常染色体優性遺伝であり, 生下時より皮膚および粘膜に青色の小静脈病変が多発し, 成長につれて増数する. 大きな病変は筋層内に及び, 疼痛の原因となることもある[3].

f) グロムス静脈奇形（glomuvenous malformation）（図8a, b）

指趾爪甲下に好発する. 数mm大の暗紅色〜紫紅色小腫瘤が爪甲より透見される. 通常単発性に生じ, 放散痛, 時に強い疼痛を生じる. 体幹に生じることもあり, 全身に複数発生することもある.

g) Cerebral cavernous malformation

脳血管障害の約1％, 脳血管奇形の15％の頻度でみられる頭蓋内の静脈奇形で, MRIにて偶然発見されることが多い. 多発性, 家族性にみられることもある. 無症状も多いが, 約40％でてんかん, 36％で出血, 23％で頭痛, 22％で局所脳神経症状を呈する[4]. 出血の既往のある場合には, 再出血をきたす確率が高くなる[4].

検査（病理, 血液, 画像など）

1 病理

血管壁が薄く, 内腔が不規則に拡張した血管が増生している. 平滑筋細胞が欠損していることも多い. これらの血管内に血栓を形成するとコラーゲン沈着や静脈石形成をきたす.

部分生検は出血のリスクがあるが, 臨床所見が非典型的で, 他の腫瘍性病変も疑われる場合はその施行を考慮する.

2 血液

血液所見は一般に正常である. 巨大な病変で奇形血管内に複数の静脈石を形成する場合はD-ダイマーの上昇, フィブリノーゲンや血小板数の低下, FDPの上昇がみられることもある[1].

3 画像

単純X線：血管病変そのものの評価はできないが, 静脈石や病変に伴う骨肥大・骨萎縮などの骨変形の確認が可能である.

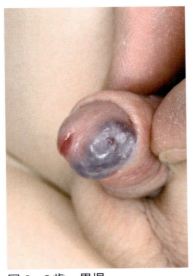

図2 3歳，男児
[赤坂虎の門クリニック 大原國章先生ご提供]

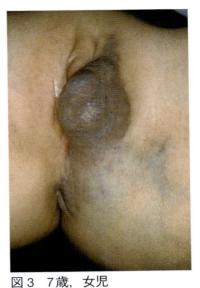

図3 7歳，女児
腫瘤の周囲にも拡張した静脈が透見できる．
[赤坂虎の門クリニック 大原國章先生ご提供]

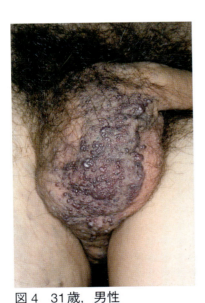

図4 31歳，男性
陰部から右大腿にかけて広範囲に病変が及んでいる．
[赤坂虎の門クリニック 大原國章先生ご提供]

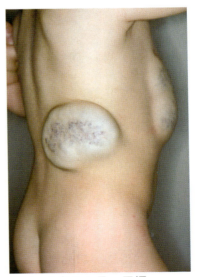

図5 1歳8ヵ月，男児
圧縮性に富む腫瘤が2個生じている．
[赤坂虎の門クリニック 大原國章先生ご提供]

超音波検査：病変が血管系病変であることの確認や，小型病変の場合は病変の局在や周囲組織との関係などの評価に有用である．通常は蜂巣状，多嚢胞状の低エコー領域を示す．低エコー領域は貯留した血液を反映しており，圧迫により容易に低エコー領域は虚脱する．静脈石を内部に伴う場合には，音響反射を伴う高エコー構造が観察される．

CT：骨病変が疑われる場合には有用となる．病変範囲や血流動態の評価はCT angiographyが

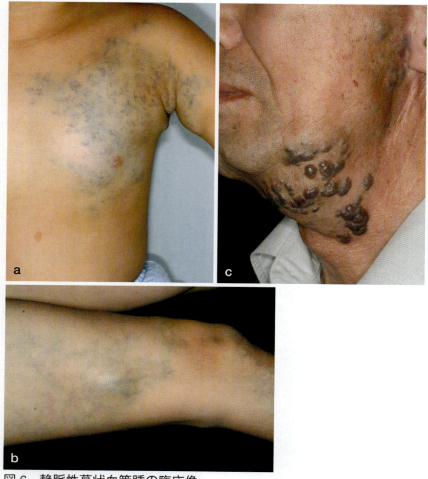

図6 静脈性蔓状血管腫の臨床像
a）小児の胸部発生例．体表からは不連続性に同側の上肢にも病変が存在．
b）小児の大腿発生例．患肢肥大および骨延長あり．疼痛も顕著であった．
c）成人の頸部発生例．30年前に部分摘出術を受けたが再発．

［a：筑波大学医学医療系皮膚科 石塚洋典先生ご提供］

有用な場合もある．
　MRI：T1強調像で等～低信号，T2強調像で高信号となり，造影で緩徐に濃染されることが多く，リンパ管腫との鑑別に有用である．皮下脂肪内病変は脂肪抑制法併用にて病変の範囲が評価しやすくなる．

治療法

　おのおのの病変の大きさや分布，流速などによって大きく治療の選択は異なる．また，治療の適応や時期については，エビデンスレベルの高い明確な治療方針は存在しない．治療は保存療法と侵襲的治療に大別されるが，それぞれ一長一短があり，症例に応じた治療選択やそれらの組み合わせが必要になる．

1 保存療法

a）圧迫療法

　血液貯留を減少させ，疼痛の緩和，血栓・静脈石形成の予防，凝固障害の軽減に効果的である．弾性ストッキングや弾性包帯などが用いられる．

b）抗凝固・抗血栓療法

　アスピリン内服や低分子ヘパリンなどが血栓・静脈石予防として行われることがある[1,5]．

c）歩行装具・矯正装具

　Klippel-Trenaunay syndromeなどの下肢骨軟部組織の肥大・過剰発育を伴う場合に用いられ

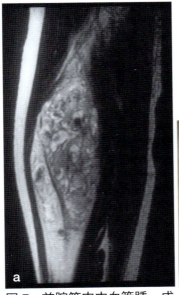
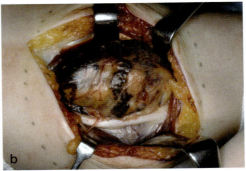

図7 前腕筋肉内血管腫，成人例の画像所見および術中所見
a) 長母指屈筋内に生じた病変．
b) 血管腫露出時の所見．

［赤坂虎の門クリニック 大原國章先生ご提供］

る．継続的管理を要する．

2 侵襲的治療

a) 硬化療法

瘢痕を残すことなく治療が可能であることから，とくに巨大病変や境界が不明瞭な病変では静脈奇形治療の第一選択と考えられている[5]．一方で，複数回の治療を行っても病変を完全消失させることはむずかしく，症状の緩和を主体とした療法にとどまることも多い．奇形血管内腔の大きい病変で，かつ血管流速の遅い病変で有効率が高い．血管流速の早い病変では流速のコントロールも重要となる．血栓や静脈石により内腔の存在しない病変，内腔が細かく蜂巣状の病変やびまん性病変では，効果が乏しい．

硬化剤には無水エタノール，ポリドカノール，オレイン酸モノエタノールアミンなどが用いられる．肺塞栓症，ヘモグロビン尿，薬剤アレルギー，神経麻痺，皮膚壊死などの合併症には注意が必要である．

b) 手術

完全切除により病変の除去が可能であるため，主として小型の限局性病変ではよい適応である．眼窩内病変や手指病変など，硬化療法に伴う血管塞栓などの合併症が危惧される部位でも考慮される．一方で，巨大病変の部分切除などは大量出血につながる恐れもある．このような病変の部分切除では，切除辺縁の軟部組織や病変への流入血管の結紮により出血量を減少しうるが，安易な結紮は病変の再増大を引き起こすこともある．硬化療法との併用なども視野に入れて，術前に十分な検討が必要である[1]．

滑膜血管腫については，関節腔内の周囲健常組織を含む拡大切除が一般的だが，病変部位によっては関節鏡視下切除も考慮する[6]．

c) レーザー治療

瘢痕形成が目立たない粘膜小型病変ではよい適応と考えられる．さらには静脈瘤の血管内治療として用いられている Nd-YAG レーザーにて，消化管出血による貧血や咽頭部病変に伴う気道閉塞が改善したと報告されている[7]．

経過・予後

静脈奇形そのものは通常出生時から存在し，自然消退せずに経過し，成長に伴って症状が進行する．そのため，疼痛や腫脹，大きさの増大などの症状として自覚するのは小児期以降からが大半で，成人期になって初めて自覚することもまれではない．外的刺激や月経・妊娠時のホルモン変化

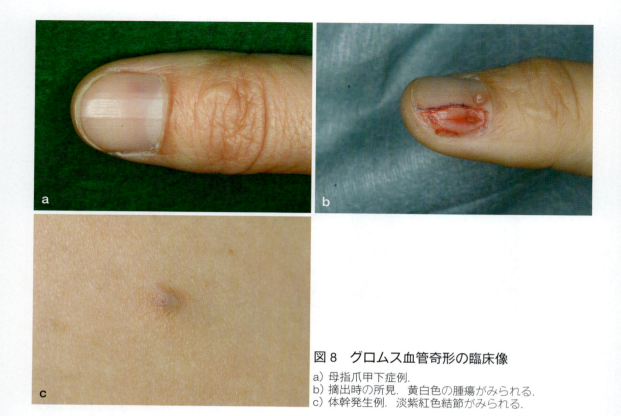

図8 グロムス血管奇形の臨床像
a）母指爪甲下症例．
b）摘出時の所見．黄白色の腫瘍がみられる．
c）体幹発生例．淡紫紅色結節がみられる．

によって症状が増悪することがあり，大きさや症状が変化するのも本疾患の特徴の一つでもある．

とくに四肢病変では疼痛を伴うことが多く，下肢全体に病変が及ぶ場合，下肢の脚長差を生じたり，関節拘縮を起こす例も存在する．

滑膜血管腫については，関節症に発展するものもあり早期の治療が望ましいが，手術を行っても重度の機能障害が残存することがある．このような場合は膝関節離断が必要になる場合もある．

生活指導．患者への説明のポイント

VMが広範囲に及ぶ症例では，外傷などによる出血に留意して保護に努める．下肢の広範囲症例では静脈石形成予防のため，ストッキング着用を励行する．下肢の過成長に伴う脚長差の出現に伴う不適切な姿勢での歩行は好ましくないため，定期的な診察と脚長差測定を行い，早めに装具の作成などを行う．

今後の展望・課題

VMと一括りに言ってもその症状はあまりに多彩であり，治療の観点からは局所切除で根治する例から手術や硬化療法を駆使しても治療がきわめてむずかしい例まで幅広く存在する．今後は病型に応じたきめ細やかな治療ガイドラインの整備が急務であると同時に，広範囲に生じたVMのような治療困難例に対する治療のbreakthroughが望まれる．

1) Dompmartin A, et al：Phlebology **25**：224-235, 2010
2) Devaney K, et al：Hum Pathol **24**：737-745, 1993
3) Boon LM, et al：GeneReviews, 2008
4) 高木健治ほか：脳外誌 **22**：28-36, 2013
5) Steiner F, et al：J Plast Reconstr Aesthet Surg **66**：1741-1749, 2013
6) Johnson JN, et al：J Pediatr Orthop **29**：380-384, 2009
7) Ma LW, et al：Ann Plast Surg **73**：547-551, 2014

Arteriovenous malformations（AVM：動静脈奇形）

名称・概念

動静脈奇形（AVM）は，動静脈短絡を有する拡張・蛇行した異常血管の増生を伴う高流速型の脈管形成異常である．流入動脈と流出静脈が網状に絡む短絡部はナイダスと呼ばれる．太いレベルで流入動脈と流出静脈が直接短絡する場合は，動静脈瘻（arteriovenous fistula：AVF）とも呼ばれる．純粋な動脈奇形（AM）はまれであるが，先天的な動脈の走行異常，低形成，狭窄，拡張，瘤形成などが該当する．

疫 学

ほとんどは孤発性で，発症率の男女比はほぼ同等である．家族性を示すものとして，遺伝性出血性末梢血管拡張症（Rendu-Osler-Weber 病）や毛細血管奇形 - 動静脈奇形（CM-AVM）に合併する AVM がある．Cowden 症候群や Banyan-Riley-Ruvalcaba 症候群などの PTEN 過誤腫症候群にも，しばしば AVM が合併する．

原因・機序

脈管形成・成熟過程の遺伝子異常の関与が考えられるが，機序の解明には至っていない．責任遺伝子が同定されているものとして，遺伝性出血性末梢血管拡張症における TGF-β シグナル伝達系の *ENG*，*ACVRLK1*，*SMAD4*，CM-AVM における *RASA-1*，PTEN 過誤腫症候群における *PTEN* などが挙げられる[1]．

臨床所見，身体所見（図1，2）

AVM は，皮膚，軟部組織，骨を始め，脳脊髄や内臓など，全身のあらゆる部位に生じる．限局性病変からびまん性病変まで，大きさはさまざまで，まれに多発する．身体所見として，紅斑，温感，拍動，腫脹，血管怒張，血管雑音・スリルを認める．シャント増加に伴い，疼痛，潰瘍，出血，感染，壊死などの悪化を認め，進行例は高拍出性心不全を呈する．

検 査

1 血液検査

巨大 AVM では，フィブリノーゲンや血小板数の低下，D-ダイマー，FDP の上昇など，凝固異常を示すことがある．高拍出性心不全例では BNP の異常高値を認める．

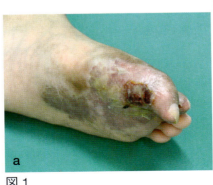
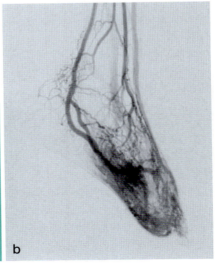

図1
a）10歳代女性，左足に生じた AVM．難治性潰瘍を合併する（Schobinger 分類第Ⅲ期）．
b）血管造影：足底動脈の拡張および動静脈シャントを伴う異常血管増生を認める．

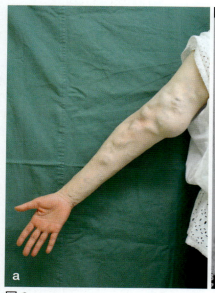
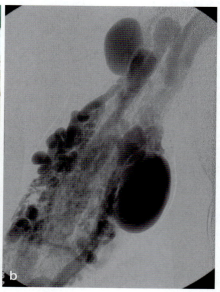

図2
a) 50歳代女性，右上肢に生じた巨大 AVM．高拍出性心不全を合併する（Schobinger 分類第Ⅳ期）．
b) 血管造影：右上腕に蛇行や瘤化を伴う多数の異常血管を認める．

2 画像検査

カラー超音波でモザイクパターンを示す異常拡張血管を認め，パルスドプラでシャント波形を示す．MRI は病変の広がりの評価に適しており，高流速の血管が示す flow void が特徴的である．造影 MR・CT アンギオグラフィーは異常血管の全体像の把握に有用である．血管造影はナイダスの血管構築や血行動態を詳細に評価できる．

3 病理組織学的検査

AVM は易出血性であり，診断目的の生検は通常行われない．画像所見が非典型的で軟部腫瘍との鑑別が困難な際に生検が考慮される．

診断基準

巨大 AVM（頸部顔面・四肢）は以下の診断基準に基づき，指定難病に認定されている．

Ⅰ）脈管奇形診断基準
軟部・体表などの血管あるいはリンパ管の異常な拡張，吻合，集簇など，構造の異常からなる病変で，理学的所見，画像診断あるいは病理組織にてこれを認める．

除外診断
1. 血管あるいはリンパ管を構成する細胞等に腫瘍性の増殖がある疾患（乳児血管腫，血管肉腫）
2. 明らかな後天性病変（静脈瘤，リンパ浮腫，外傷性・医原性動静脈瘻，動脈瘤）

Ⅱ）頸部顔面・四肢巨大 AVM 診断基準
1. 理学的所見
　血管の拡張や蛇行がみられ，拍動やスリル（シャントによる振動）を触知し，血管雑音を聴取する．
2. 画像検査所見
　動静脈の異常な拡張や吻合を認め，病変内に動脈血流を有する．頸部顔面では少なくとも一つの病変は患者の手掌大以上である．四肢においては少なくとも一肢のほぼ全体にわたるものである．
3. 病理所見
　明らかな動脈，静脈のほかに，動脈と静脈の中間的な構造を示す種々の径の血管が不規則に集簇している．中間的な構造を示す血管の壁では弾性板や平滑筋層の乱れがみられ，同一の血管の中でも壁の厚さはしばしば不均一である．また，毛細血管の介在を伴うこともある．

判定基準：Ⅰ）脈管奇形診断基準を満たし鑑別疾患を除外したうえで，Ⅱ）の 2. を満たす．またはⅡ）の 2. で病変の存在確認でき，1. または 3. で質的診断ができる．

鑑別のポイント

動静脈シャントを伴う多血性腫瘍が，AVM と

の鑑別を要する．代表的な疾患を以下に挙げる．

1 乳児血管腫（infantile hemangioma）

生後数週間から急速に増大後，退縮に転じる臨床経過が特徴である．画像上，栄養血管が発達した充実性腫瘍を呈する．病理学的には GLUT-1 陽性が特徴的である．

2 非退縮性先天性血管腫（non-involuting congenital hemangioma：NICH）

生下時より存在し乳児期以降も退縮しないが，自然経過は不明である．画像所見は乳児血管腫に類似しており，栄養血管が発達した充実性腫瘍を呈するが，病理学的に GLUT-1 は陰性である．

3 胞巣状軟部肉腫（alveolar soft part sarcoma）

皮下や筋肉に発生する比較的緩徐に進行する悪性腫瘍である．四肢や臀部に好発する．

4 傍神経節細胞腫（paraganglioma）

交感神経や副交感神経系の傍神経節に発生する．カテコールアミン分泌過剰症状を示す場合があり，MIBG シンチで集積を示す．

治療法

AVM の進行例では根治が困難となり再発しやすい傾向がある[2]．各治療法の長所・短所を考慮しつつ，集学的に治療を進める必要がある．

1 保存療法

弾性ストッキングによる圧迫療法はシャント量増加を抑制する可能性がある．疼痛には主に非ステロイド系抗炎症薬（NSAIDs）が使われるが，高度な疼痛ではオピオイド系鎮痛薬を要することもある．

2 血管内治療

ナイダスの血管構築に応じて無水エタノール，接着剤，マイクロスフィア，金属コイルなどの塞栓物質を選択し，経カテーテル的あるいは経皮穿刺により塞栓を行い，シャントの減少や消失を目指す．ただし，金属コイルによる流入動脈の近位塞栓は，ナイダスへの側副路が発達しシャントが残るため，避けるべきである[3]．

3 外科的治療

限局性 AVM の場合，外科的切除は根治性が高い．深部組織に浸潤するびまん性 AVM では広範切除となり，植皮や皮弁再建が必要となる．術前塞栓術の併用が術中出血の制御に有用な場合もある[4]．重症感染症や心不全の救済手段として，患肢切断術が必要な場合がある．流入動脈の近位結紮は，ナイダスへの側副路が発達しシャントが残

るため，避けるべきである[1]．

4 薬物療法

血管内治療や外科治療が無効な重症例では，mTOR 阻害薬を含む血管新生阻害薬の効果に関心がもたれているが，確立されていない[5]．

経過・予後

経年的に増大し ADL や QOL を低下させるが，個人差が大きい．思春期，妊娠・出産，外傷，不完全な手術などは増悪因子となる．進行例では，難治性疼痛や四肢運動機能の著しい障害を示す場合がある．難治性潰瘍に伴う動脈性出血や，高拍出性心不全の増悪は生命に危機を及ぼしうる．

説明のポイント

AVM の病状や進行速度には個人差がある．侵襲的治療は合併症リスクや再発の可能性もある．また，治療は 1 回で完結せず，しばしば反復が必要である．したがって，症状が目立たない間は一概に早期治療を勧めるものではない．各治療選択肢のメリット・デメリットを十分に説明したうえで，治療開始時期を慎重に判断する．

今後の展望，課題

AVM の治療は十分確立されておらず，高いエビデンスが存在しない．難治性血管腫・血管奇形・リンパ管腫・リンパ管腫症および関連疾患についての調査研究班では，診療ガイドライン改訂を進めており，AVM に対する手術や血管内治療について一定の目安となると思われる．血管内治療では，塞栓物質や四肢病変に対する塞栓術が保険で十分カバーされておらず，適用拡大が課題となっている．将来，AVM の分子生物学的な発生機序が解明されれば，難治例に対する薬物療法の役割が見いだせる可能性がある．

---

1) Lee BB, et al：Int Angiol **32**：9-36, 2013
2) Liu AS, et al：Plast Reconstr Surg **125**：1185-1194, 2010
3) Cho SK, et al：J Endovasc Ther **13**：527-538, 2006
4) Kohout MP, et al：Plast Reconstr Surg **102**：643-654, 1998
5) Colletti G, et al：Med Hypotheses **85**：298-302, 2015

Lymphatic malformations（LM：リンパ管奇形）
（囊胞状リンパ管腫 Macrocystic LM，海綿状リンパ管腫 Microcystic LM，限局性リンパ管腫 Lymphangioma circumscriptum）

名称・概念

　従来，リンパ管腫は先天・後天性を問わず，真の腫瘍ではなく，リンパ液の貯留に続発したリンパ管の過形成と考えられていた[1]．主に出生時ないし幼小児に発症する大小のリンパ囊胞を主体とした先天性腫瘍性病変であり，生物学的には良性である．リンパ管が形成される部位であれば全身どこにでも発生しうるが，とくに頭頸部や縦隔，腋窩に好発する．多くの症例では硬化療法や外科的治療が可能ではあるが，十分な結果が得られない場合も多く，重症例では治療困難であり，気道閉塞などの機能的問題や整容的問題を抱えている[2]．また，広範囲の病変を有する例では血管病変を合併するものもあり，従来の疾患概念・分類方法ではその臨床診断に混乱を生じていた．1996年の血管腫・血管奇形診療の国際学会 ISSVA（The International Society Studying Vascular Anomalies）分類，さらに2014年の新 ISSVA 分類では脈管奇形（vascular malformation）としてリンパ管腫（lymphangioma）はリンパ管奇形（lymphatic malformation：LM）と表示され，複数の脈管成分の混在，組み合わせで表現されており，適切な診断および治療方針に役立つ分類である[3]．

　一方，これらリンパ管奇形病変が広範囲かつ多臓器に発生する病態を，リンパ管腫症 lymphangiomatosis（generalized lymphatic anomaly）と称している．溶骨性変化や乳び胸水・腹水などのリンパ漏に伴う多彩な臨床症状を呈し難治で，現時点では確実な有効な治療法はなく対症療法が行われている（他項参照）．

疫　学[2]

　本症の発生率や有病率は正確には不明であるが，1,000～5,000出生に1人と推定され，患者数は1万人程度である．ほとんどが出生時から，あるいは幼小児期に発症し男女差，遺伝性は認めない．

原因・機序

　本症の多くは先天性であり，頸部・腋窩などはリンパ囊を形成する部位からの発生が多いことや出生前診断もされることがあることから，胎生の

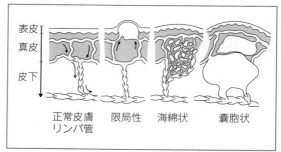

図1　リンパ管奇形病理組織学的分類模式図

リンパ管形成時期に何らかの異常を生じ病変を形成すると推察されているが，その誘因，機序は不明である．

臨床所見，身体所見（図1～4）

　病理組織所見の特徴を反映して，臨床所見から囊胞状リンパ管腫（macrocystic LM），海綿状リンパ管腫（microcystic LM），限局性リンパ管腫（lymphangioma circumscriptum）と表現される状態がある．本症ではこれらの形成異常（奇形）病変は本来，出生時から種々の割合で潜在しており，加齢に伴いリンパ液うっ滞や貯留によって臨床症状が顕彰化し，その臨床的特徴が現われてくる．病巣の部位や大きさ，広がり，深さなどにより，その症状は多様多彩である．

　囊胞状リンパ管腫（macrocystic LM）は大きな囊腫状病巣が1～数個が集合してみられ，皮下であれば熱感がない軟らかい腫脹として触れる．一般に無症状であるが，より深在性に存在して重要臓器部分ではその圧迫症状が出現する．

　海綿状リンパ管腫（Microcystic LM）は小さな蜂巣が密生した病巣で，皮下に存在する病巣は弾性軟のびまん性腫脹としてみられる．熱感はなく，一般に疼痛などはなく無症状である．経過，加齢に伴い限局性リンパ管腫を生じてくることが，しばしばみられる．さらに深在病巣は無症状のことが多いが，経過中に非化膿性炎症を生じ疼痛や腫脹による周囲臓器の圧迫症状をきたすこともある．

　限局性リンパ管腫（lymphangioma circumscriptum）は皮膚表面の透明な小水疱（表皮下）としてみられる．生来性にみられることもあるが，深在

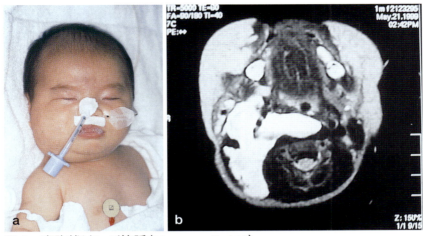

図2　嚢胞状リンパ管腫（Macrocystic LM）

a) 生後48日女児．出生時からみられた右下顎，頸部の腫脹．気道圧迫による呼吸困難を来した嚢胞性リンパ管腫．気道確保管理下に，ピシバニール硬化療法を行った．7ヵ月後には腫脹はほぼ消褪し，呼吸困難も解消した．

b) 挿管気道確保状態でのMRI像．右下顎・頸部深くに広がる多房性嚢胞性病変．腫脹がほぼ消退した7か月後も病変は残存．

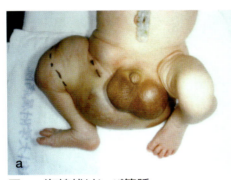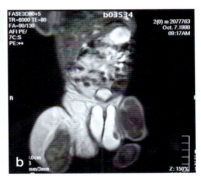

図3　海綿状リンパ管腫

a) 生後2日男児．出生前から存在が判明していた右臀部・下腹・大腿皮膚の広範囲腫脹病変，弾性軟，熱感はない．右殿部病変では感染性皮膚潰瘍をきたし，生後34日目に1回目手術．3歳半までに臀部，大腿，会陰（尿閉合併）病変について計5回の病巣減量術施行．その後，発育発達には問題はなく，スポーツを楽しむ大学生に成長した．

b) 生後2日目のMRI．腹腔内および右臀部・下腹・大腿皮膚皮下の広範囲に病変がみられた．

性リンパ管腫の加齢による経過中に出現してくることが多い．小水疱内出血を伴い赤褐色ないし黒色調丘疹を呈することも多い．

これらは単独でみられる場合もあるが，混在することも多い．

また，血管の形成異常をともなうものもある（混合型）．

身体所見：一般状態は侵されることは少ないが，広範囲例や，深部臓器に広範囲にある場合には低タンパク血症を生じたり，蜂窩織炎，リンパ管炎など，炎症性反応をきたす例もある．

検　査

1 超音波検査

Hypoechoicな大小の嚢胞様構造が混在して観察され，海綿状ないし嚢胞状の形態が描出され

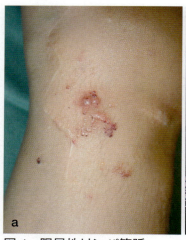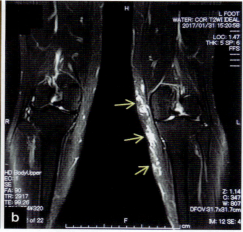

図4 限局性リンパ管腫

a) 12歳女児．左膝内側の限局性リンパ管腫．2歳時に左大腿から膝蓋内側の腫脹する海綿状リンパ管腫病巣を可及的切除した．その数年後に出現してきた散在性・集簇性丘疹，小水疱，出血性小水疱を混在．
b) 左下肢造影 MRI 像．左膝蓋骨周囲，大腿〜下腿内側の皮下脂肪に脂肪抑制 T2W1 で高信号域がみられる．膝蓋周囲では表皮に接している．

る．ドプラ超音波検査は乳児血管腫や血管奇形との鑑別に有用である．

2 MRI

T1強調画像は病巣の深さや広がりなど，周囲組織との解剖学的評価に有用で，病巣は低信号あるいは筋組織と同程度の信号を示す．脂肪抑制T2強調画像では病巣は高信号の多房性腫瘤として描出され，病巣の範囲を明瞭に診断できる．造影T1強調画像では病巣の辺縁や隔壁は造影されるが内部は造影されないことが多いので，静脈奇形（VM）との鑑別に有用である．

鑑別ポイント

出生時あるいは幼小児期からみられる常色の軟らかい皮膚腫脹，腫瘤ではリンパ管奇形以外の脈管奇形（静脈，動脈）や奇形腫，間葉系腫瘍などとの鑑別が必要となる．熱感や拍動がない囊胞状皮膚・皮下腫瘤，境界不明瞭で広がり呈する病変では本症が疑われる．これらの鑑別には画像検査が有用である．これらの部位や近接皮膚表面に，成長に伴う小水疱（「カエルの卵様」：限局性リンパ管腫）の出現することは，下床にリンパ管腫病変が存在することを示唆している．解剖学的区域を越えて複数の病変を広範囲に認める場合にはリンパ管腫症としている．

なお，本症は2015年1月に「リンパ管腫・リンパ管腫症」として小児慢性特定疾病に指定され，また同年7月には「巨大リンパ管奇形（頸部顔面病変）」が難病指定されている．

治療法

外科的切除治療，硬化療法，内科的治療に分けられる．

1 外科的切除治療

四肢，体幹の皮膚・皮下に限局した病巣で全切除できれば完治可能で，よい適応である．

海綿状リンパ管腫（microcystic LM）は硬化療法が無効なことが多く，切除治療が有用である．広範囲の病巣や解剖学的制約で全摘がむずかしく，部分切除で断念せざるをえない場合もある．幼小児期から判明している四肢の広範囲病巣では，リンパうっ滞による二次的皮膚硬化が出現する前の，早期からの計画的切除治療が有用である．

2 硬化療法

外科治療と並ぶ代表的治療法である．本症の治療に際し，一般的にまず硬化療法の可能性を考慮する．硬化剤としてOK-432（ピシバニール®），ブレオマイシン，無水エタノール，アルコール性硬化剤，抗がん薬，高濃度糖水，フィブリン糊など，さまざまな薬剤が用いられてきた．わが国で

は現在，OK-432だけが保険適用となっている．一般的に海綿状リンパ管腫（microcystic LM）には効果が得られにくい．

③ 内科的治療

広範囲の難治性リンパ管奇形に対しては全身療法も試みられている．インターフェロン，ステロイド投与の有効例もあるが，無効例もある．プロプラノロール，mTOR阻害薬，サリドマイドなどが国外では検討されているが，現時点ではその効果のコンセンサスは得られていない．

④ その他

限局性リンパ管腫（lymph circumscriptum）のリンパ瘻に対して，電気凝固は有用である．四肢などの病変では弾性ストッキングなどを用いた圧迫はリンパ液の貯留を減少させる効果が期待できる．また，骨軟部組織の肥大や脚長差を伴う場合では装具などを考慮する．

経過・予後

リンパ管奇形は腫瘍性に増殖・増大する病変ではないが，自然消失することはまれである．

限局性，小範囲の病巣では硬化療法や外科的切除療法で良好な効果が得られれば，予後は良好である．一方，完治せず成人期に移行し，生涯にわたり機能的・整容的に日常生活に支障をもたらす例もある．また，リンパ液が貯留・うっ滞する病巣では細菌性あるいは非化膿性炎症を合併，あるいは病巣内出血を来たし，発熱発作や局所疼痛のため安静加療の対症療法を要することも少なくない．さらに，広範囲な深在性病巣ではリンパうっ滞が持続し多数の小水疱（「カエルの卵様」：限局性リンパ管腫）が出現し，自潰する小水疱からのリンパ漏も悩みとなる．

生活指導・患者への説明のポイント

リンパ管腫の発生機序・病態とその患者の病状，考えられる予後や治療法を具体的にわかりやすく説明する．理解が得られたうえで治療法を選択し実施する．最善の治療の結果，病巣が残った場合，その状態を受け入れた生活の中で局所のリンパうっ滞をできるだけ避ける日常生活を指導する．限局性リンパ管腫のリンパ漏を伴う皮膚では蜂巣炎を生じやすいので，細菌感染の予防的スキンケアをとくに指導する．

今後の展望，課題

リンパ管形成にはさまざまな機序が作用しており，リンパ管形成にかかわる分子の欠損，過剰な発現あるいはリガンド非依存的な受容体活性が奇形の原因と考えられているが，原発性リンパ管疾患の多くの原因は未解明で，遺伝子変異の同定による病態解明や予防・治療はこれからの課題である．また，上記のプロプラノロールやmTOR阻害薬に加え，越婢加朮湯や黄耆建中湯などの漢方薬の有効性が注目されており，新たな治療戦略として期待できる．

1）今山修平：最新皮膚科学大系 第13巻，玉置邦彦（総編），中山書店，東京，p202-209，2002
2）小児慢性特定疾病情報センター：リンパ管腫／リンパ管腫症概要，https://www.shouman.jp/details/3_11_13.html（2017年11月アクセス）
3）厚生労働省難治性疾患等政策研究事業「難治性血管腫・血管奇形・リンパ管腫・リンパ管腫症および関連疾患についての調査研究」班（編）：血管腫・血管奇形・リンパ管奇形診療ガイドライン2017，https://www.marianna-u.ac.jp/va/guidline.html（2017年11月アクセス）

Primary lynphedema（原発性リンパ浮腫）

名称・概念

原発性リンパ浮腫（primary lymphedema）は，何らかの誘因後に発症する二次性リンパ浮腫と区別され，リンパ管の先天的低形成・無形成や機能不全により，四肢，とくに下肢を中心にリンパうっ滞（浮腫）を発症し，慢性的に経過する疾患である．容姿の問題や続発する問題によって，生涯にわたり身体的・精神的苦痛となる難治性疾患である．症状・経過は多様であるが，発症時期により先天性（1歳未満），早発性（1〜35歳），遅発性（36歳以上）の3型に分類される（Kinmonth の分類）[1]．しかし，原発性リンパ浮腫は他の特徴的な症状を合併する他の症候群の一症状である場合もある．浮腫以外の症状に着目して原発性リンパ浮腫を分類することにより，疾患の理解はより正確になると考えられる．Connel らは，近年の急速な情報集積と疾患関連遺伝子解析の進展を反映した診断アルゴリズムを提唱している（図1）[2]．また，2014 年の改訂 ISSVA 分類では原発性リンパ浮腫はリンパ管奇形に分類され，さらに八つに細分されている（ISSVA 分類参照）．ただし，現在もリンパ浮腫の関連遺伝子が次々と発見されており，それらを含めて病態発生機序の理解が進むにつれて，原発性リンパ浮腫は細分化へ向かっており，分類は今後も修正を繰り返すことが見込まれる．

疫学

本邦での患者は，2009 年の調査報告（2013 年）では 3,600 人程度（人口 10 万人対 3.00 人），発症時期による内訳では先天性 9%，早発性 42%，遅発性 49% であった[3]．男女比は男：女 = 1:1〜9[3,4] で女性に多い．

原因・機序・分子生物学・動物モデル

原発性リンパ浮腫の原因については家族例，症候群などの研究により，FOXC2，VEGFR-3，SOX18 など，関連する遺伝子異常が次々と挙げられており，それら遺伝子の改変動物モデルによる証明などにより，理解は進んでいる（表1）．しかし，これらの異常を認めるものは一部で，孤発例は多く本疾患全体の病態解明は遠い[2,5]．

臨床症状，身体所見（写真提示）

原発性リンパ浮腫は，これといった誘因なく四肢，とくに下肢に発症する（88%の症例[3]）慢性進行性の浮腫である（図2）．程度はさまざまであるが，下肢では足背部や下腿を中心として，皮膚皮下の浮腫状の腫脹，冷感，疼痛などを認める．そして経過とともに進行して，蜂窩織炎，色素沈着，皮膚の乾燥皮膚血流障害，皮膚潰瘍，リンパ漏，白癬症などの皮膚感染症，硬化，象皮症，関節拘縮による機能障害，リンパ管肉腫などの悪性腫瘍を発症することもある．

検査（病理など）

有用とされる画像検査は，非侵襲的に水分の貯留を確認できる超音波検査，MRI，トレーサーを用いてリンパうっ滞を画像的に確認するリンパシンチグラフィ（保険未収載），インドシアニングリーン色素（ICG）を用いた蛍光リンパ管造影（保険未収載）などであり[3]．また，二次性に浮腫を生じうる病態を除外するために，血液・尿検査，胸部 X 線などは必須である．

診断基準（難病指定・医療補助に言及）

明確な診断基準はないが，間質にアルブミンなど，タンパク質の豊富な組織液（リンパ）が滞留している状態（リンパ浮腫）で，手術，外傷，放射線などの原因が除外される場合に原発性リンパ浮腫と診断される．

厚生労働省科研費難治性疾患克服研究事業の原発性リンパ浮腫研究班にて，2009 年から 3 年間研究が行われたが，「診断に関する客観的な指標による一定の基準」が不明確な点で要件を満たさず，難病指定には至っていない．

治療法（考え方）

根本的治療法はない．したがって，治療の目的はリンパ浮腫の進行の阻止，浮腫に伴って生じる種々の問題の予防，そして続発症に対する対症療法となる．

保存的治療は患肢挙上，運動制限に加えて，マッサージ（リンパドレナージ）療法と圧迫療法（弾性包帯，弾性ストッキング）治療がある．

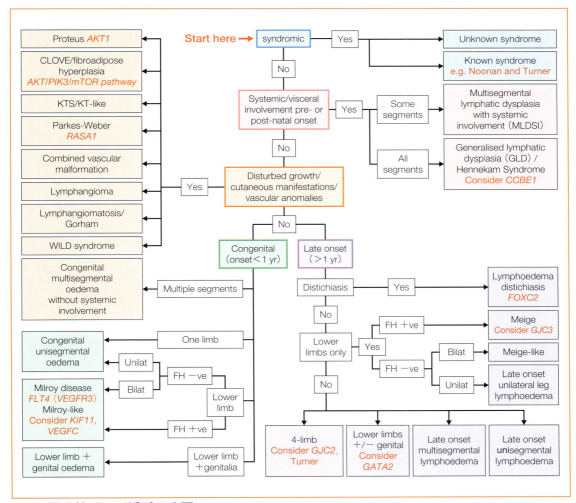

図1 原発性リンパ浮腫の分類

[Connell FC, et al：Clin Genet 84：303-314, 2013 より許諾を得て転載]

　外科的治療としては，病変組織を減量する目的で，直接的な組織の切除術や脂肪吸引が行われることもある．またリンパ管静脈吻合術も近年は広まっているが，効果は不確かである[6]．リンパ組織移植も一部で行われている[7]．いずれも保存的治療に優る第一選択の治療ではない[8]．

経過・予後

　リンパ浮腫のサブタイプによって差があり，出生直後からほとんど増悪がないものから，進行性で合併症が増えていくタイプまでさまざまである．治癒は見込めず，基本的には対症療法を続けねばならない[4]．

生活指導・患者への説明ポイント

　根本的治療は困難であるが，進行を抑えたり，遅らせたりすることを目的に，前述の保存的療法を勧める．また，患部の蜂窩織炎はしばしば重篤となり，浮腫の増悪因子でもあるため，けが，皮膚の荒れなどに注意するよう指導する．

今後の展望・課題

　原発性リンパ浮腫の原因に関する研究がさらに進み，疾患分類が正確になされ，遺伝子診断も進むと考えられる．十分な原因と発症機序の理解に続いて，根本的な治療法の開発が望まれる．

表 1　原発性リンパ浮腫に関連した遺伝子

リンパ管異常と他の症状	遺伝子（タンパク）	症例数	浸透率	変異型	遺伝形式	動物モデル
Isolated lymphedema						
Primary congenital lymphedema/Nonne-Milroy lymphedema	FLT4（VEGFR-3）	＞ 100	High	Inactivating	AD, AR, de novo	Chy, Fit4$^{-/-}$
Milroy-like disease	VEGFC	1	High	LOF	AD	Chy-3, Vegtc$^{-/-}$
Syndromic lymphedema						
Hennekam lymphangiectasia-lymphedema syndrome/mental retardation	CCBE1	13	High	LOF	AR	**fof**
Lymphedema-distichiasis and yellow nail syndromes/ptosis	FOXC2	＞ 85	High	LOF	AD	Foxc2$^{-/-}$
Hereditary lymphedema Ⅱ（Meige disease）	GJC2（CX47）	7	High	Missense	AD	(Gjc2$^{-/-}$)
Oculodentodigital dysplasia/lymphedema	GJA1（CX43）	1	High	Missense	AD	(Gjc1$^{-/-}$)
Choanal atresia/lymphedema	PTPN14	1	High	LOF	AR	Ptpn14$^{-/-}$
Hypotrichosis-lymphedema-telangiectasia syndrome	SOX18	3	High	LOF?/D-N	AR, AD, de novo	Ragged, (Sox18$^{-/-}$)
Lymphedema-lymphangiectasia	HGF	4	Medium	LOF?	AD?	(Met$^{-/-}$)
MCLMR	KIF11	14	Low	LOF	AD, de novo	(Kif11$^{-/-}$)
Noonan syndrome 1（54 % with lymphedema）	PTPN11（SHP2）	＞ 100	Medium	GOF	AD	Shp2$^{-/-}$
Noonan syndrome 1（63 % with lymphedema）	SOS1	Few with lymphedema	Medium	GOF	AD	―
Primary lymphedema, myelodysplasia（Emberger syndrome）	GATA2	13	Low	LOF	AD	(Gata2$^{-/-}$)
OLEDAID	IKBKG（NEMO）	5	Low	Hypomorphic	X-linked	(Ikbkg$^{-/-}$)
CM-AVM/lymphedema	RASA1	Few with lymphedema	Low	Low	AD	(Rasa1$^{-/-}$)^0
Cholestasis-lymphedema syndrome（Aagenaes syndrome）	locus in 15q	―	―	―	AR	―

［Brouillard PL, et al：J Clin Invest **124**：898-904, 2014 より許諾を得て転載］

1) Kinmonth JB：The lymphatics：Surgery, lymphography and diseases of the chyle and lymph systems, Edward Arnold, London, p83-104, 1982
2) Connell FC, et al：Clin Genet **84**：303-314, 2013
3) 齊藤幸裕：リンパ学 **36**：40-46, 2013
4) Smeltzer DM, et al：Pediatrics **76**：206-218, 1985
5) Brouillard P, et al：J Clin Invest **124**：898-904, 2014
6) Mihara M, et al：Ann Vasc Surg **29**：1111-1122, 2015
7) Becker C, et al：Clin Plast Surg **39**：377-384, 2012
8) Allen RJ, et al：J Surg Oncol **113**：923-931, 2016
9) 難病医学研究財団/難病情報センター：http://www.nanbyou.or.jp/entry/2398（2017年7月アクセス）

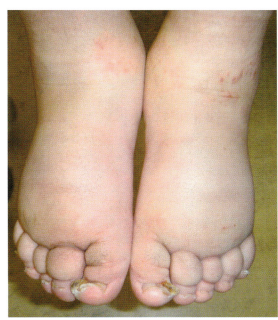

図2　原発性リンパ浮腫（先天性）の一例

Generalized lymphatic anomaly, LM in Gorham-Stout disease（リンパ管腫症，ゴーハム病）

名称・概念

リンパ管腫症は，中枢神経系を除く全身の臓器に拡張したリンパ管組織が浸潤する，非常にまれな難治性疾患である[1]．症状は浸潤臓器によって異なるが，乳び胸水，心嚢水，縦隔腫瘤，腹水，リンパ浮腫，骨溶解による病的骨折など，多彩である．一方，Gorham病は全身の骨が進行性に溶解する疾患で，溶解した部位はリンパ管組織に置換する．病的骨折，四肢短縮，側彎などのほか，溶骨部位の周辺臓器の症状に発展し，局所のリンパ浮腫，リンパ漏のほか，肋骨や胸椎骨が溶解すると胸水などの内臓病変を合併するため，症状がリンパ管腫症とオーバーラップしている．そのため，臨床的に鑑別が困難な場合もある[2]．

リンパ管腫症は従来から lymphangiomatosis と表記されていたが，-matosis が腫瘍性増殖を示すため，使用されなくなった．リンパ管腫症は ISSVA 分類の中ではリンパ管奇形（lymphatic malformation：LM）に分類され，generalized lymphatic anomaly（GLA：びまん性リンパ管異常）に該当する．未分類脈管異常に属する Kaposiform lymphangiomatosis（KLA）はリンパ管腫症と診断されていた症例の中で，特徴的な病理組織像や臨床像をもつ，予後不良な一群である．GLA との鑑別が重要であるが，いまだ不明な点が多い（詳細は別項で記す）．一方，Gorham病は ISSVA 分類の LM の中では，LM in Gorham-Stout disease（GSD）とされている．

疫学

リンパ管腫症と Gorham 病を合わせた国内の推定患者数は約100人とされている．男女差や遺伝性はないが，リンパ管腫症は小児，若年者に多く，Gorham病は全年齢にわたって発症する[3]．

原因・機序

発症原因はいまだ不明である．Gorham病の骨溶解の機序については，骨溶解部に破骨細胞が増殖・活性化することや，血管内皮細胞，リンパ管内皮細胞，間質系細胞，マクロファージ，環境因子など，さまざまな因子が関与しているのではないかと考えられている[4]．

臨床症状の特徴，検査

2疾患に共通する症状として骨溶解が挙げられるが，それぞれ特徴がある[2]．リンパ管腫症の約40％に骨病変を認め，脊椎，四肢，骨盤，肋骨などに多い[3]．Gorham病と違い，髄質を中心に溶解し，多発・散在性で進行しない症例が多い（図1a）．骨折などの症状は乏しいことが多いが，骨変形や側彎などを伴うことがある．無症候性の骨病変をもっている可能性もあるため，全身骨病変の検索を行うべきである．

Gorham病は連続性，破壊的に進展し，骨端に至ると，関節を破壊することなく相対する隣接骨を侵す（図1b, c）．多くは進行性だが，自然に進行が停止する症例もある．四肢，頭蓋骨，脊椎，肋骨に多く，病変周辺のリンパ浮腫などの軟部組織浸潤を認める（図1d）．頭蓋骨，脊椎病変は局所の神経症状を起こし，頭蓋底に至ると脳神経麻痺や髄液漏，髄膜炎のリスクがあるため，予後不良である．

胸部病変はリンパ管腫症の約80％，Gorham病の約40％にみられる[3]．縦隔浸潤のほか，胸水，肺浸潤，心嚢水のため，咳嗽や喘鳴，呼吸苦などを起こす（図2a）．胸水は乳びや血胸などさまざまで，大量の場合は低タンパク血症，低 γ-グロブリン血症となる．胸部病変を併発した約30％が死亡するため，積極的な治療が必要である．

腹部病変は脾臓へのリンパ管浸潤（図2b），嚢胞性リンパ管奇形，腹水がある．脾臓病変はほとんどが無症状であるが，診断的価値が高いため，本疾患を疑った場合はエコー，CT などでスクリーニングするべきである．血小板減少やFDP，D-ダイマー上昇などの凝固異常を約50％に認め，重度の血小板減少をきたした症例は血胸などの出血症状を起こす症例もあり，注意するべきである．

検査，診断基準

臨床症状と画像，および病理学的所見から総合的に診断することが重要である（詳細はガイドラインを参照）．皮下などのリンパ管組織からの生検はリンパ漏や創部の縫合不全を起こすことがあるため，細心の注意が必要である．また，肋骨病

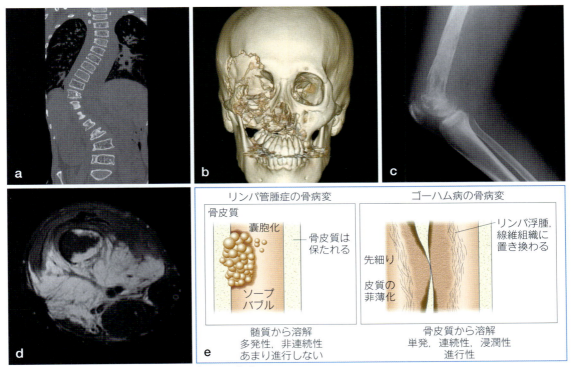

図1 リンパ管腫症とGorham病の骨病変

a) リンパ管腫症の脊椎骨CT画像：多発性・びまん性に髄質が虫食い状に溶解し，骨変形，高度側彎を起こしている．
b) Gorham病の頭蓋骨3D-CT画像：右側頭骨から連続性，進行性に骨溶解し，頭蓋底も欠損している．
c, d) Gorham病の膝単純X線，MRI T2脂肪抑制：皮質骨が薄い殻状となり，膝関節を越え，連続性に上下に進展している．骨髄および骨の周辺組織に高信号域が広がり，リンパ浮腫病変を認める．
e) それぞれの骨病変の特徴の違いについて．

変からの生検は術後に胸水を起こす可能性があり，避けるべきである．

1 画像検査

骨病変は単純X線撮影もしくはCT検査で診断可能である．Gorham病は皮質の菲薄化，先細り，消失，進行性，浸潤性が特徴で，リンパ管腫症は多発，髄質の溶解，囊胞形成，非進行性が特徴であり，鑑別が可能であるが，非典型例もある（図1e）．骨髄内の変化や軟部組織への浸潤の広がりの評価は，MRI T2強調画像で高信号となるため有用である（図1d）．

胸腹部など，全身の軟部組織病変の評価はMRIが有用である．胸部病変では肺門から気管支血管周囲に沿った病変や，気管支血管束の周辺と肺小葉間隔壁の肥厚がみられる．縦隔や傍脊椎病変ではMRI T2強調画像，STIR像が有用である．

2 病理検査

リンパ管腫症のリンパ組織病変はHE染色において，一層のリンパ管内皮細胞によって裏打ちされた拡張ないし複雑化した管腔が所見である．リンパ管内皮の同定にはD2-40やProx-1などが有用である．また，Gorham病の骨病変は骨梁が侵食性に欠損し，周辺に破骨細胞やリンパ管内皮細胞が存在することが典型的な所見である．しかし，すでに骨さえ残っていない病変からは繊維組織のみで，診断困難となる場合があるため，可能な限り骨破壊を起こしている最中の骨病変を採取することが望ましい．また，リンパ管腫症の小さな骨病変の場合も，検体の採取量が不十分で有意な結果が得られないことがあるため，注意が必要である．

3 診断基準，注意点

「難治性血管腫・血管奇形・リンパ管腫・リンパ管腫症および関連疾患についての調査研究班」によって作成された診断基準は，2疾患がオーバーラップした臨床像をもつため，どちらも診断

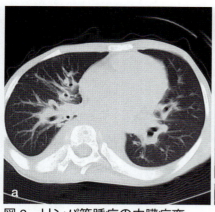
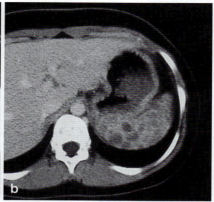

図2　リンパ管腫症の内臓病変
a) 胸部肺野条件単純CT画像：肺門部から末梢にかけての浸潤影，小葉間隔壁の肥厚，および後腹膜の傍脊椎にリンパ組織と思われる軟部腫瘤を認める．
b) 腹部単純CT画像：脾臓の多発性嚢胞性病変を認める．

可能な基準を作成したが，今後はそれぞれの特徴を理解し，別個の診断をすることで病態に合わせた治療法に結びけることが望ましいと，筆者は考える．

鑑別のポイント

1 溶骨性疾患

悪性腫瘍を含む腫瘍性疾患，Langerhans細胞組織球症，多発性骨髄腫，線維性皮質欠損症，非化骨性線維腫，類骨骨腫，遺伝性先端骨溶解症などが挙げられ，症状や病理検査で鑑別する．

2 リンパ管奇形，その他のリンパ管疾患

リンパ管奇形は別項を参照する．その他，先天性に拡張した肺や腸管のリンパ管からリンパが漏出し，胸水や呼吸障害，タンパク漏出性胃腸症，吸収不良症候群を起こすリンパ管拡張症や，リンパ脈管筋腫症（lymphangioleiomyomatosis：LAM）という妊娠可能な年齢の女性に発症し，LAM細胞が肺や縦隔のリンパ節で増殖し病変を形成する疾患なども鑑別するべきである．

治療法

根治的な治療法は存在せず，多くの場合は対症療法となる．病変が局所の場合は外科的治療が主となるが，ほとんどが全身性，びまん性であり，放射線治療や薬物療法などが必要となる．

胸水貯留に対し胸腔穿刺・ドレナージ以外，胸膜癒着術や硬化療法，胸管結紮術，外科的切除などを行い，ある程度の効果が期待できるが，完治はむずかしい．リンパ管造影で局所のリンパ漏出部位が特定できれば，局所手術や胸管の塞栓術なども有効であるといわれている．コントロール困難な胸水，心嚢水の症例や胸壁，胸膜に腫瘤性病変がある症例に対しては，不可逆的な呼吸障害に進行する前に16～20 Gyの低用量の照射が考慮されるが，晩期合併症のリスクがあるため慎重にしなければならない．

骨病変に対しては，溶骨が進行して病的骨折を起こした場合に整復術や固定術，人工関節置換術などを行うが，術後はリンパ漏などの合併症に注意する．また，術前に正常組織と病変部位の境界をMRIのT2強調画像などで確認し，可能な限り病巣を掻爬，切除することが再発予防として有用である．古くから放射線治療も行われているが，小児例では照射後の晩期合併症（骨の成長障害，二次がんなど）を考慮する必要がある．

薬物療法は確立されたものはないが，対症療法としては，肺病変に対する気管支拡張薬，ステロイドなどによる肺クリアランスの改善策が症状改善と回復を促進する可能性がある．また，大量胸水やタンパク漏出性胃腸症の症例などは，低アルブミン血症や低γ-グロブリン血症，低栄養を起こすため，重症例はアルブミン製剤やγ-グロブリン製剤などが必要となる．

今後の展望

本疾患の病態を考慮し，ビスホスホネートやインターフェロン，プロプラノロール，ベバシズマ

ブなど，主に血管新生を抑制することを目的とした薬物療法の報告があるが，症例報告レベルである．近年，mTOR（mammallian Target Of Rapamycin）阻害薬であるシロリムスの有効性が注目されている．米国の前向き多施設共同第Ⅱ相試験においては，6ヵ月時点で57例中47例（83％）に有効であり，さらにリンパ管腫症，Gorham病については100％の有効性を認めていた[5]．本疾患に対する画期的な治療薬であるといえるが，根治的ではない．また，現時点で本疾患に承認された薬剤はない．

本疾患を含めた脈管異常の病態，原因遺伝子などの研究をさらに進め，よりよい診断技術や最適な治療法の開発が望まれる．

1）Blei F：Lymphat Res Biol **9**：185-190, 2011
2）Lala S, et al：Skeletal Radiol **42**：917-924, 2013
3）Ozeki M, et al：Pediatr Blood Cancer **63**：832-838, 2016
4）Dellinger MT, et al：Bone **63**：47-52, 2014
5）Adams DM, et al：Pediatrics **137**：e20153257, 2016

Vascular malformations associated with other anomalies，症候群，母斑症
ISSVA 分類に記載されているもの

PHACES syndrome

名称・概念

乳児血管腫（いちご状血管腫）に加えて頭蓋内・顔面の血管腫や血管異常をきたす症候群として，1978年に Pascual-Castroviejo が disorder cutaneous hemangioma-vascular complex syndrome として報告したことに始まる．その後，1996年に Frieden らが**表1**に示す症状の頭文字をとって PHACE 症候群と名付けた．さらに胸骨欠損を追加して，現在では PHACES 症候群と呼ばれる[1]．診断基準は**表1**に示す[2]．症例ごとの個体差も大きい．

名称のとおり，先天性の多発奇形や血行障害，血管腫などがみられる．

疫　学

男児に比べて女児に約3倍多いといわれる．家族性の報告はない．

原因・機序

神経堤の関与が指摘されている．女児に多いことから，男児では致死的となる X 染色体優性遺伝の可能性が疑われているが，家族例での報告はなく，原因は不明である[3]．

臨床所見・身体所見

血管腫は顔面から頸部にかけてプラーク状かつ区域性（神経支配領域に沿った発症）で存在することが多い（**図1**）[3]．後述の診断基準に当てはまるような奇形を有することがある[4]．

検　査

1 画像検査

血管腫は CT，MRI で造影効果を強く認め，

表1　PHACE 症候群の診断基準

確定診断	直径5cm を超える血管腫	かつ	大項目一つ or 小項目二つ
疑診	直径5cm を超える血管腫	かつ	小項目一つ
	頸部または体幹頭側の血管腫	かつ	大項目一つ or 小項目二つ
	血管腫なし	かつ	大項目二つ

原文	日本語訳	診断基準の項目	大項目	小項目
Posterior fossa malformation	後頭蓋窩奇形	脳構造	後頭蓋窩奇形[*1]	造影効果のある頭蓋内血管腫[*2]
Hemangioma of the face	血管腫			
Arerila anomalies	脳動脈形成異常	脳血管	脳主幹動脈の奇形[*3]	遺残三叉神経動脈以外の胎児循環遺残[*4]
Cardiac defect	心血管奇形	心血管奇形	大動脈弓奇形[*5]	心室中隔欠損，右大動脈弓[*6]
Eye abnormalities	眼異常	眼奇形	後眼部異常[*7]	前眼部異常[*8]
Sternal clefting and/ or supraumbilical raphe	胸骨分離・臍上縫線	腹部・体正中奇形	鎖骨欠損[*9]	下垂体機能不全[*10]

[*1]：Dandy-Walker 奇形または片側/両側性の低形成/無形成
[*2]：正中線奇形症候群，神経細胞遊走障害
[*3]：異形成，狭窄または閉塞・もやもや血管を伴うこともある，中等度以上の低形成，位置異常，動脈瘤
[*4]：遺残環椎前分節動脈1型・2型，遺残原始舌下神経動脈・遺残耳神経動脈の低形成
[*5]：大動脈狭窄，動脈瘤，鎖骨下動脈起始異常・狭窄を伴うこともある
[*6]：重複大動脈弓
[*7]：胎児循環遺残，網膜血行障害，朝顔様視神経奇形，視神経低形成，乳頭周囲ぶどう腫，コロボーマ
[*8]：強膜化角膜，白内障，コロボーマ，小眼球
[*9]：鎖骨裂，臍上縫線
[*10]：異所性甲状腺

［Metry D, et al: Pediatrics **124**：1447-1456, 2009 をもとに著者作成］

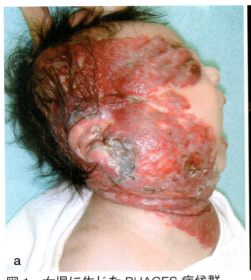
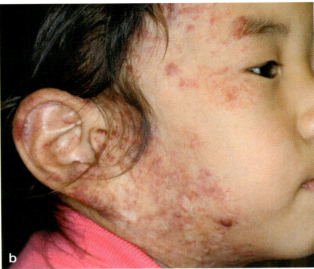

図1 女児に生じた PHACES 症候群
a) 生後3ヵ月：急速に増大した血管腫は皮膚潰瘍を形成した．
b) 6歳時：外科治療・色素レーザー治療などを施行．継続加療中である．

MRI では flow void がみられることもある．頭蓋内血管奇形の典型例は硬膜に基部をもち，顔面血管腫と同側の頭蓋底に存在する．なかでも内耳から小脳橋角に至るものが多い．全症例の 12％程度に合併するとされる[1]．後頭蓋窩奇形や脳動脈奇形も MRI で診断可能であり（図2），心血管奇形の診断には MRA も有効である．

2 超音波検査
　心機能や腹腔内実質臓器の血管腫の評価に用いることがある．

3 眼機能検査
　奇形のほかに顔面血管腫に伴う形態覚遮断性弱視にも注意を要する．

4 病理組織学的検査
　心血管狭窄部位は著明な平滑筋・弾性繊維の欠損と内膜の線維化をきたす．びまん性の中・大動脈疾患を認めるが，静脈や小動脈には病理学的奇形はない．

■ 鑑別のポイント

1 乳児血管腫（いちご状血管腫）
　体表の所見は同等であるため，鑑別を要する．顔面に区域状の比較的広範囲な広がりをもつ場合，画像検査などの精査を検討する．本疾患の多くは増殖期の増大傾向が強く，頸部などへの進展

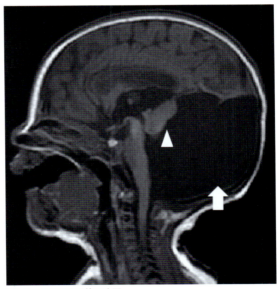

図2 MRI 画像所見
後頭蓋窩奇形（Dandy-Walker 症候群）を認める．第4脳室と連続する囊胞の拡張（矢印）と小脳形成不全（三角）．

もみられる．PHACES に代表される頭蓋内，血管，眼，胸骨などの奇形を評価して鑑別する．

2 Sturge-Weber 症候群
　いわゆる赤あざとして顔面に区域性に出現し，

神経症状(けいれん発作)や眼所見を認める点が類似している．Sturge-Weber 症候群は毛細血管奇形であるため，あざの体表が広範囲に隆起することはあまりなく，先天的に紅色局面を有している点で鑑別が可能である．

治療法

血管腫に準じて，βブロッカー内服，ステロイド血管内投与や内服，ビンクリスチン血管内投与，インターフェロンα皮下注射，アスピリン内服，チモロールゲル外用，レーザー照射などを組み合わせて治療される．なかでもβブロッカー内服薬は 2016 年 9 月に本邦で保険適用を受けて期待されている治療法であるが，脳虚血の報告があり，心血管奇形を合併する症例に対し適応がむずかしい[5]．

顔面の広範な腫瘤型乳児血管腫と同様に，眼，鼻，耳，口唇などは機能障害を残す可能性があり，早期の治療を要する．潰瘍形成は外科治療を要する醜形や瘢痕を残しがちであり，瘙痒は潰瘍形成の一因になりうるため，乳児期に手かせをつけるなどの物理的な予防策が有効となることもある[6]．

経過・予後

乳児血管腫と同様に新生児期の発症が多いが，生下時より存在することがある．乳児血管腫に比べて増殖期には急激に増大し，退縮期は緩徐で数年を要することもある．多彩な神経異常所見，たとえばけいれん発作，脳卒中，片麻痺，不全単麻痺，頭痛，発育遅延などのほか，精神発達障害が報告されている．長期にわたり徐々に症状が出現する場合もある．

説明のポイント

発症が乳児期で進行も早く，多彩な神経所見を有するだけでなく，顔面を中心とした機能障害を予防する必要がある．長期にわたり神経・血管障害に伴う症状の経過観察を要することなどを説明する必要がある．

今後の展望，課題

血管腫と多岐にわたる奇形の関連性は未知な点も多い．乳児血管腫(いちご状血管腫)に対して，新たな治療法であるβブロッカー内服薬が保険認可された．本疾患の合併症である眼や耳への症状の軽快や早期退縮に効果が期待できるが，動脈奇形を有する患児での脳虚血発作が報告されている[5]．治療方法はいまだに確立されておらず，今後さらなる研究が望まれる．

---

1) Judd CD, et al：Am J Neuroradiol **28**：25-29, 2007
2) Metry D, et al：Pediatrics **124**：1447-1456, 2009
3) Bayer ML, et al：Am J Cardiol **112**：1948-1952, 2013
4) Siegel DH, et al：Stroke **43**：1672-1674, 2012
5) Metry D, et al：Pediatr Dermatol **30**：71-89, 2013
6) 加藤　基ほか：小児外科 **48**：885-889, 2016

Vascular malformations associated with other anomalies, 症候群, 母斑症
ISSVA 分類に記載されているもの

PELVIS / SACRAL / LUMBAR syndrome

名称・概念

出生時よりみられる，乳児血管腫とさまざまな合併奇形が下半身に限局的にみられる症候性の疾患である．Goldberg らが 1986 年に初めて上記の概念を提唱した[1]．2006 年に Girard らが当疾患の臨床症状の特徴の頭文字をとって，PELVIS 症候群と命名した．PELVIS とは Perineal hemangioma（会陰部の血管腫），External genitalia malformation（外性器奇形），Lipomyelomeningocele（脂肪脊髄髄膜瘤），Vesicorenal abnormalities（膀胱－腎形成異常），Imperforate anus（鎖肛），and Skin tag（軟線維腫）の頭文字である[2]．同様に，Stockman らは，Spinal dysraphism（脊椎癒合不全），Anogenital anomalies（肛門性器異常），Cutaneous anomalies（皮膚異常），Renal and urological anomalies associated with an Angioma of Lumbosacral localization（腰仙椎部の血管腫を伴う腎尿路異常）の頭文字をとって，SACRAL 症候群を提唱した[3]．さらに，Iacobas らが Lower body hemangiomas and other cutaneous defects（下半身の血管腫および他の皮膚症状），Urogenital anomalies（尿路性器異常），Ulceration（潰瘍），Myelopathy（脊髄症），Bony deformities（骨奇形），Anorectal malformations（直腸肛門奇形），Arterial anomalies（動脈形成異常）and Renal anomalies（腎形成異常）の頭文字をとって，LUMBAR 症候群という名称を用いた[4]．基本的には，これらの疾患はすべて同一スペクトラムの疾患と考えられている．ISSVA 分類（2014）では，benign vascular tumors に含まれる infantile hemangioma の中の association with other lesions に分類されている．

疫　学

まれな疾患であるため，正確な発生頻度は不明である．本邦での報告はごくわずか[5]で，報告数は現在までに 60 症例程度である．また，女児（67.5%）にやや多くみられるとされている[4]．

原因・機序

原因や機序に関しては現在のところ不明である．胎生期の中胚葉の発生過程の異常[6]や，血管異常[4]を起因として，血管腫および近傍の内蔵奇形が生じる可能性が推察されている．

臨床所見，身体所見（図 1）

疾患名が身体的所見を端的に表している．合併頻度には差がみられるが，皮膚症状およびその他の異常・奇形がすべて下半身に限局していることが特徴である．過去 54 例をまとめた報告によると，症状とその頻度は，乳児血管腫（100%），潰瘍（66.7%），脂肪腫・他の皮膚異常（58.7%），脊髄症（80%），尿生殖器異常（31.9%），肛門直腸奇形（41.3%），腎異常（37.5%），動脈異常（18.2%），骨変形（25.8%）となっており[7]，その他，患肢の萎縮がみられることもある．他の皮膚異常として臀部の裂肛や軟線維腫，脂肪腫，先天性皮膚欠損症がみられることが多いとされている．乳児血管腫のみられる部位は主に四つに分類され，仙骨部位にもっとも多く，次いで腰部，会陰・外性器，下肢の順となっている．さらに，当疾患でみられる乳児血管腫は，毛細血管拡張が主体，あるいはまばらに紅色丘疹がみられる隆起の少ない局面であり，増大傾向に乏しいことも特徴とされており[4]，後述する毛細血管奇形やおむつ皮膚炎との誤認も多く，注意が必要である．

検　査

検査は主に合併奇形の検索のために行われる．月齢 3 ヵ月未満の場合はスクリーニング検査としてとしてエコー（＋ドプラ）にて脊椎，腹部，骨盤部のチェックを行い，3 ヵ月以上の場合は，一度のエコー検査で異常が見つからなかった場合も含めて，MRI 検査による同部位の合併症の検索が推奨されている．また，乳児血管腫が下肢にまで及んでいる場合は，動脈奇形や静脈奇形を伴う場合があるため，MRA（MR angiography）・MRV（MR venography）の検査も追加することが重要とされている[4]．

鑑別のポイント

1 毛細血管奇形（単純性血管腫）

下半身に存在する場合は，罹患部位の局面だけでは判別がむずかしい場合もあるが，隆起することや潰瘍を伴うことはほとんどない．

② 先天性毛細血管拡張性大理石様皮斑

患肢の萎縮を伴う点でも下肢を主体とした PERVIS/SACRAL/LUMBAR 症候群と類似し，鑑別が困難であることが多いが，動脈奇形がないことが一つの鑑別のポイントとなることが示唆されている[4]．

③ Klippel-Trenaunay 症候群

患肢の肥大を伴うことや動脈奇形を伴わないことが挙げられる[4]．

④ おむつ皮膚炎

適切な外用治療にて症状の改善がみられる．

治療法

根治的な治療法はなく，乳児血管腫と合併奇形に対する治療が主体となる．乳児血管腫に対しては，βブロッカー内服療法，ステロイド内服療法，色素レーザー照射療法などが挙げられるが，βブロッカー内服療法は血液灌流の低下を助長する可能性があり，動脈奇形がある場合には十分な注意が必要であると考えられている[4]．合併奇形に関しては関連各科と連携して診療に当たる必要がある．

説明のポイント

さまざまな合併奇形が付随する可能性について，両親を中心とした家族への説明が重要である．非常にまれな疾患であるために病態や経過予後も不明であり，根治的な治療法が存在せず，合併する疾患に対して検査およびその治療が重要であることや症状に応じて長期的な経過観察が必要であることなどを説明することが大切である．

今後の展望，課題

現時点では，明確な診断基準がなく，病因も不明である．症例の蓄積による原因の解明や明確な診断基準の作成が重要である．

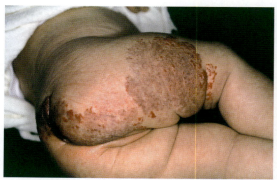

図1 生後1ヵ月の女児，臀部から大腿にかけての乳児血管腫

仙骨欠損を伴う二分脊椎，膀胱直腸障害，両下肢不全麻痺，内反尖足を合併．
［赤坂虎の門クリニック 大原國章先生ご提供］

1) Goldberg NS, et al：Arch Dermatol：**122**, 684-687, 1986
2) Girard C, et al：Arch Dermatol **142**：884-888, 2006
3) Stockman A, et al：Dermatology **214**：40-45, 2007
4) Iacobas I, et al：J Pediatr **157**：795-801, e1-7, 2010
5) 作村直人ほか：日小児会誌 **120**：896-899, 2016
6) Yadav DK, et al：BMJ case reports：2013
7) Golabi M, et al：Am J Med Genet A **164A**：204-207, 2014

Vascular malformations associated with other anomalies, 症候群, 母斑症
ISSVA 分類に記載されているもの

Capillary malformations-arteriovenous malformations (CM-AVM)syndrome

名称と概念

毛細血管奇形（CM）には，Sturge-Weber 症候群，Klippel-Trenaunay 症候群，Parkes Weber 症候群といった，肥大を伴う血管奇形症候群の一表現型としてみられるものがあるが，2003 年に Eerola らが遺伝性を有する家族性毛細血管奇形の 17 家系群から RASA1 遺伝子をスクリーニングし，6 家系からその遺伝子異常を発見し報告した[1]．そして同時に家族性毛細血管奇形と AVM，AVF，Parkes Weber 症候群との合併が同定され，それらを CM-AVM 症候群と命名したのが最初の報告である[1]．北ヨーロッパでは約 10 万人に 1 人の発生頻度との報告はあるが，新しい疾患概念であり，少なくとも本邦での発生頻度は不明である．

発生機序

RASA1 遺伝子の突然変異が原因とされ，常染色体優性遺伝を示す．RASA1 遺伝子は p120-Ras-GTPase-activating タンパク（p120-RasGAP）をコードしており，第 5 染色体長腕の 5q13.3 に遺伝子座がある[1]．これは細胞の成長，増殖，分化などをコントロールしており，血管系の正常発生に重要と考えられている．しかし，同症候群と考えられる臨床所見があっても，RASA1 遺伝子異常が同定されない症例の報告もあり，詳細な疾患の発生機序については現在のところ不明である．

臨床所見

通常の毛細血管奇形と異なり，病変は 3 cm 以下の境界明瞭な円形〜卵円形で，色調はピンク〜赤色を示し，周囲に白色の halo を伴うことが多いとされる．また病変の温度はやや高いことがあり，動静脈奇形の解剖学的な位置と関係なく，不規則に多発性に病変がみられることが多い．孤発性のものもあるが，家族性に毛細血管奇形の既往を示すものが多いことも特徴であり，Larralde の報告では 71％に家族歴があったとされる[2]．
高流量型血管奇形（AVM，AVF）の合併が半数近くにあるとする報告もある一方で，その合併はみられなかったとする報告も散見され，正確な合併頻度についてはわからないが，RASA1 遺伝子異常のある 68 家系では 59％に合併しているというまとまった研究結果がある[3]．RASA1 遺伝子は RAS-MAP kinase のシグナル伝達系のネガティブフィードバックも担っているため，同遺伝子異常で腫瘍の発生頻度の上昇も危惧されるが，68 家系の調査では 1 家系に 2 患者の基底細胞がんの発生がみられたのみで，リスクは高くないとされている[3]．AVM/AVF は頭蓋内や脊髄発生のみならず，四肢発生の報告も多い．また Galen 静脈瘤の合併の報告もある．Parkes Weber 症候群の合併の報告もあり，片側肥大の合併も時にみられる[4]．

検　査

上記に述べた CM-AVM 症候群の皮膚所見である毛細血管奇形は，胎生期〜幼小児期に発見されることが多いが，CM-AVM 症候群に特徴的な毛細血管奇形が複数ある場合や家族歴がある場合などには，高流量型血管奇形の存在を示唆する重要な所見であり，中枢神経の MRI を含めて全身の血管奇形の検索をするのがよいと考えられる．また，逆に若年での高流量型血管奇形に遭遇した場合には，CM-AVM 症候群の可能性も考えて，皮膚所見の有無および家族歴の確認をする必要がある．

治　療

毛細血管奇形に対しては，整容的な観点からレーザー治療が施行されることはあるが，症候群そのものの原因治療・根治治療は困難である．高流量型の血管奇形に対しては，病期や部位などに応じて，血管内治療や手術療法などが選択される．

---

1) Eerola I, et al：Am J Hum Genet **73**：1240-1249, 2003
2) Larralde M, et al：Int J Dermatol **53**：458-461, 2014
3) Revencu N, et al：Hum Mutat **34**：1632-1641, 2013
4) Revencu N, et al：Hum Mutat **29**：959-965, 2008

Vascular malformations associated with other anomalies，症候群，母斑症
ISSVA 分類に記載されているもの

Osler disease, Herediatry hemorrhagic telangiectasia
（HHT：遺伝性出血性末梢血管拡張症）

名称・概念

①反復する鼻出血，②皮膚・粘膜の末梢血管拡張，③内臓病変（AVM），④常染色体優性遺伝を4徴とする全身性血管疾患である[1]．1909年Hanes[2]が提唱した「hereditary hemorrhagic telangiectasia（HHT：遺伝性出血性末梢血管拡張症）」という名称は，上述の概念をほぼ反映している．ただし，疾患概念確立の歴史において重要な3人の名前を挙げ，年代順にRendu-Osler-Weber病，あるいはOslerをとくに重視して筆頭に置きOsler-Weber-Rendu病，ないしは単にOsler病ということも多い[3]．

疫学

欧米における遺伝疫学調査では1万人に1人[4]，本邦では秋田県における遺伝疫学調査で5～8,000人に1人とされている[5]．

原因・機序

責任遺伝子として，TGF-βシグナル伝達系にかかわるENG, ACVRL-1（別名ALK-1），SMAD4の3種が同定されており，本症はTGF-βシグナル伝達異常により発症すると考えられている[6]．

臨床所見，身体所見

初発症状としては鼻出血がもっとも多い[1]．皮膚・粘膜の血管拡張が診断の契機になることは少ないが[7]，本症の9割でみられ[8]，年齢が進むごとに頻度が増してくる．本邦報告例では，鼻腔粘膜，舌（図1），口唇，手，口腔粘膜の順に多くみられる[9]．

検査

失血による鉄欠乏性貧血について，血液検査，内臓（肺，肝，脊髄，消化管など）のAVMに関して各種画像検査を行う．

鑑別のポイント

皮膚病変の鑑別疾患としては，老人性血管腫，クモ状血管腫，Fabry病，CREST症候群，被角血管腫，Crow-Fukase症候群，青色ゴムまり様母斑症候群などが挙げられる[9]．年齢，家族歴，

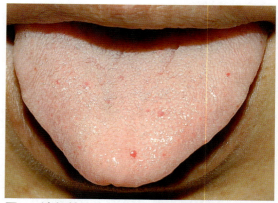

図1　遺伝性出血性末梢血管拡張症
舌に鮮紅色調の丘疹，点状の毛細血管拡張が散在している．

経過，皮疹の分布や性状，血管拡張以外の症状から鑑別する．

なお，常染色体優性遺伝が推定される家族歴を呈する毛細血管拡張症としては，hereditary benign telangiectasia（図2）もある．まれにAVMを伴う症例も報告されているが[10]，HHTのように出血をきたすことはない[11]．

治療法

出血に対しては圧迫や粘膜焼灼術が選択される．内臓のAVMに対しては塞栓術（肺）や集学的治療（脳）が選択される．

経過・予後

死亡率は2～4％．死因として，脳膿瘍，敗血症，肝性脳症が報告されている[1]．

説明のポイント

定期的経過観察が必要である．内臓病変により，合併症の予防法を説明する[12]．

---

1) 難病医学研究財団/難病情報センター：オスラー病（指定難病227），http://www.nanbyou.or.jp/entry/4352（2017年8月アクセス）
2) Hanes FM：Bull Johns Hopkins Hosp **20**：63-73, 1909
3) 須崎宇一郎：遺伝性出血性末梢血管拡張症

（オスラー病；HTT）の診療マニュアル，増補版，塩谷隆信（編），中外医学社，東京，p1-5, 2015
4) Marchuk DA, et al：Am J Med Genet 76：269-273, 1998
5) Dakeishi M, et al：Hum Mutat 19：140-148, 2002
6) 森崎裕子ほか：遺伝性出血性末梢血管拡張症（オスラー病；HTT）の診療マニュアル，増補版，塩谷隆信（編），中外医学社，東京，p19-24, 2015
7) 水野　愛ほか：臨皮 60：673-676, 2006
8) Folz BJ, et al：Eur J Dermatol 14：407-411, 2004
9) 津田昌明ほか：遺伝性出血性末梢血管拡張症（オスラー病；HTT）の診療マニュアル，増補版，塩谷隆信（編），中外医学社，東京，p48-50, 2015
10) Onishi Y, et al：Br J Dermatol 145：641-645, 2001
11) Goldsmith PC：Rook's textbook of dermatology, 9th ed., Griffiths C, et al（eds.）, WILEY-BLACKWELL, Chichester, p103.18, 2016
12) 塩谷隆信ほか：遺伝性出血性末梢血管拡張症（オスラー病；HTT）の診療マニュアル，増補版，塩谷隆信（編），中外医学社，東京，p162-163, 2015

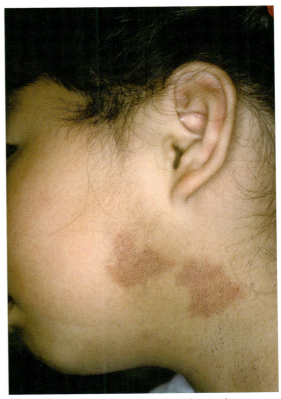

図2　Hereditary benign telangiectasia
頸部の斑状病変
［赤坂虎の門クリニック 大原國章先生ご提供］

Vascular malformations associated with other anomalies，症候群，母斑症
ISSVA 分類に記載されているもの

Cutis marmorata telangiectatica congenita
（先天性血管拡張性大理石様皮斑），Adams-Oliver syndrome

名称・概念・疫学

先天性血管拡張性大理石様皮斑は，1922 年に Van Lohuizen[1] により報告された，生来性の大理石紋様の網状皮斑を主症状とする，比較的まれな疾患である．性差はなく，多くは孤発性であるが，家族発症例の報告もある．本症の合併が多い Adams-Oliver 症候群は，大半が常染色体優性遺伝である．

臨床所見・身体所見（図 1～3）

出生時よりみられる，一過性でない大理石様皮斑がもっとも重要な所見である．皮疹は四肢に多く，特定のパターンはとらないとされている．また，本症は合併奇形が非常に多いことが知られており，とくに widespread type のほうが localized type に比べて高率に奇形を合併するといわれている[2]．

鑑別疾患

新生児生理的大理石様皮斑，単純性血管腫，新生児エリテマトーデスなどが挙げられる．

治療法・経過・予後

皮斑は自然消褪傾向を示すため，基本的には経過観察となる．最初の 1 年で強い消褪傾向があ

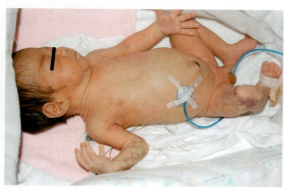

図 1　生後 10 日，男児
右上下肢，背部，腰部に暗紫色の網状皮斑を認めている．健側に比べて患側が細くなっている．

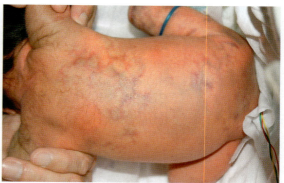

［春山護人ほか：Visual Dermatol 10：732-733, 2011 より許諾を得て転載］

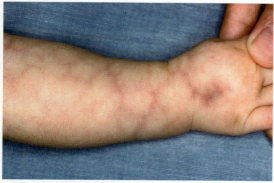

図 3　2 ヵ月の女児
網状皮斑の部分は軽度に陥凹している．
［赤坂虎の門クリニック 大原國章先生ご提供］

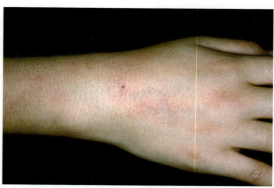

図 3　図 2 症例の経過写真
色が薄くなり，陥凹も浅くなっている．
［赤坂虎の門クリニック 大原國章先生ご提供］

り，その中でも生後6ヵ月以内に消褪が始まる例が多い．しかし，完全消褪する例はまれで，一部残存することがほとんどである[3]．本症の生命予後は合併奇形の重症度に依存し，皮疹のみであれば予後は良好である．したがって，本症と診断した際は，合併奇形の発見や対策のために，他科との連携が非常に重要となる．

1) Van Lohuizen CHJ：Acta Derm Venereol **3**：202-211, 1922
2) 倉持　朗：最新皮膚科学大系 第11巻，玉置邦彦（総編），中山書店，東京，p197-205, 2002
3) 原彰吾ほか：皮膚病診療 **28**：1213-1216, 2006

Vascular malformations associated with other anomalies, 症候群, 母斑症
ISSVA 分類に記載されているもの

Blue rubber bleb nevus syndrome（青色ゴムまり様母斑症候群）

名称・概念

青色ゴムまり様母斑症候群（blue rubber bleb nevus syndrome：BRBNS）は，1860年にGascoyenによって皮膚血管腫と出血を伴う消化管血管腫が合併した症例として初めて報告され[1]，後の1958年にBeanによってBRBNSと命名された疾患であり[2]，別名Bean症候群とも呼ばれる．BRBNSは多発する皮膚血管腫と消化管血管腫を生じる血管腫症と定義されおり，報告は皮膚科からのみならず，小児科や外科，消化器内科，整形外科などと多岐に及んでいる．

疫　学

正確な発生頻度は不明である．比較的まれな疾患とされてきたが，現在までに報告例は海外・本邦合わせて200例以上はあり，性差や人種差はない．

病因・病態生理

孤発例が大部分で，多くは原因不明であるが，一部の症例では常染色体優性遺伝を示したとの報告もある．また，TEK（T1E2）遺伝子の機能獲得型変異が発症に関与しているとの報告が近年されている．

臨床所見，身体所見

皮膚と消化管に特徴的な血管腫が多発する．血管腫の多くは出生時や幼少時に出現するが，まれに成人発症例も見受けられる．また，皮膚病変と消化器病変の出現時期に時間差がある場合もある．

血管腫は独特なゴム乳首様の青味を帯びることが多く（図1a, b），Beanは皮膚病変を以下の3型に分類している[1]．1）直径10 cm以上の巨大な海綿状血管腫で皮下腫瘤を形成し，主要臓器を圧迫したり，気管や消化管を閉塞させたりすることがある．2）青味を帯びゴム乳首を思わせる血管腫で，薄い表皮に覆われ，圧迫で平坦化し，圧を除くと血液の再流入により回復・隆起する．3）扁平またはやや隆起した境界不明瞭な青色斑で，しばしば点状の黒色斑を伴う．実際には一個体に異なる型が重複して存在することも多い．

皮膚病変は体幹や上肢に好発し，成長に従って増加・増大する．また，自然消褪傾向は通常ない．DengはBRBNSの患者39人のうち，93％は体幹に，86％は四肢に，36％は臀部に，26％は顔面に皮膚血管腫がみられたと報告している[3]．

また，消化管病変に関しては，口腔内〜肛門までのどの部分にも生じ（図1c），海外では小腸発生がもっとも多いが，本邦では大腸，胃，小腸，口腔の順に多かったとの報告がある[4]．血管腫に刺激が加わると出血し，吐血・下血・慢性鉄欠乏性貧血・急性消化管出血の原因となりうる．腸捻転・腸重積を生じることもある．皮膚や消化管以外の臓器にも血管腫が合併することもあり，脳や心臓で生じて圧迫症状・出血を合併すると予後不良である．

検　査

皮膚と消化管に特徴的な血管腫が多発する所見がそろえば，視診のみで診断は可能だが，内臓病変は自覚症状がないこともあるため，BRBNSを疑った場合はまず口腔内を入念に観察し，内臓血管腫の検索のために消化管内視鏡検査や全身CTなどを行い，加えて貧血の有無も調べる．血管腫の病理組織像としては静脈奇形（海綿状血管腫）の像を呈することが多い（図1d, e）．

鑑別のポイント

1 Maffuci症候群

先天性の中胚葉形成異常が原因で，皮膚や内臓の血管腫［主に静脈奇形（海綿状血管腫）］と骨病変（多発性内軟骨腫など）を特徴とする非遺伝性疾患である．小児期〜思春期に診断されることが多く，皮膚血管腫は手足に好発する．左右脚長差と病的骨折を伴い，30％で軟骨肉腫や脳腫瘍などの悪性腫瘍を合併する．

2 遺伝性出血性末梢血管拡張症（Osler病，Rendu-Osler-Weber病）

常染色体優性遺伝疾患で，責任遺伝子としては血管新生にかかわるendoglin（ENG），activin receptor-like kinase-1（ALK-1），mothers against decapentaplegic homolog 4（SMAD4）の三つの変異が同定されている．思春期以降に診断されることが多く，初発症状は反復性鼻出血が多い．皮膚粘膜症状として，顔面や舌・口腔内，消化管に毛

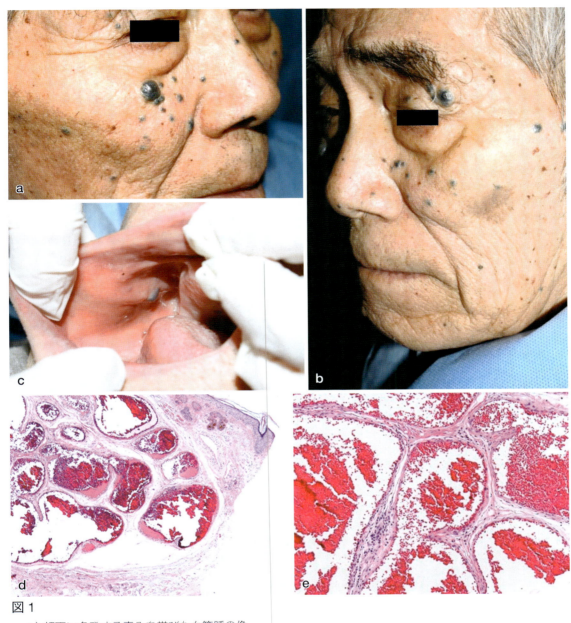

図1
a, b) 顔面に多発する青みを帯びた血管腫の像.
c) 口腔内の血管腫.
d, e) HE 染色:図の皮膚血管腫の生検組織像では,真皮内〜皮下組織に拡張した血管腔が増生し,赤血球を充満していた.血管腔は1層の内皮細胞からなり,その外層は線維性の壁で囲まれ,静脈奇形(海綿状血管腫)の像であった.

細血管拡張様の血管拡張が多発し,肺や肝臓・脳に動静脈瘻を合併することも多い.

3 多発型グロムス腫瘍

通常,自覚症状のない健常色〜青色の結節・腫瘤が皮膚に多発する.病理組織像では,グロムス細胞の増殖に加えて静脈の拡張像がみられることがあるため,静脈奇形(海綿状血管腫)との鑑別を要することもある.

治療法

整容面を改善するために切除や植皮術・皮弁術が選択されることもある．出血や貧血の際には止血処置，輸血・鉄剤の投与などの対症療法が選択されるが，消化管病変からの急激な出血では，内視鏡的治療や外科的治療が行われることもある．また，難治性で外科的切除が困難な症例に対し，硬化・塞栓療法やレーザー治療が奏効したとの報告もある．

また，近年 mTOR 阻害薬であるシロリムスが血管腫の縮小や出血・貧血の改善に有効だったとの報告がされている．しかし，当疾患での保険適用はない[5,6]．

経過，予後

正常臓器への圧迫による機能障害や出血，貧血を起こさなければ，基本的に予後良好である．

説明のポイント

ほとんどの症例では，遺伝性ではないこと，正常組織を圧排することでの機能障害や，血管腫からの出血・貧血を起こさなければ経過観察のみでよく，もし出血や貧血が生じた場合には対症療法が選択されることが多いことを説明する．また，成長とともに新規病変が出現する可能性があるため，可能な限り定期診察を継続して受けるよう勧める．

今後の展望，課題

TEK（T1E2）遺伝子変異と発症とのかかわり，シロリムス投与による治療効果への検討が待たれる．

---

1) Bean WB：Vascular Spiders and Related Lesions of the Skin, BLACKWELL SCIENTIFIC PUBLICATIONS, Springfield, p178-185,1958
2) 芝木晃彦：最新皮膚科学体系 第 11 巻，玉置邦彦（総編），中山書店，東京，p176-179，2002
3) Deng ZH, et al：World J Pediatr **4**：70-73, 2008
4) 鎌田智明ほか：消内視鏡 **8**：995-1001, 1996
5) Ünlüsoy Aksu A, et al：J Pediatr Hematol Oncol **39**：466-469, 2017
6) Salloum R, et al：Pediatr Blood Cancer **63**：1911-1914, 2016

Vascular malformations associated with other anomalies，症候群，母斑症
 ISSVA 分類に記載されているもの

Klippel-Trenaunay syndrome（KTS）

名称・概念

KTS は，1900 年に Maurice Klippel と Paul Trenaunay が報告した．主に下肢の片側の①いわゆる血管腫様皮疹 capillary malformation（CM），②異常静脈や静脈瘤などの静脈奇形 vascular malformation（VM），③軟部組織および骨の過形成を3徴とする症候群で，混合型脈管奇形と片側肥大を特徴とする．ただし3徴すべてそろうのは63％との報告[1]がある（AVF 合併例は Parkes Weber 症候群として区別）．

疫学

日本人患者の詳細は不明で，3,000 人との報告はあるが，筆者が最近 10 年間に診療している例だけで 30 例以上あり，もっと多いと思われる（表1）．

原因・機序

脈管の発生異常・分化異常と考えられているが，その詳細は不明である．

臨床所見，身体所見（図1）

皮疹（CM）は下肢の片側にみられる（両下肢例や上肢例はまれ）が，紅斑や褐色斑，紫斑などで，この分布は VM の走行と関連していることが多い[2]．下肢 KTS の VM は，主に①大腿外側，②大腿前面，③伏在静脈領域に分類できるが，複数が同時に存在する例もある．①では患肢外側のCM，②では膝蓋近傍の CM，③では各伏在静脈域の CM をみることが多い．生下時は CM のみでも，太い VM に血栓性静脈炎の発症もある．小児期以降は VM を介した静脈逆流で，下腿のうっ滞症状（だるさ，痛み）などや，被角血管腫様の CM では出血をみることがある．Lymphatic malformation（LM）の合併はあるが少ない．患肢軟部組織過形成もみられる所見であるが，目立たない場合もある．骨の過形成としての脚長差は，幼児期に差が明瞭ではない例も多い．

治療されずに放置されていた例では，下腿にうっ滞性皮膚炎や潰瘍をみる例がある．

表1　兵庫医科大学皮膚科での Klippel-Trenaunay 症候群（KTS）症例
　　　（2007 年から 2016 年までの 10 年間）

患者数：30 人

年齢：0 歳～86 歳，平均 32．4 歳

　男：15 人，右下肢：7 人，左下肢：7 人，両側：1 人
　女：15 人，右下肢：8 人，左下肢：6 人，両側：1 人

手術（他院を含む）
　あり：16 人（男：8 人，女：8 人）1～5 回で平均 2．4 回
　なし：14 人（男：7 人，女：7 人）

脚長差
　あり：11 人（男：8 人，女：3 人）
　なし：18 人（男：7 人，女：11 人）
　不明 1 人（女：1 人：乳児）

下肢周径差
　あり：20 人（男：11 人，女：9 人）
　なし：8 人（男：4 人，女：4 人）
　不明：2 人（女：2 人）

臨床的リンパ浮腫
　あり：3 人（男：1 人，女：2 人）
　なし：25 人（男：14 人，女：11 人）
　不明：2 人（女：2 人）

主な異常静脈（VM）の部位
片側例
　大腿外側：11 人（男：6 人，女：5 人）
　大腿前面：3 人（男：1 人，女：2 人）
　大伏在型：5 人（男：2 人，女：3 人）
　小伏在型：1 人（男：1 人，女：0 人）
　大腿外側と小伏在型：2 人（男：2 人，女：0 人）
　大と小伏在型：2 人（男：1 人，女：1 人）
　大腿前面と大伏在型：1 人（男：1 人，女：0 人）
両側例
　両側外側と右大伏在型：1 人（男：1 人，女：0 人）
　右は外側型，左は大伏在型：1 人（男：0 人，女：1 人）
不明：3 人（男：0 人，女：3 人）

臀部に VM か CM の存在
　あり：12 人（男：7 人，女：5 人）
　なし：7 人（男：4 人，女：3 人）
　不明：10 人（男：4 人，女：6 人）

主な皮疹の種類（重複あり）
　被角血管腫様：6 人（男：4 人，女：2 人）
　紅斑：8 人（男：2 人，女：6 人）
　褐色斑：12 人（男：6 人，女：6 人）
　疣状の CM：1 人（男：1 人，女：0 人）
　うっ滞性皮膚炎・潰瘍：7 人（男：4 人，女：3 人）
　ほとんどなし：2 人（男：2 人，女：0 人）

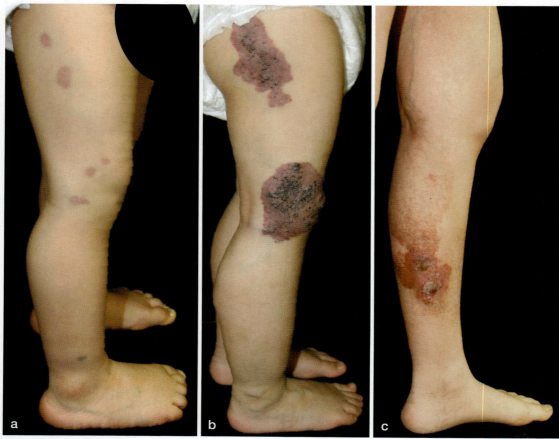

図1
a) 1歳男児．大腿外側から膝外側の散在性の小紅斑．大腿外側部には，わずかにVMが透見できる．
b) 2歳男児．臀部から大腿外側の褐色斑．膝外側の褐色斑は被角血管腫様の部分を混じる．大腿外側部には，わずかにVMが透見できる．
c) 20歳代女性．大腿内側から下腿に及ぶVMとCM(褐色斑)．下腿内側では，うっ滞性潰瘍を生じている．

検　査

1 CM，VM部のドプラ聴診

小児期ではCMのみが所見であることも多く，皮疹部やその近傍でVMの血流を表在ドプラ聴診で聴くことで程度を知ることができる．

2 画像検査

カラードプラ超音波断層検査，MRI静脈撮影(MRV)，造影CTで皮疹の近傍にVMが存在すれば，KTSと診断できる．単純X線は脚長差の精査に用いる．

3 血液検査

D-ダイマーは血栓化の程度の指標になることがある．

4 病理組織学的検査

CMの組織像だが太い静脈を多数みる．また，これが真皮，脂肪組織の深層においてもみられることが多い．リンパ管腫(拡張・増数)の像もみられる．

鑑別疾患

片側性で広範囲に分布する単純性血管腫や被角血管腫，先天性静脈瘤との鑑別が必要である．

治療法

根治的治療法はない．診断がつけば患肢全長の圧迫療法を行うのがよい．逆流のあるVMには，深部静脈の開存を確認し，静脈還流に支障がない範囲でストリッピングや穿通枝結紮切離を行う[3]．

CMに対するレーザー照射やVMへの硬化療法は効果的でない．CMには出血量に注意しながら分割切除を行う．脚長差が3cm以上では整形外科的治療を検討する．2015年より難病指定されており，高額な医療を継続することが必要な場合については，医療費助成の対象となっている．

経過・予後・説明のポイント

生下時にはCMの皮疹のみで，小児期にVMが拡張し，脚長差が生じ，静脈うっ滞症状を呈する．良性疾患であり，手術は必須ではないが，必要あれば前述の治療を検討する．小児例では，診断時から弾性スリーブ，弾性包帯・ストッキングなどを用いて圧迫療法を開始し，成長に応じて圧迫装具を工夫し，生涯にわたっての圧迫療法の重要性を説明する．

1）Noel AA, et al：J Vasc Surg **32**：840-847, 2000
2）羽田孝司ほか：静脈学 **24**：15-19, 2012
3）中川　登ほか：静脈学 **21**：61-69, 2010

Vascular malformations associated with other anomalies，症候群，母斑症
ISSVA 分類に記載されているもの

Parkes Weber syndrome

名称・概念

1907 年にイギリスの Parkes Weber[1] により報告され，ISSAV 分類において混合型血管形成異常のカテゴリーに含まれる症候群である．Klippel-Trenaunay 症候群[2]と同様に，毛細血管奇形（単純性血管腫），静脈瘤，骨軟部組織の片側肥大の 3 徴候に加えて，びまん性動静脈瘻（動静脈シャント）を伴う fast flow type の血管形成異常と定義される．

疫 学

Klippel-Trenaunay 症候群との混同があり，日本人患者の疫学については不明である．

原因・機序

本症の発症原因は不明であるが，動静脈瘻が骨軟部組織の肥大に何らかの形で影響を及ぼしている．近年，RASA1 遺伝子の変異が指摘され，本症の発端者 16 人のうち 13 人（約 81％）に同定された[3]．

臨床所見，身体所見

生下時／幼少時より，四肢のうち一肢またはそれ以上のほぼ全体にわたる混合型脈管奇形と片側性肥大を認め，加齢・成長に伴って増悪する（図 1〜3）．患肢関節周囲に多数の小さな動静脈瘻を合併するのが特徴である．血中の酸素分圧が高いために生ずる pseudo-Kaposi sarcoma や，皮膚の熱感，疼痛，リンパ浮腫を合併し，出血や感染を併発することもある．動静脈シャントが大きい場合，高心拍出性心不全をきたす症例もある．

検 査

本症においては単純 X 線像，MR angiography，CT，3D-CT が有用であるが，治療を行う

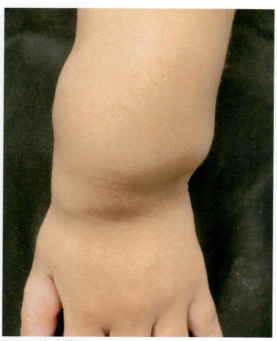

図 1 臨床像
手首〜前腕にかけて軟部組織の肥大がみられる．血液検査ではフィブリノーゲン低値，FDP と D-ダイマー高値を認め，localized intravascular coagulopathy（LIC）を呈する．

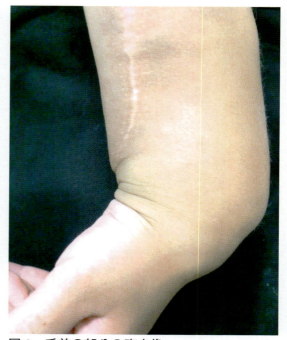

図 2 手首の部分の臨床像
手関節過屈曲がみられ，単純 X 線写真で，病的骨折も指摘される．前腕部は皮下の血管を可及的に切除し，表面には色素レーザーの照射を繰り返している．

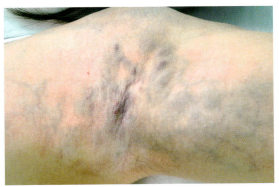

図3 腋窩部の臨床像
同側上腕から腋窩には，怒張した静脈を認める．青色調を呈し，圧迫で虚脱する．画像上は拡張血管が2相目で増強効果があり，静脈奇形が主体である．同部へはポリドカスクレロールによる硬化療法を継続している．

場合には動脈造影が不可欠である．動静脈瘻部分には，T2強調像で高信号，T1強調像で中間〜低信号を示す．造影剤で淡い濃染がみられ，シャント部位が確認できる（図4，5）[4]．

鑑別のポイント

1 Klippel-Trenaunay 症候群
本症と同じく混合型血管形成異常に含まれる症候群であるが，動脈の関与がない低流量 slow flow type とされる．臨床的には鑑別がむずかしい症例もある．

2 Kasabach-Merritt 症候群
広範な静脈形成異常に血小板減少，溶血性貧血，凝固異常を合併する．出血や感染，多臓器不全などで生命予後も悪い[5]．

3 その他の後天性病変
一次性静脈瘤，二次性リンパ浮腫，外傷性・医原性動静脈瘻，動脈瘤などが鑑別として挙げられる．

治療法

脈管奇形に対して：弾性ストッキングによる圧迫，ポリドカスクレロールによる硬化療法，塞栓術，可及的切除が試みられる[6]．毛細血管奇形（単純性血管腫）にはレーザー治療を行う．

骨軟部組織の過剰発育に対して：症例によっては下肢補高装具や外科的矯正手術（骨延長術）の適応が考慮される．軟部組織肥大についても減量手術が行われるが，完全切除は不可能である（図2）．

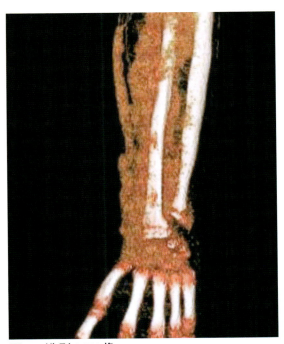

図4 造影 MRI 像
左上枝のほぼ全域にわたる混合型脈管奇形を認める．

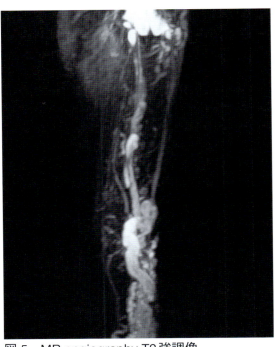

図5 MR angiography T2強調像
前腕部分には淡い動静脈瘻の濃染が確認できる．

本症の巨大脈管奇形に対しては，いずれの治療も姑息的となり，むしろ出血や感染，疼痛管理が主体となる症例も多い．

経過・予後

成人後も病変は進行性である．治療により症状の改善は期待できるが，根治的治療はむずかしい．

説明のポイント

形態的にも機能的にも，進行性かつ難治性である点を説明する．長期的治療を要し，生命予後にかかわる可能性についても言及すべきである．

今後の展望・課題

RASAI 遺伝子の変異が同定されているが，直接の治療にはつながっていない．

---

1) Weber FP, et al：Br J Dermatol **19**：231-235, 1907
2) Klippel M, et al：Arch Gen Med **185**：641-672, 1900
3) Toydemir PB, Stevenson D：RASA-1-Related Disorders 2011.http://grj.umin.jp/grj/rasal.htm（2017年11月アクセス）
4) Dubois J, et al：Pediatr Radiol **40**：895-905, 2010
5) Kasabach HH, et al：Am J Dis Child **59**：1063-1070, 1940
6) 佐々木了：日形会誌 **25**：250-259, 2005

Vascular malformations associated with other anomalies, 症候群, 母斑症
ISSAV 分類に記載されているもの

Servelle-Martorell syndrome

名称・概念

Servelle-Martorell 症候群は, Servelle ら[1] と Martorell[2] により報告された四肢の静脈奇形と骨低形成を呈する疾患であり, ISSVA 分類では Vascular malformations associated with other anomalies(関連症候群型)に分類される. 四肢の脈管奇形を主症状とする症候群としては, Klippel-Trenaunay 症候群がよく知られているが, Klippel-Trenaunay 症候群では骨を含めた四肢全体の過成長が認められるのに対して, Servelle-Martorell 症候群では骨の低形成を伴うことが特徴である.

疫学

10万人に1人といわれる Klippel-Trenaunay 症候群よりもさらに少なく, きわめてまれと考えられるが, 正確な頻度は不明である.

原因・機序

現時点では遺伝子変異などとの関連性も発見されておらず, 原因は不明である. 骨の低形成が起きる機序は, 表在静脈の著明な怒張による機械的な圧迫により骨への栄養血管が低形成となるためと考えられている.

臨床所見・身体所見

四肢表在静脈の著明な拡張による醜状変形を呈し, 疼痛や重い感じを訴えることが多い. しばしば皮下に静脈石を触知する. 病変が広範に及ぶ場合, 肉眼的に明らかな四肢の短縮を認める. また,

静脈血栓症や蜂窩織炎, 病的骨折などを合併することがある.

検査

超音波や MRI による脈管奇形の評価と, 単純X線による骨成長の評価を行う. 単純X線を撮影する際には, 比較のために必ず両側の撮影をする.

鑑別

Klippel-Trenaunay 症候群(CM+VM ± LM+四肢過成長)や Parkes-Weber 症候群(CM+AVF+四肢過成長), 青色ゴムまり様母斑症候群(全身 +消化管の VM)などと外見が類似することがあるため, 鑑別が必要となる. しかし, 四肢の脈管異常を伴う疾患の中で骨の低形成を呈するのは本症候群のみであるため, 本症候群の存在が念頭にあれば, 鑑別は比較的容易と考えられる.

治療

多くの場合, 弾性ストッキングの圧迫による保存的治療がもっともよい治療法となるが, 局所の病変に対しては硬化療法や外科的手術の適応となることがありうる. その他に, 静脈血栓症に対する抗凝固療法や蜂窩織炎に対する抗菌薬投与など, 合併症に対する対症療法を行う.

---

1) Servelle M, et al : Arch Mal Coeur Vaiss **41** : 436-442, 1948
2) Martorell F : Angiology **2** : 386-392, 1951

a Vascular malformations associated with other anomalies, 症候群, 母斑症
　ISSVA 分類に記載されているもの

Sturge-Weber syndrome

名称・概念

　1879年にイギリス人神経科医のSturgeが初めて報告し，1922年にイギリス人皮膚科医のWeberが頭蓋骨の単純写真における石灰化の所見を合併した症例を報告した．顔面三叉神経分枝領域におけるポートワイン母斑，頭蓋内での軟膜血管腫，眼脈絡膜血管腫からの眼圧上昇による緑内障を有する神経皮膚症候群の一つである．元来，静脈の発生障害という血管性疾患で，眼では血流うっ滞より緑内障が生じ，頭蓋内では皮質静脈の形成不全のために脳血液量増加，脳血流低下という虚血性病態がもたらされる．本症候群は，ポートワイン母斑の代表的疾患として皮膚科で広く馴染んできたが，ISSVA分類(2014)でポートワイン母斑が毛細血管奇形に変更となった．

疫学

23万人に1人．

原因・機序

　ながらく，原因不明であった．最近，顔面ポートワイン母斑(毛細血管奇形)と頭蓋内軟膜血管腫から，GNAQ遺伝子の異常が証明された．すなわち，GNAQ遺伝子の体細胞モザイク変異が原因と同定された．
　頭蓋内軟膜血管腫下の脳皮質は，虚血のために機能が低下していく．発達に伴う脳の血流需要の増加に，静脈還流障害がある未熟な血液供給が対応できないというミスマッチが生じた際にてんかん発作が起こる．てんかん発作が起こるとさらに血流不足が進み，脳機能低下，脳萎縮領域の拡大という悪循環に陥り，臨床的には精神運動発達遅滞が残る．

臨床症状, 身体所見

　顔面のポートワイン母斑(毛細血管奇形)は，三叉神経第1枝，2枝領域が多い(図1)．
　頭蓋内軟膜血管腫は，頭頂葉，後頭葉，前頭葉の順に多い．てんかんやけいれん発作はほとんどが1歳までに発症する．本症候群の75〜90％にてんかん発作が生じる[1]．そして，精神発達遅滞へ至る．軟膜血管腫が広範囲であるほど，てんか

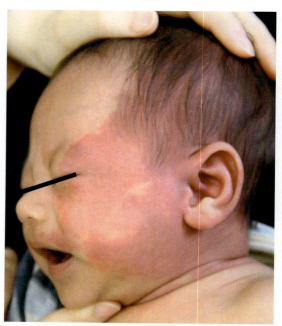

図1　顔面のポートワイン母斑(毛細血管奇形)，1ヵ月，男児
[神奈川県立こども医療センター皮膚科 馬場直子先生ご提供]

ん発症年齢も早く，難治化する傾向がある．運動麻痺は，顔面皮疹と反対側の半身麻痺が多い．片頭痛も生じる．
　脈絡膜血管腫または緑内障から，視力・視野障害が生じる(図2)．

検査

　MRIガドリニウム増強で頭蓋内軟膜血管腫，脳萎縮，脈絡叢の腫大，白質内横断静脈の拡張が明らかとなる．CTは頭蓋内に石灰化を認める．Single photon emission computed tomography (SPECT：単一光子放射断層撮影)は頭蓋内軟膜血管腫が低血流域となり，positron emission tomography (FDG-PET：陽電子放出断層撮影)は頭蓋内軟膜血管腫が糖低代謝となる．脳波は低電位徐波を呈するが，発作時は律動性棘波または鋭波となる．

診断基準

厚生労働省の既存の診断基準がホームページに掲載されている。しかし，現在進行形で，厚生労働省のSturge-Weber症候群関連3班の合意を目指した診断基準・重症度分類の作成が進んでいる。現行の改定案を表1に示す。

治療法

1980年代より，PDL（flashlamp pumped-pulsed dye laser）が最善のレーザーとされ，使用されてきた。PDL治療によりポートワイン母斑の大半は有意に色調が薄くなる。最近のPDLは，長い波長，広いパルス幅，大きなスポット径，皮膚表面の冷却装置などの工夫がなされ，疼痛を抑制し高い出力で治療できるようになった。1990年代後半に，皮膚冷却を装備したパルス可変式のレーザー機器が開発され，深部の血管および血管径が大きい血管の治療が可能になり，従来のPDLに抵抗性のポートワイン母斑に対し用いられるようになった[2]。長期間経過し肥厚したポートワイン母斑には，外科治療（切除・再建）を行うほうが，レーザーよりも満足を得られやすい[3]。

てんかん発作を抑制し，精神運動発達障害を未然に防ぐ必要がある。半球性および両側性の軟膜血管腫をもつ症例は，内科的治療でのてんかん発作とそれによる精神運動発達障害が回避できないので，早期の脳梁離断術，多脳葉離断術，迷走神経刺激療法などが考慮される。部分的な軟膜血管腫をもつ症例は，手術適応の判断が困難であるが，早期手術のほうが術後の発達改善効果はよいので，判断を先延ばしにしてはいけない。1歳までが手術治療の適応を決める最初のポイントになる。

経過・予後・生活指導

頭蓋内軟膜血管腫の根治手術を行う際，手術後の運動麻痺，視野欠損，言語障害は，避けられない合併症である。術後は，患児の脳可塑性に期待しなければならない。

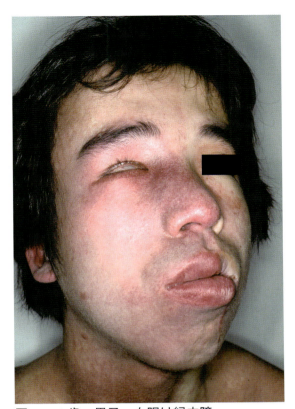

図2　18歳，男子，右眼は緑内障

［赤坂虎の門クリニック 大原國章先生ご提供］

今後の展望

*GNAQ*遺伝子変異と臨床像とのさらなる検討から，治療（頭蓋内軟膜血管腫への治療方針を早期に予見など）や出生前診断への足掛かりが期待されている。

---

1) Comi AM：Curr Opin Neurol **19**：124-128, 2006
2) 河野太郎ほか：形成外科 **52**：1153-1159, 2009
3) Tark KC, et al：Plast Reconstr Surg **127**：784-791, 2011

表1　Sturge-Weber syndrome の診断基準・重症度分類

〈診断基準〉

A 基本所見

1 頭蓋内軟膜血管腫
2 顔面ポートワイン母斑（毛細血管奇形）
3 脈絡膜血管腫または緑内障

B 症　状

1 てんかん
2 精神運動発達遅滞
3 運動麻痺
4 視力・視野障害
5 片頭痛

C 検査所見

1 画像検査所見
MRI：ガドリニウム増強において明瞭となる頭蓋内軟膜血管腫，罹患部位の脳萎縮，患側脈絡叢の腫大，白質内横断静脈の拡張
CT：頭蓋内石灰化を認める
SPECT：頭蓋内軟膜血管腫部位の低血流域
FDG-PET：頭蓋内軟膜血管腫部位の糖低代謝
2 生理学的所見
脳波：患側の低電位徐波，発作時の律動性棘波または鋭波

D 鑑別診断

その他の神経皮膚症候群

E 遺伝学的検査

GNAQ 遺伝子の変異
頭蓋内軟膜血管腫と顔面ポートワイン母斑（毛細血管奇形）に関して

〈診断のカテゴリー〉

以下の場合に確定診断される．
Aの1項目以上満たし，かつBの2項目以上を有するもの

〈臨床所見（該当する項目に☑を記入する）〉

てんかん発作型（複数選択可）

□全般発作　□単純部分発作　□複雑部分発作　□二次性全般化発作　□てんかん重積状態

頭蓋内軟膜血管腫の脳内局在

□前頭葉　□側頭葉　□頭頂葉　□後頭葉　□その他　□両側

てんかん外科治療

□焦点切除術　□脳梁離断術　□多脳葉手術　□半球離断術　□迷走神経刺激療法

顔面ポートワイン母斑（毛細血管奇形）

□顔面の5％以下　□顔面の5～30％　□顔面の30％以上

運動麻痺

□なし　□あり

視力・視野障害

□なし　□あり

片頭痛

□なし　□あり

〈重症度分類〉

てんかんおよび精神運動発達遅滞

精神保健福祉手帳診断書における「G40てんかん」の障害等級判定区分，障害者総合支援法における障害支援区分，精神症状・能力障害二軸評価を用いて，以下のいずれかに該当する患者を対象とする．

「G40てんかん」の障害等級	能力障害評価
1級程度	1～5すべて
2級程度	3～5のみ
3級程度	4～5のみ
発作なし	4～5のみ

精神保健福祉手帳診断書における「G40てんかん」の障害等級判定区分

てんかん発作のタイプと頻度	等級
ハ，ニの発作が月に1回以上ある場合 イ，ロの発作が月に1回以上ある場合	1級程度
ハ，ニの発作が年に2回以上ある場合 イ，ロの発作が月に1回未満の場合	2級程度
ハ，ニの発作が年に2回未満の場合	3級程度

「てんかん発作のタイプ」

イ 意識障害はないが，随意運動が失われる発作
ロ 意識を失い，行為が途絶するが，倒れない発作
ハ 意識障害の有無を問わず，転倒する発作
ニ 意識障害を呈し，状況にそぐわない行為を示す発作

能力障害評価

判定に当たっては，以下のことを考慮する．
① 日常生活あるいは社会生活において必要な「支援」とは助言，指導，介助などをいう．
② 保護的な環境（たとえば入院・施設入所しているような状態）でなく，たとえばアパートなどで単身生活を行った場合を想定して，その場合の生活能力の障害の状態を判定する．

1 精神障害や知的障害を認めないか，または，精神障害，知的障害を認めるが，日常生活および社会生活は普通にできる．

○ 適切な食事摂取，身辺の清潔保持，金銭管理や買い物，通院や服薬，適切な対人交流，身辺の安全保持や危機対応，社会的手続きや公共施設の利用，趣味や娯楽あるいは文化的社会的活動への参加などが自発的にできるあるいは適切にできる．
○ 精神障害をもたない人と同じように日常生活および社会生活を送ることができる．

2 精神障害，知的障害を認め，日常生活または社会生活に一定の制限を受ける．

○「1」に記載のことが自発的あるいはおおむねできるが，一部支援を必要とする場合がある．
○ たとえば，一人で外出できるが，過大なストレスがかかる状況が生じた場合に対処が困難である．○ デイケアや就労継続支援事業などに参加するもの，あるいは保護的配慮のある事業所で，雇用契約による一般就労をしている者も含まれる．日常的な家事をこなすことはできるが，状況や手順が変化したりすると困難が生じることがある．清潔保持は困難が少ない．対人交流は乏しくない．引きこもりがちではない．自発的な行動や，社会生活の

中で発言が適切にできないことがある．行動のテンポはほぼ他の人に合わせることができる．普通のストレスでは症状の再燃や悪化が起きにくい．金銭管理はおおむねできる．社会生活の中で不適切な行動をとってしまうことは少ない．

3 精神障害，知的障害を認め，日常生活または社会生活に著しい制限を受けており，時に応じて支援を必要とする．

○「1」に記載のことがおおむねできるが，支援を必要とする場合が多い．
○ たとえば，付き添われなくても自ら外出できるものの，ストレスがかかる状況が生じた場合に対処することが困難である．医療機関などに行くなどの習慣化された外出はできる．また，デイケアや就労継続支援事業などに参加することができる．食事をバランスよく用意するなどの家事をこなすために，助言などの支援を必要とする．清潔保持が自発的かつ適切にはできない．社会的な対人交流は乏しいが引きこもりは顕著ではない．自発的な行動に困難がある．日常生活の中での発言が適切にできないことがある．行動のテンポが他の人と隔たってしまうことがある．ストレスが大きいと症状の再燃や悪化をきたしやすい．金銭管理ができない場合がある．社会生活の中でその場に適さない行動をとってしまうことがある．

4 精神障害，知的障害を認め，日常生活または社会生活に著しい制限を受けており，常時支援を要する．

○「1」に記載のことは常時支援がなければできない．
○ たとえば，親しい人との交流も乏しく引きこもりがちである．自発性が著しく乏しい．自発的な発言が少なく発言内容が不適切であったり不明瞭であったりする．日常生活において行動のテンポが他の人のペースと大きく隔たってしまう．些細な出来事で，病状の再燃や悪化をきたしやすい．金銭管理は困難である．日常生活の中でその場に適さない行動をとってしまいがちである．

5 精神障害，知的障害を認め，身の回りのことはほとんどできない．

○「1」に記載のことは支援があってもほとんどできない．
○ 入院・入所施設等患者においては，院内・施設内などの生活に常時支援を必要とする．在宅患者においては，医療機関などへの外出も自発的にできず，付き添いが必要である．家庭生活においても，適切な食事を用意したり，後片付けなどの家事や身辺の清潔保持も自発的には行えず，常時支援を必要とする．

運動麻痺

下記の Modified Rankin Scale を用いて，中等症以上に該当する患者を対象とする．
軽症：0〜2
中等症：3〜4
重症：5

Modified Rankin Scale

0 まったく症候がない．
1 症候があっても明らかな障害はない．日常の勤めや活動は行える．
2 軽度の障害：発症以前の活動がすべて行える訳ではないが，自分の身の回りのことは介助なしに行える．
3 中等度の障害：何らかの介助を必要とするが，歩行は介助なしに行える．
4 中等度から重度の障害：歩行や身体的要求には介助が必要である．
5 寝たきり，失禁状態，常に介護と見守りを必要とする．

参考

0 自覚症状および他覚徴候がともにない状態である．
1 自覚症状および他覚徴候はあるが，発症以前から行っていた仕事や活動に制限はない状態である．
2 発症以前から行っていた仕事や活動に制限はあるが，日常生活は自立している状態である．
3 買い物や公共交通機関を利用した外出などには介助を必要とするが，通常歩行，食事，身だしなみの維持，トイレなどには介助を必要としない状態である．
4 通常歩行，食事，身だしなみの維持，トイレなどには介助を必要とするが，持続的な介護は必要としない状態である．
5 常に誰かの介助を必要とする状態である．

視力・視野障害

下記の尺度を用いて，中等症以上に該当する患者を対象とする．
軽症：1
中等症：2
重症：3〜4

判定に当たっては，矯正視力，視野ともに良好な目の測定値を用いる．

1 矯正視力 0.7 以上かつ視野狭窄なし
2 矯正視力 0.7 以上，視野狭窄あり
3 矯正視力 0.2〜0.7
4 矯正視力 0.2 未満

Vascular malformations associated with other anomalies，症候群，母斑症
ISSVA 分類に記載されているもの

Limb CM + congenital non-progressive limb hypertrophy

名称・概念

　最新の ISSVA 分類（2014 年）は複数の表によって階層的に構成されているのが特徴であるが，時に同じ病態が異なる名称で別々の表に記載されていることがあり，理解がむずかしいケースがある．

　本項の "Limb CM+congenital non-progressive limb hypertrophy" もその一つであり，「関連症候群型（vascular malformations associated with other anomalies）」の表の中に含まれているが，別の表 "Simple vascular malformations Ⅰ" の "Capillary malformations（CM）" の一つである "CM with bone and/or soft tissue overgrowth" との区別がきわめてわかりにくい．

　これについては，関連症候群型（vascular malformations associated with other anomalies）の表は，他の表に含まれている，いないにかかわらず，vascular anomalies と non-vascular anomalies の両方を認めるものをすべて含んでおり，そして Limb CM+congenital non-progressive limb hypertrophy は，CM with bone and/or soft tissue overgrowth に含まれる概念で，CM with bone and/or soft tissue overgrowth のうち，四肢に生じた例を顔面や他の部位に生じた場合と区別していると考えるとわかりやすい．腕や足に広範囲に CM を有する患者では，しばしば先天的に軟部組織の過形成を認め，それについては増悪を認めないが（non-pregoresive）（図1），他の血管奇形の合併を有さないにもかかわらず，肢長差については徐々に進行することがあり，そのような例を指しているものと思われる[1,2]．

疫学・原因・機序

　疫学（CM の何％に軟部組織の肥大を認めるかなど）や原因・機序は，いまだ不明である．

検査

1 画像検査

　超音波：CM に準じ，動静脈瘻や他の血管奇形の合併を認めない[3]．

　MRI：動静脈奇形あるいはリンパ管奇形など，他の血管奇形の合併がないことを確認する．

　単純 X 線撮影：四肢長の左右差を評価する．

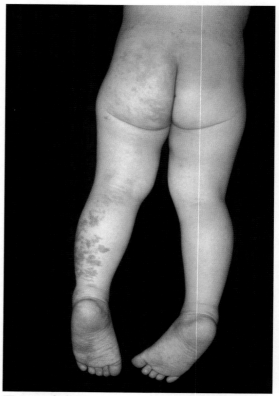

図1　1歳女児

左臀部，下肢に広範囲に暗赤色斑を認め，軟部組織肥大を認める．

［赤坂虎の門クリニック 大原國章先生ご提供］

鑑別のポイント

　Enjolras らは，四肢の成長異常を伴う slow-flow vascular anomalies を，(1) 四肢のびまん性の CM で先天性の軟部組織の non-progressive な過形成を伴う場合，(2) 皮膚，筋肉あるいは関節を侵す静脈奇形で，痛みや機能障害を伴い，慢性的な localized intravascular coagulopathy をきたし，軽度の四肢低形成と進行性の筋萎縮を生じる場合，そして (3) Klippel-Trenaunay 症候群の 3 タイプに分けている．

1 Klippel-Trenaunay 症候群（KTS）

　四肢長差を認めるが混合奇形であるため，CM 以外のリンパ管奇形などを伴う．

② Parkes Weber 症候群

動静脈瘻を認める.

治療法，予後

CM そのものに対する治療については別頁を参照のこと．肥大した軟部組織を切除した症例が報告されている．下肢長差に対しては靴の調整（shoe lift）や骨端固定術が行われた症例もある．臨床所見と予後については KTS よりもよいと考えられている．

謝辞：稿を終えるにあたり，ご協力いただいた埼玉県立小児医療センター形成外科 渡邊彰二先生，貴重な症例を提供いただいた赤坂虎の門クリニック 大原國章先生にこの場を借りて深謝いたします.

---

1) Uihlein LC, et al：Pediatr Dermatol **30**：541-548, 2013
2) Uihlein LC, et al：Pediatr Dermatol **32**：287-289, 2015
3) Enjolras O, et al：J Pediatr Orthop B **13**：349-357, 2004

Vascular malformations associated with other anomalies, 症候群, 母斑症
ISSVA 分類に記載されているもの

Maffucci syndrome

名称・概念

　静脈奇形やリンパ管奇形に多発性の内軟骨腫を合併する症候群である．1881年にMaffucciが初めて報告して以降，諸家からの報告はみられるが，2015年時点までの報告で200例に満たない，まれな疾患である[1]．内軟骨腫の悪性化やspindle cell hemangioendotheliomaなどを生じることがある．典型的には小児期に発症し，全身性多発性静脈奇形に加え，手足・四肢を中心とした骨変化や小人症などをきたす[2]．

疫　学

　日本人患者の疫学については不明である．まれな疾患で孤発性であり，男女同数とされる．

原因・機序

　原因や機序に関して明らかなことは少ない．Parathyroid hormone receptor（*PTH1R*）の変異やisocitrate dehydrogenase 1, 2（*IDH1*, *IDH2*）の変異が関与している可能性が指摘されている[3]．遺伝子スクリーニングは行われておらず，原因遺伝子は特定されていない[1]．

臨床所見・身体所見（図1，2）

　小児期に発症する．皮下に淡く青色軟の腫瘤を形成し，静脈奇形と診断されることが多い．内軟骨腫は左右非対称で大きさ，数，部位，発症年齢，進展度は個人差が大きい．頭蓋骨欠損や四肢長の左右差をきたすこともある[1]．

検　査

1 X線写真（図3）

　長管骨の弯曲，骨内に透過性の亢進した円形部位（内軟骨腫）がみられる．また静脈奇形の場合と同様に，静脈結石が確認できることもある．

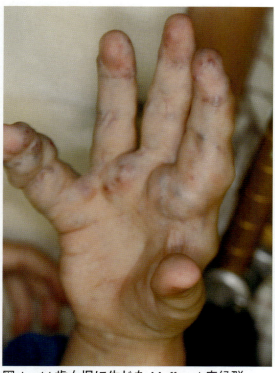

図1　11歳女児に生じたMaffucci症候群
手指の変形がみられる．静脈奇形様の軟らかい皮下腫瘤が青く透見される．

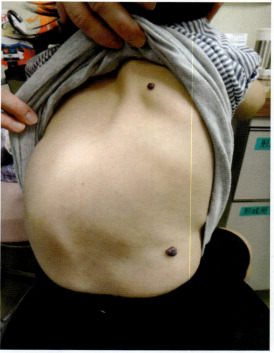

図2　背部の外観写真
本患児は体幹・胸郭・下肢の骨変形があり，歩行障害・側弯症・小人症を併発していた．また体表に易出血性の腫瘤性病変があり，外科切除を行った．

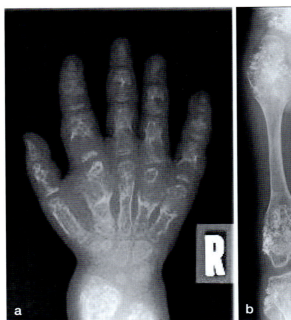

図3　X線写真
多発性の内軟骨腫がみられる.
a) 手指.
b) 骨盤・大腿部.

2 MRI画像検査

静脈奇形の場合と同様に，単純撮影ではT2強調画像で高信号を示す領域を認める．造影剤を用いた撮影では後期に描出される多房性の領域がみられる．

3 病理組織学的検査

真皮と皮下組織の間に静脈奇形様の拡張した静脈を認める．別の部位では結節性や線状の紡錘形細胞性血管内皮腫（spindle cell hemangioendothelioma：SCH）を認めることがあるが，頻度は不明である[4]．

鑑別のポイント

1 静脈奇形

体表所見は類似するが，X線写真，とくに手指における骨変形像の有無が重要である．

2 その他の静脈奇形を有する症候群

いずれも内軟骨腫はなく，各症候群の特徴的な所見を確認することで鑑別可能である．詳細は他項を参照されたい（blue rubber bleb症候群は消化管出血や凝固異常，Klippel-Trenaunay症候群やProteus症候群は毛細血管異常や骨肥大をきた

す，など）．

3 Ollier病

多発性静脈奇形の中でも四肢を中心とした変形，内軟骨腫を疑う骨変化という点で類似している．多発性の静脈奇形の有無で鑑別可能である．

治療法

対症療法が主で現行の根治的内科治療はない．また，一般的な静脈奇形に対する圧迫療法などの保存加療は困難である．内軟骨腫が悪性化する可能性があり，定期的かつ慎重な経過観察を要する．悪性が疑われた場合には速やかな治療が望ましい[1]．腫瘤の増大やそれに伴う疼痛などの症状が出現した場合には外科治療が必要となることがある．

経過・予後

小児期に発症することが多い．約90％の症例で手足に症状を有し，3人に1人程度は長管骨の変形や小人症をきたす．内軟骨腫が進行した部位で約26％に偶発的な骨折をきたす．また，軟骨肉腫の発生は15〜40％とされ，内軟骨腫が手指

などの短い長管骨に限定されている場合，体幹などの長い長管骨や頭蓋・恥骨などの扁平骨を含む場合に比べて発症率が低いとも考えられている．一生の経過でみると，悪性化はほぼ必発とする報告もある．他に骨病変の線維肉腫化，血管病変の血管肉腫化や血管内皮腫化，リンパ管肉腫化なども報告されている．そのほか，膵・肝，卵巣，脳をはじめ，実質臓器の悪性腫瘍との関与も示唆されている[5]．神経学的な異常所見は頭蓋病変がある場合に認めることがある．

説明のポイント

日常生活に大きな影響を与えるほか，成長とともに悪性化や悪性腫瘍の発生の可能性があるため，病状説明は慎重に行う．幼少期・小児期には異常骨折や長管骨の障害で日常生活に支障をきたす可能性があること，成人以降も経過の中で悪性化する場合があるため，長期にわたる経過観察が必要であることを説明する．

今後の展望，課題

海外では欧州を中心とした国際多施設共同臨床研究の報告がみられる[5]．今後は本邦における多施設間共同研究のほか，原因遺伝子検索と病態の解明，静脈奇形と内軟骨腫の関連性の研究，治療法の開発などが期待される．

1) Ngai C, et al：Bulletin Hosp Joint Dis **73**：282-285, 2015
2) Enjolras O, et al：Color Atlas of Vascular Tumors and Vascular Malformations, CAMBRIDGE UNIVERSITY PRESS, Cambridge, p175-223, 2007
3) Akiyama M, et al：Int J Hematol **102**：723-728, 2015
4) Prokopchuk O, et al：BMC Res Notes **9**：126, 2016
5) Verdegaal SH, et al：Oncologist **16**：1771-1779, 2011

Vascular malformations associated with other anomalies, 症候群, 母斑症
ISSVA 分類に記載されているもの

Macrocephaly / megalencephaly-capillary malformation (-polymicrogyria syndrome)(MCM/MCAP)

名称・概念

かつて，先天性血管拡張性大理石様皮斑（cutis marmorata telangiectatica congenita：CMTC）のうち，大頭症を伴う subtype は，とくに心奇形，不整脈の発症が高率のためハイリスク群とされ，"macrocephaly-CMTC syndrome（M-CMTC）"と呼ばれ，重要な症候群として認識されていた．ところが近年，この用語は misnomer であるという理由で（診断名が）macrocephaly/megalencephaly-capillary malformation（MCM）と改訂され，さらに MCM は多小脳回（polymicrogyria）をしばしば伴うために MCAP とも命名され，その両者を一括して呼ぶ「MCM/MCAP」という診断名が成立した．さらに続いて，この MCM/MCAP における原因遺伝子が同定されるという大きな進歩があった．M-CMTC を MCM/MCAP にしなければならないとしたのは二つのグループからである．① Mulliken のグループは，従来 M-CMTC と呼ばれてきたものに認められる血管病変は，CMTC でも生理的な cutis marmorata でもなく，capillary malformation（CM）が patchy もしくは reticular stain の形で出現したものであり（これらが人中・鼻や四肢・体幹に拡がる），また ulceration を生じず，しばしば下腿の hemihypertrophy（overgrowth）をきたす点が，CMTC とはまったく異なる（CMTC においては，しばしば ulceration を生じ，かつ下腿に変化をきたす際は hypotrophic になる）ことを指摘[1]，また，② Amy S.Paller のグループは，従来 M-CMTC とされてきた症例を慎重に検討し，血管奇形は CMTC でなく，顔面中央の出現を特徴とする reticulated or confluent port-wine stain，および persistent capillary malformation であって，かつこれらが四肢・体幹にも生じることは十分に考えられる，と総括したのである[2]．この後，M-CMTC という病名はほとんど使われていない．自験例の MCM/MCAP をみても，明らかに Mulliken や Amy.S Paller が述べた特徴を有している[3]．

診断基準

Amy.S Palller らのグループは，そこで MCM の診断基準試案を示している[2]．macrocephaly/ megalencephaly と capillary malformation（CM：reticulated-・confluent-・persistent CM）の major criteria は両者とも必須，それらに加えて，asymmetry or overgrowth，developmental delay，midline facial capillary malformation，neonatal hypotonia，syndactyly or polydactyly，frontal bossing，joint hypermobility/hyperelastic skin，hydrocephalus の 8 項目の minor criteria のうち，2 項目を有するものを MCM とするというものである．後に示す自験例の男児は，これらすべての症候を有していた．

原因・機序

MCM/MCAP という疾患は，その後まもなく，*PIK3CA* の変異 - 多くは体細胞モザイク（somatic *PIK3CA* mutation），またごく一部で germ-line 変異に基づいて生じる疾患であることが明らかにされた．そして他のいくつかの類縁の疾患，たとえば多指（趾）症，水頭症を伴い MCM/MCAP と類縁疾患といいうる megalencephaly-polymicrogyria-polydactyly-hydrocephalus syndrome（MPPH）などとともに，本症は中枢神経・四肢・血管の発生において中心的な役割を有する PI3K-AKT-mTOR シグナル伝達を亢進させる *PIK3CA*，*PIK3R2*，*AKT3* の gain of function 変異（多くは postzygotic somatic mutation（mosaic），一部が germ-line mutation）によって生じる疾患群として整理された，「大頭症スペクトラム症候群」の一環として解釈されるようになった[4,5]．さらに近年になって，MCM/MCAP は，さまざまな heterogeneous segmental overgrowth phenotype- たとえば fibroadipose overgrowth（FAO）や megalencephaly，limb overgrowth，さらには macrodactyly，isolated large lymphatic malformation（Klippel-Trenaunay syndrome をしばしば呈する），また CLOVES 症候群でみられる諸症状（congenital lipomatous overgrowth・vascular malformation・epidermal nevus・scoliosis）など-，の phenotype がみられ，somatic activating *PIK3CA* mutation が原因であるような疾患群を包含しうる疾患概念として成立した，"PIK3CA-related overgrowth spectrum（PROS）"という概念の範疇に属する疾患（図1，2）としても理解されるよう

167

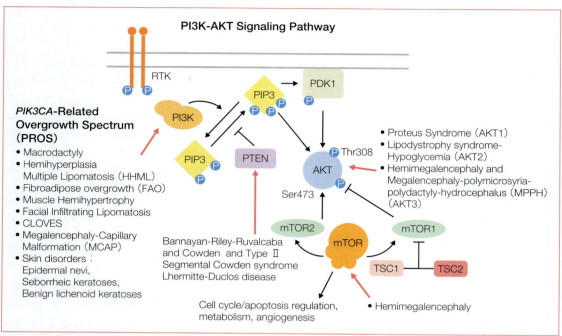

図1 中枢神経・四肢・血管の発生において中心的な役割を果たす *PI3K-AKT-mTOR* pathway と PROS（*PIK3CA*-Related Overgrowth Spectrum）との関連

［文献7より引用］

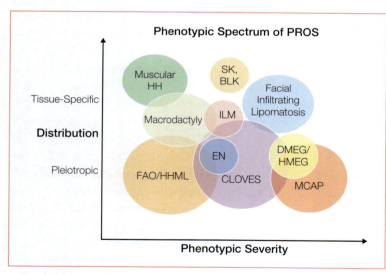

図2 PROS の phenotype spectrum

FAO/HHML：fibroadipose overgrowth/hemihyperplasia-multiple lipomatosis
ILM：isolated large lymphatic malformation
CLOVES：congenital lipomatous overgrowth, vascular malformation, epidermal nevi, scoliosis/skeletal and spinal
EN：epidermal nevi
SK：seborrheic keratoses
BLK：benign lichenoid keratoses
MCAP：megalencephaly-capillary malformation
HMEG：hemimegalencephaly
DMEG：dysplastic megalencephaly

［文献7より引用］

になった[6〜10]．すなわち，接合後モザイク多型に基づく複雑な表現型と遺伝的異質性を有する疾患群の一つとして，本症は新たに理解されることになった．

臨床症状

実際の患児についてお示しする[3]．児は胎児期から頭囲拡大（macrocephaly/megalencephaly），および羊水過多が明らかであった男児である．37

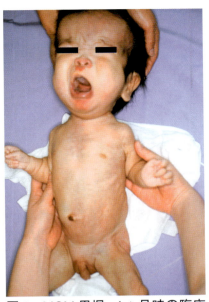

図3　MCM男児-4カ月時の臨床像

大頭症・長頭症，人中の vascular marks，前頭中央・眉間の midline facial nevus flammeus，両上眼瞼・右頬の port-wine stain，両下肢の port-wine stain，体幹左側の reticulated and confluent port-wine stain.

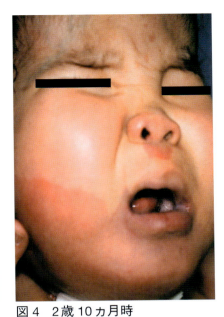

図4　2歳10カ月時

大頭症(＋4.8SD)，人中，眉間・前額，右頬，上眼瞼の capillary malformation (CM).

週6日で帝王切開にて出生したが，体重4,100g，身長53.8 cm と，overgrowth/high birth weight を示した．出生時から大頭症・長頭・前頭部の突出，および過成長と，顔面・体幹・四肢(とくに下肢に顕著である)の非対称がみられている．皮膚の所見としては，特徴的な，人中に位置する capillary malformation，すなわち vascular marks of lip and/or philtrum と，前額中央のいわゆる midline facial nevus flammeus がみられたほか(図3, 4)，右側頬部と左右上眼瞼，また両下肢のほぼ全体に及ぶ capillary malformation が認められ，さらに capillary malformation は両側の下肢にあるものの，右下肢の肥大・延長が高度であり(hemihypertrophy の存在，Klippel-Trenaunay syndrome の合併)，また顔面・体幹に関しても，asymmetry が明瞭であった．体幹の左側には reticulated and confluent capillary malformation が広範に存在していたが，いずれの部位でも樹枝状の atrophy や ulceration が生じることはなかった(図5)．すべての CM に対し，Vビームレーザー療法を行った．上背部には皮下組織の際立って厚い部位があり，fibroadipose tissue の hyperplasia と診断した．このモザイク的な，部分的な線維脂肪過形成は徐々に目立つようになった(図6)．図7・8には，右下肢の高度な肥大とともに，nevus spilus, nevus anemicus が port-wine stain 型の capillary malformation および pale-pink colored で rose-wine stain 型の capillary malformation に混じ，重なって認められた所見(phacomatosis pigmentvascularis の存在)を示す(図7, 8)．また，特徴的な右第2/3趾の合趾症(syndactyly)と第1/2趾間の離開がみられた(図9)．脳MRIでは両側脳室と第3脳室の著名な拡大，中脳水道の閉塞性変化が認められ，hydrocephalus の合併を示した((図10)：後にV-P(脳室腹腔)シャントが行われた)．MRI上，大脳白質には T2強調画像における高信号(ADC-map上も高信号)が描出された．developmental delay の状態にあり，神経学的には上下肢の低緊張状態，被動性亢進・関節可動域の亢進が明らかで，その状態が継続した．その後，症候性てんかん(抗てんかん薬投与)，甲状腺機能低下症(甲状

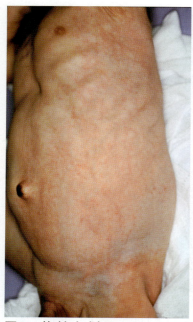
図5 体幹左側のreticulated and confluent CM

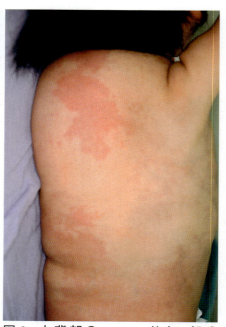
図6 上背部のmosaic的な/部分的な線維脂肪過形成

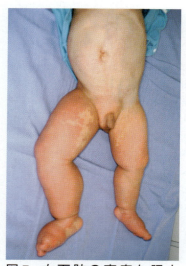
図7 右下肢の高度な肥大（KTS・PROSとしての所見）

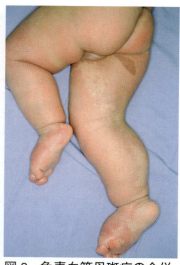
図8 色素血管母斑症の合併

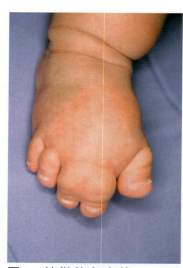
図9 特徴的な右第2・3趾の合趾症，および第1・2趾間の離開

腺末投与）や，構造的な問題というより原疾患に基づく嚥下機能の低下・舌根の筋緊張低下に起因すると考えられる喉頭軟化症（気管カニューレ装着）をきたしたほか，歯芽の萌出遅延，網膜周辺部の無血管帯などが認められている．全科横断的な対応が続けられた．

今後の展望・課題

 上記を考えると，Klippel-Trenaunay syndrome（KTS）とわれわれが通常呼んでいる疾患とMCM/MCAP，かつPROSとの関連性を考える必要性（-KTSは少なくともPROSに属する病態を包含している）も，重要な課題としてまた出てくる[8〜11]．

---

1) Toriello HV, et al：Am J Med Genet A **143A**：3009, 2007
2) Wright DR, et al：Arch Dermatol **145**：287-293, 2009
3) 倉持　朗：皮膚科臨床アセット：第15巻，母斑と母斑症，古江増隆（総編），中山書店，東京，p309-314，2013
4) Rivière JB, et al：Nat Genet **44**：934-940, 2012
5) Mirzaa GM, et al：Am J Med Genet C Semin Med Genet **163C**：122-130, 2013
6) Keppler-Noreuil KM, et al：Am J Med Genet A **164A**：1713-1733, 2014
7) Keppler-Noreuil KM, et al：Am J Med Genet A **167A**：287-295, 2015
8) 倉持　朗：J Visual Dermatol **16**：244-247, 2017
9) Kurek KC, et al：Am J Hum Genet **90**：1108-1115, 2012
10) Luks VL, et al：J Pediatr **166**：1048-1054, 2015
11) Vahidnezhad H, et al：Exp Dermatol **25**：17-19, 2016

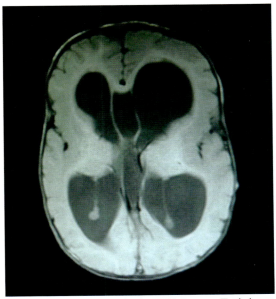

図10　図3〜8に示した男児の5ヵ月時（V-Pシャント前）の水頭症のMRI所見（T1強調画像）

両側脳室と第3脳室の拡大が顕著である．第4脳室は小さく中脳水道がslit状で，この部分での閉塞性変化が明瞭である．（また，脳室周囲白質の信号が，T2強調画像では不均一に上昇して認められた．）

Vascular malformations associated with other anomalies, 症候群, 母斑症
ISSVA 分類に記載されているもの

Microcephaly-capillary malformation syndrome（MIC-CAP syndrome）

名称・概念

Microcephaly-capillary malformation syndrome（MIC-CAP syndrome）は，① severe congenital microcephaly with progressive cortical atrophy（75％），② profound developmental delay（92％），③ severe spastic quadriparesis（83％），④ neonatal-onset intractable epilepsy（92％），⑤ multiple generalized capillary malformations（CM：100％．略全身に散らばる CM で，数は数個から100以上まで，大きさは1〜2 mm 大から大型の斑にまで及ぶ）を主症候に，頻度は低くなるが，⑥指趾骨の，時に syndactyly を伴う hypoplasia（爪にも及ぶ），⑦心奇形（ASD，VSD，PDA，PFO など），さらに頻度は低いが合併する種々の形成異常によって特徴付けられる autosomal recessive neurocutaneous syndrome である[1〜3]．今までのところわが国での報告はない．McDonell らのグループは5人の MIC-CAPsyndrome 患者の whole-exome sequencing を行い，本症の原因が脱ユビキチン化酵素（deubiquitinating enzyme：DUB）のうち，JAMM（Josephin，Jab1/MPN/Mov34）ファミリーに属する Zn^{2+} 依存性メタロプロテアーゼ型の脱ユビキチン化酵素で，Lys63連結型ユビキチン鎖を特異的に切断する，STAMBP（STAM-binding protein）/AMSH（associated molecule with the SH3 domain of STAM）をコードする STAMBP/AMSH の機能喪失型変異であることを見い出した[3]．リソソームで分解を受ける EGF 受容体などのタンパク質の輸送にはユビキチンの修飾が重要で，ユビキチン化酵素・脱ユビキチン化酵素・ユビキチン結合タンパク質は，リソソーム輸送，とくに境界膜が陥入してタンパク質が内部小胞に隔離されるまでの過程での調節にかかわる．STAMBP/AMSH はエンドソーム膜上に存在し STAM の SH3 ドメインに結合しており，その機能阻害は EGF 受容体のリソソームでの分解を促進する[4]．MIC-CAP syndrome は，エンドサイトーシスにかかわる DUB の機能不全により惹起される疾患と考えられる．

原因・機序

DUB はユビキチンと標的タンパク質の間，もしくはユビキチン鎖のユビキチン間のイソペプチド結合を切るプロテアーゼファミリーに属する加水分解酵素で，ユビキチン分子の生合成やリサイクリング（前駆体ユビキチンのプロセシング，ユビキチンの再生，イソペプチド結合の切断），またエディティング機能を有し，特異的タンパク質のユビキチン化状態を負に制御することで分解を抑制し，細胞内機能を調節する．その制御はタンパク質間相互作用，エンドサイトーシス，DNA 修復，転写活性化内部移行など，多方向に及ぶ．すなわちユビキチン化による受容体の down-regulation の調節に，DUB は重要であり，DUB をコードする遺伝子の異常に基づく疾患は，エンドサイトーシス制御の異常など，ユビキチン系の機能の破綻をきたし，発症すると考えられる．たとえば Cushing 病は，USP（ubiquitin-specific protease）ファミリーに属するシステインプロテアーゼ USP8 の体細胞・ヘテロ変異（機能獲得型変異）が原因で，EGF 受容体の down-regulation を阻害し，その下流 signal を過剰に亢進させることが原因であることが知られている[5,6]．MIC-CAP syndrome は常染色体潜性の遺伝形式を有すると考えられ，その原因は，2p13.1 に座位し，cell surface receptor-mediated endocytosis と endosomal sorting・trafficking machinery に重要な役割を有する，ユビキチン化タンパク質のイソペプチド結合切断酵素である STAMBP/AMSH をコードする STAMBP/AMSH の変異であることが判明した．変異の種類は，ミスセンス変異（とくに ESCRT-Ⅲ との相互作用に必要な MIT ドメインの変異），ナンセンス変異，フレームシフト変異，イントロン内の変異（スプライシング異常が in silico 解析から予測された）など，さまざまである．McDonell らはさらに，患者より樹立したリンパ芽球由来の細胞株（ナンセンス変異，およびイントロンに変異をきたしたもの）において，全長の STAMBP/AMSH タンパク質の発現量の低下とともに，ユビキチン結合型細胞内凝集タンパク質の増加・オートファジーとアポトーシスの亢進を見い出し（これらは AMSH ノックアウトマ

ウス由来の細胞と類似していた），さらに *RAS-MAPK* pathway・*PI3K-AKT-mTOR* pathway が過剰に活性化していることを示した[3]．*STAMBP/AMSH* は，ESCRT machinery（endosomal sorting complexes required for transport machinery：内部小胞を有する後期エンドソームの表面で，ユビキチンを認識する一連のタンパク質複合体）の調節を行う[7]のみならず，Grb2 adaptor や class II PI3 kinase catalytic subunit など，signal transduction において重要な component との相互作用を通じて，*RAS-MAPK* pathway，*PI3K-AKT-mTOR* pathway の亢進をもたらす．そしてその両者のシグナル伝達の活性化は相互に関連し，CM などの vascular malformation の原因になると考えられる．惹起された DUB の機能不全はまた，ユビキチン結合型凝集タンパクの増加（これが増殖因子受容体など，エンドサイトーシスされた細胞膜タンパクであるかどうかは未だ不明である）やアポトーシスの亢進をもたらし，その結果，本症でみられる進行性皮質萎縮などを導く神経細胞の発達阻害・神経細胞消失，ひいては小頭症の原因になるものと考えられる[3]．実際 *AMSH* ノックアウトマウス（約3週で死亡する）では，発育不全と神経細胞死による脳の形成不全がみられ，その神経細胞ではユビキチン結合型凝集体の蓄積がみられる．凝集体にはほぼすべてのユビキチン依存性選択的オートファジーの receptor として機能する p62 が含まれる[6,8~10]．ただし，*STAMBP/AMSH* の機能不全により *RAS-MAPK*・*PI3K-AKT-mTOR* pathway などの増殖因子の下流のシグナル伝達系が過剰に活性化されるメカニズムとユビキチン結合型凝集タンパクが合成される分子機構については未知の事柄が多い．なお，原因遺伝子が判明する以前の患児の報告[1,11,12]もまとめられ，さらに血族婚の両親の間に産まれた congenital hypothyroidism・autistic-like features を呈した兄弟例[13]，congenital hypothyroidism と alopecia areata を呈した新規 *STAMBP/AMSH* 変異（splice mutation）例[14]，いとこ婚の両親（heterozygous carrier）の間に産まれた homozygous missense variant の兄弟例（二人とも optic atrophy・congenital blindness を呈した）[15]の報告が，近年，追加されている．

臨床所見・身体所見

おおむね 名称・概念の項で述べた．わが国での報告はいまだ無いので，*STAMBP/AMSH* 変異が明らかにされている MIC-CAP syndrome の全患者12人（男8，女4）でみられた臨床所見（とその発生頻度）を列挙する[15]．multiple generalized capillary malformations：100 %，microcephaly：75 %，seizures（infantile onset・intractable）：92 %，minimal developmental progress：92 %，spastic quadriparesis：83 %，myoclonus：50 %，dyskinesia：42 %，optic atrophy/congenital blindness：83 %，Brain Imaging-simplified gyral pattern：92 %・cerebral atrophy/increased extra-axial space：92 %・hippocampal hypoplasia：50 %，widely spaced eyes：58 %，long palpebral fissures：75 %，underdeveloped distal phalanges：92 %，aplasia cutis congenita：17 %，small for gestational age：92 %，congenital hypothyroidism：17 %，cardiac malformation：34 %，genitourinary malformation：17 %，umbilical or inguinal hernia：17 %，sensorineural deafness：8 %，cleft palate：8 %．MIC-CAP syndrome の児に遭遇した際，早期に正確な診断がなされるよう，これらを知っておく必要がある．早期診断と諸症状に対する診療科横断的対応が求められる．

1）Mirzaa GM, et al：Am J Med Genet A **155A**：2080-2087, 2011
2）Ruggieri M, et al：Semin Pediatr Neurol **22**：207-233, 2015
3）McDonell LM, et al：Nat Genet **45**：556-562, 2013
4）八代田英樹ほか：ユビキチン - プロテアソーム系とオートファジー，田中啓二ほか（編），共立出版，東京，p1173-1182，2007
5）Reincke M, et al：Nat Genet **47**：31-38, 2015
6）川田紘平ほか：医学のあゆみ **256**：861-867，2016
7）Davies CW, et al：Biochemistry **52**：7818-7829, 2013
8）Ishii N, et al：Mol Cell Biol **21**：8626-8637, 2001
9）Suzuki S, et al：Biochem Biophys Res Commun **408**：582-588, 2011

10) 松本 弦：The オートファジー：研究者たちの集大成が見える 最新ビジュアルテキスト，水島 昇ほか（編），羊土社，東京，p90-98，2017

11) Carter MT, et al：Am J Med Genet A **155A**：301-306, 2011

12) Isidor B, et al：Am J Med Genet A **155A**：1458-1460, 2011

13) Pavlović M, et al：Pediatr Neurol **51**：560-565, 2014

14) Faqeih EA, et al：Am J Med Genet A **167A**：805-809, 2015

15) Naseer MI, et al：Am J Med Genet A **170**：3018-3022, 2016

Vascular malformations associated with other anomalies，症候群，母斑症
ISSVA 分類に記載されているもの

CLOVES syndrome

名称・概念

2007年にSappら[1]，2009年にAlomari[2]により，Proteus症候群に類似するものの，生下時より症状を呈するなど，異なる病態を示す疾患群として提唱された過成長症候群（overgrowth syndrome）の一つである．特徴的な臨床所見の頭文字からCLOVES症候群と名付けられた．

疫　学

2007年に本症が提唱されて以降，130例程度が報告されている．

原因・機序

体細胞モザイク変異により生じ，PIK3CA遺伝子の活性型変異が報告された[3]．同様に，PIK3CA遺伝子変異により生じる一連の過成長症候群は，近年ではPIK3CA関連過成長疾患群（PIK3CA-related overgrowth spectrum：PROS）としてまとめられている[4]．

臨床所見，身体所見

1 CLO（Congenital Lipomatous Overgrowth：先天性脂肪過成長）

主として体幹に，生下時より明らかで巨大な腫瘤を呈する脂肪過成長を伴う．通常は正常脂肪層にとどまるが，出生後も増大傾向を示す．種々の程度の血管奇形を伴うことが多い．

2 V（Vascular malformation：血管奇形）

毛細血管奇形，動静脈奇形，静脈奇形，リンパ管奇形など，さまざまな血管奇形を伴う．拡張増生した静脈奇形は肺血栓塞栓症のリスクを増大さ

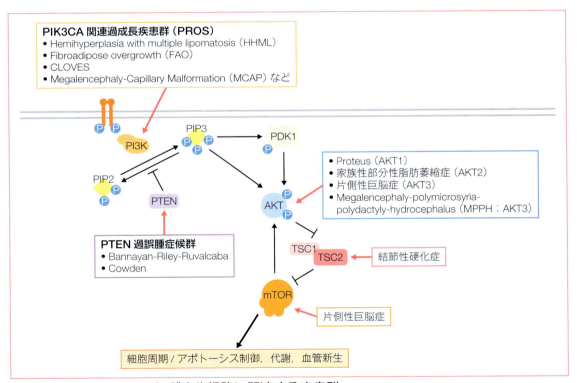

図1　PI3K-AKT-mTORシグナル経路に関連する疾患群

PI3K：phosphatidylinositol-3-kinase，PIP：phosphatidylinositol polyphosphate，PTEN：phosphatase and tensin homolog，PDK：phosphatidylinositol-dependent kinase，AKT：AKT serine/threonine kinase，TSC：tuberous sclerosis，mTOR：mammalian target of rapamycin

［Keppler-Noreuil KM, et al：Am J Med Genet A **167A**：287-295, 2015 をもとに著者作成］

せる.

3 E（Epidermal nevus：表皮母斑）

Blaschko 線や血管・神経に沿って線状に生じる多発丘疹であり，過角化，乳頭状増殖を示す．成長に伴い疣状を呈するようになる.

4 S（Scoliosis/Skeletal and Spinal anomalies：側弯症ならびに骨格・脊椎奇形）

脚長差などの骨格異常に加えて，四肢末端の奇形（広く腫大した手足，巨指症，sandal gap など）がみられる．また，係留脊髄，二分脊椎などを伴い，脊椎近傍の動静脈奇形は脊椎奇形や神経障害を引き起こすことがある.

5 その他

腎臓の低形成や嚢胞腎，Wilms 腫瘍の発生も報告されている.

鑑別のポイント

PROS を含め PI3K-AKT-mTOR シグナル経路の活性化により生じる疾患群（図 1）との鑑別を要する．臨床的には，本症では風船状などの過成長を呈し，proportional overgrowth を示すとされ，Proteus 症候群のような，ねじれを伴う過成長を呈さないことが鑑別点とされる.

治療法

整容的な外科的治療や塞栓術が行われているが，近年，mTOR 阻害薬であるラパマイシン（シロリムス）の有用性も報告されている[5].

---

1) Sapp JC, et al：Am J Med Genet A **143A**：2944-2958, 2007
2) Alomari AI：Clin Dysmorphol **18**：1-7, 2009
3) Kurek KC, et al：Am J Hum Genet **90**：1108-1115, 2012
4) Keppler-Noreuil KM, et al：Am J Med Genet A **167A**：287-295, 2015
5) Adams DM, et al：Pediatrics **137**：e20153257

Vascular malformations associated with other anomalies, 症候群, 母斑症
ISSVA 分類に記載されているもの

Proteus syndrome

名称・概念

1979年にCohenとHaydenにより新しい過誤腫症候群としてまとめられ[1], 1983年にWiedemannらが姿形を自在に変えることのできるギリシア神話の海神Proteusの名にちなんでProteus症候群と名付けた[2].

疫学

発症は100万人に1人以下と推定されており, 家族内発症はみられない.

原因・機序

本症患者の病変部でAKT1遺伝子の活性型変異(c.49G → A, p.Glu17Lys)が発見され[3], AKT1遺伝子の体細胞モザイクにより生じることが明らかとなった.

臨床所見, 身体所見

出生時には異常所見がみられないことが多い. 生後1歳頃まで症状が出現し, 幼小児期には著明な非対称性の過成長をきたす. 脳回転状結合組織母斑(図1)[4]など, 多彩な臨床症状を呈するが, 思春期以降では, 過誤腫や過形成は退縮傾向を示すことが多い. 主な臨床症状は表1に示すBiesekerらが提唱する診断基準を参考にされたい[5].

鑑別のポイント

PTEN過誤腫症候群のCowden病やBannayan-Riley-Ruvalcaba症候群, PIK3CA関連過成長疾患群であるCLOVES症候群のほか, Klippel-Trenaunay症候群, Maffucci病などとの鑑別を要する.

治療法

根治的治療はなく, 四肢や脊椎の過成長に対する整容的手術が中心となる.

経過・予後

生命予後は比較的良好であるが, 血管奇形に伴う深部静脈血栓症から肺塞栓症や悪性腫瘍の併発を生じることもあり, 注意深い経過観察が必要である.

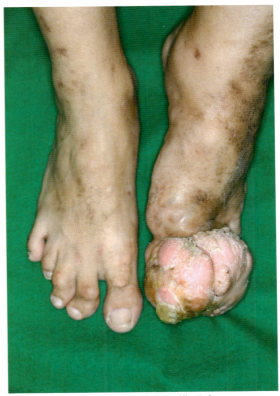

図1 足趾の脳回転状結合組織母斑

[安田正人ほか:Proteus症候群. 別冊日本臨牀 神経症候群:その他の神経疾患を含めて Ⅳ, 第2版, 日本臨牀社, 大阪, p758-761, 2014より許諾を得て転載]

1) Cohen MM Jr, et al:Birth Defects Orig Artic Ser **15**:291-296, 1979
2) Wiedemann HR, et al:Eur J Pediatr **140**:5-12, 1983
3) Lindhurst MJ, et al:N Engl J Med **365**:611-619, 2011
4) 安田正人ほか:Proteus症候群. 別冊日本臨牀 神経症候群:その他の神経疾患を含めて Ⅳ, 第2版, 日本臨牀社, 大阪, p758-761, 2014
5) Biesecker L:Eur J Hum Genet **14**:1151-1157, 2006

表1　Proteus症候群診断基準

全体的基準をすべて満たし，さまざまな特異的基準の症候を有すること	
全体的基準	病変のモザイク的分布
	孤発性発症
	進行性の経過
特異的基準	カテゴリーAもしくはカテゴリーBから2項目もしくはカテゴリーCから3項目
特異的基準カテゴリー	
A	1. 脳回転状結合組織母斑
B	1. 線状表皮母斑
	2. 非対称性で不均衡な過成長（1項目以上） 　（a）四肢 　（b）頭蓋の外骨腫 　（c）外耳道の外骨腫 　（d）巨大脊椎異形成 　（e）内蔵（脾臓/胸腺）
	3. 20歳以前の特異的腫瘍の発生（どちらか1項目） 　（a）両側性卵巣嚢胞腺腫 　（b）耳下腺単形性腺腫
C	1. 脂肪組織異常（どちらか1項目） 　（a）脂肪腫 　（b）部分的脂肪低形成
	2. 血管奇形（1項目以上） 　（a）毛細血管奇形 　（b）静脈奇形 　（c）リンパ管奇形
	3. 肺嚢胞
	4. 顔貌（全項目） 　（a）長頭症 　（b）顔長 　（c）眼瞼裂斜下または/および軽度眼瞼下垂 　（d）鞍鼻 　（e）広く上向きの鼻孔 　（f）安静時開口

［Biesecker L：Eur J Hum Genet **14**：1151-1157, 2006をもとに著者作成］

Vascular malformations associated with other anomalies, 症候群, 母斑症
ISSVA 分類に記載されているもの

Bannayan-Riley-Ruvalcaba syndrome（BRRS）

名称・概念

Bannayan-Zonana 症候群，Riley-Smith 症候群，Ruvalcaba-Myrhe-Smith 症候群を組み合わせて命名されている．強力ながん抑制遺伝子である *PTEN*（phosphatase and tensin homolog）の変異が原因であり，PTEN 過誤腫症候群（先天性の遺伝性多発性過誤腫症候群の一つである．PTEN 過誤腫症には Cowden 症候群，Bannayan-Riley-Ruvalcaba 症候群，Proteus 症候群，Proteus 類似症候群の四つの症候群が含まれる．

同義語（異表記）に以下が挙げられる．

PTEN hamartoma tumor syndrome （PTHS），Multiple hamartoma syndrome，Macrocephaly，multiple lipomas，and hemangiomata，Macrocephaly，pseudopapilledema，and multiple hemangiomas（巨頭－偽乳頭浮腫－多発性血管腫），Bannayan-Zonana Syndrome（バナヤン・ゾナナ症候群），Riley-Smith Syndrome（ライリー・スミス症候群），Ruvalcaba-Myhre Syndrome（ルバルカバ・ミーレ症候群），Myhre-Riley-Smith Syndrome，Ruvalcaba-Myhre-Smith Syndrome．

脈管腫瘍・脈管奇形について着目すると，毛細血管または静脈奇形（10%）とリンパ管奇形（10%）が合併する．20%の患者で脈管奇形は複合型である．青味がかった皮下結節で全身に散在する血管脂肪腫，筋肉内血管病変，頭蓋内静脈奇形の頻度が高い．

疫　学

BRRS は比較的まれな疾患とされる．症状は多様であり，しばしば外的所見がわずかであるため，患者の多くは診断に至っていないと思われる．

原因・機序

約 60% の BRRS 患者が PTEN 変異をもつ．常染色体優性遺伝であるが，散発例も報告されている．PTEN 変異が確認されなくても，次の臨床所見・身体所見から診断される．

臨床所見，身体所見

BRRS の国際的診断基準は決まっていない．巨頭症，脂肪腫，脈管奇形，陰茎亀頭の色素斑の主要な特徴に基づいて診断される．他に巨頭症，過誤腫（少なくとも一つの脂肪腫，脈管奇形または腸管ポリープ），陰茎亀頭の色素斑の診断基準も提案されている．巨大児，運動発達遅滞（50%），軽度〜重度の精神遅滞・言語遅滞（50%），けいれん（25%），関節の過伸展，漏斗胸，脊柱側弯症（50%）などから，小児期に診断がつく症例が多い．脳は対称性で，脳室拡大や頭蓋内圧亢進は生じない．過誤腫性ポリープ（遠位回腸，大腸）が原因となって，腸管出血／腸重積を引き起こすことがある．カフェオレ斑がみられる症例もある．

検　査

過誤腫の診断のため，CT や MRI などの画像検査，消化管内視鏡検査を要す．さらに遺伝子検査を行う必要がある．*PTEN* 遺伝子変異が確認された症例では，乳がん，甲状腺がん，子宮内膜がんのリスクが高い．他の遺伝性がん症候群と同様に，多発性および両側性（乳房などの対になった臓器）がんのリスクが上昇する．

鑑別診断

① 若年性ポリポーシス症候群

消化管内の過誤腫性ポリープの素因を特徴とする．「若年性」はポリープの種類を示すもので，ポリープの発症年齢ではない．

② Peutz-Jeghers 症候群

消化管ポリポーシスと粘膜皮膚の色素沈着との関連を特徴とする疾患である．

③ Birt-Hogg-Dube 症候群

皮膚所見（線維毛包腫，毛盤腫，線維性疣贅），肺嚢胞／気胸の既往，腎腫瘍（もっとも多くは腎臓の好酸性顆粒細胞腫，色素嫌性腎がん，または好酸性顆粒細胞腫と色素嫌性細胞タイプのかけ合わせ）を特徴とする疾患である．疾患の重篤度は著しくさまざまである．

④ Proteus 症候群，Cowden 症候群

本書の別項参照．

⑤ **Gorlin 症候群**

母斑性基底細胞がん（Gorlin）症候群は基底細胞母斑，基底細胞がん，種々の発達異常を特徴とする．

⑥ **神経線維腫症 1 型**

カフェオレ斑と皮膚の線維腫の二つの症状がBRRS と共通する．

治療方法および管理方法

急速な組織の再増殖やケロイド組織の形成が起こるため，粘膜皮膚病変の切除は悪性が疑われる場合や症状（痛み，変形）が顕著な場合にのみ，実施することが推奨される．

消化管過誤腫の合併症のモニタリングが重要である．PTEN 変異が同定された場合，定期的に甲状腺超音波検査のスクリーニング，大腸内視鏡検査，腎臓画像検査，乳房検診，経腟超音波検査，子宮内膜生検を行う．神経膠腫および血管奇形ならびに消化器症状にも注意する．

経過・予後

症例によって症状スペクトラムが広く，予後は知られていない．

説明のポイント

BRRS が PTEN 過誤腫症の中でも比較的幼少期に診断がつくことから，両親を中心とした家族へのインフォームド・コンセントは重要である．家族歴の聴取，遺伝カウンセリング（患者家族のリスク，出生前診断），遺伝子検査，治療方法は対処療法になること，PTEN 変異が同定された場合はがんリスクが高くなることなどが説明のポイントとなる．

今後の展望，課題

症例の蓄積・遺伝子の解析が必要である．分子標的薬の開発につながるであろう．

---

1) Orphanet：http://www.orpha.net/consor/cgi-bin/OC_Exp.php?lng=EN&Expert=109（2017年8月アクセス）
2) GeneReviewsJapan：http://grj.umin.jp/grj/pten.htm（2017年8月アクセス）
3) Klein JA, et al：Pediatr Dermatol 7：48-53, 1990

Vascular malformations associated with other anomalies, 症候群, 母斑症
その他

von Hippel Lindau disease; Hemangioblastomas

名称, 概念

von Hippel Lindau 病の名は, 網膜血管腫を報告したドイツの眼科医 Eugen von Hippel と中枢神経系の血管芽腫を報告したスウェーデンの病理学者 Arvid Lindau に由来する. 実際には, 網膜と中枢神経系だけでなく, 腎(腎がん, 嚢胞), 副腎(褐色細胞腫), 膵(嚢胞, 神経内分泌腫瘍), 精巣上体(嚢胞腺腫), 子宮広間膜(嚢腫)など, 多彩な臓器に腫瘍と嚢胞の発生リスクが高くなる, 常染色体優性遺伝性疾患である[1].

疫学

発生率は出生 10 万人に 3 人程度と推定されている. ただし, 患者の約 20% は家族歴を欠く孤発例である. 本邦では, 約 200 家系, 600〜1,000人の患者の存在が推定されている.

原因・機序

1993 年, その原因遺伝子が 3 番染色体 3p25.3にある腫瘍抑制遺伝子 VHL と同定された. この領域からつくられる 213 と 160 アミノ酸の VHLタンパクは, 転写因子 HIF (hypoxia inducible factor: 低酸素誘導因子) の分解制御を担っている. VHL 遺伝子異常により HIF が活性化されることで, VEGF などの因子が活性化してさまざまな臓器で血管新生が生じ, 血管芽腫が出現すると考えられている. VHL タンパクは HIF 調整以外にもさまざまな機能をもっており, 現在も解析が進められている[1].

臨床症状

1 皮膚症状

本症候群に伴う特徴的な皮膚症状はないが, これまで血管腫やカフェオレ斑を伴った報告例がある[2].

2 その他の主要症候

多彩な腫瘍性病変が認められる. 頻度が高いものは網膜血管腫と中枢神経系血管芽腫である. 本症に好発する腫瘍, 嚢胞の発症頻度 / 発症年齢は, 網膜血管芽腫が 30% / 1〜67 歳, 中枢神経系血管芽腫が 70% / 9〜78 歳, 腎嚢胞 60〜80% / 年齢不明, 腎がん 25〜50% / 20〜60 歳, 褐色細胞腫

表 1　von Hippel Lindau 病(VHL)の診断基準

① VHL 病の家族歴が明らかである場合

網膜血管腫, 中枢神経系血管芽腫, 腎癌, 褐色細胞腫, 膵疾患(膵嚢胞, 神経内分泌腫瘍), 精巣上体嚢胞腺腫があること

② VHL 病の家族歴がはっきりしない場合

1) 中枢神経系血管芽腫あるいは網膜血管腫を複数個(2個以上)発症
2) 中枢神経系血管芽腫または網膜血管腫と以下に述べる病気がある
   a. 腎癌
   b. 褐色細胞腫
   c. 膵疾患(膵嚢胞, 神経内分泌腫瘍)
   d. 精巣上体嚢胞腺腫

③ 遺伝子診断で VHL 遺伝子異常が確認された場合

[文献 4 をもとに著者作成]

10〜20% / 20〜60 歳, 膵嚢胞 17〜61% / 13〜80 歳, 膵神経内分泌腫瘍 8〜17% / 16〜68 歳, 精巣上体嚢胞腺腫 25〜60% / 思春期以降などである[3].

検査, 診断

厚生労働省研究班により作成された診療ガイドラインでの VHL 病の診断基準を表 1 に示す[4]. 家族歴がある場合には, VHL 病でみられる病変が一つでもあれば VHL 病と診断できる. 家族歴がない場合には, VHL 病でみられる腫瘍が二つ以上の臓器に存在すれば VHL 病と診断される. また, 遺伝子診断で VHL 遺伝子異常が確認されれば確実に VHL 病と診断できる. なお, VHL病の症状を呈しても診断基準を満たさず, VHL変異も同定されない患者は, 体細胞モザイクの可能性がある.

治療, 予後

現時点では, 本症候群でみられる種々の病変に対しては, 個々に対応してくしか方法はない. 血管芽腫に対する治療は, 症候性病変であれば腫瘍摘出術が推奨される. 術後残存腫瘍あるいは手術困難例に対しては, 定位放射線治療が有効なこともある. 転移を伴う進行性腎がんに対してはいくつかの分子標的薬が認可されている. 中枢性血管腫に対しては, 抗 VEGF 抗体などの血管新生阻害薬が一部の腫瘍に使用されている. 患者の平均

寿命は約49歳とされ，腎細胞がん（32%），中枢神経系血管腫（53%）が死亡原因になる．しかし，予想される各病態を早期に発見し対処することで，予後の改善が期待できるので，患者家系については DNA 診断を行い，保因者については，幼少時あるいは思春期より毎年の定期検査（頭部 MRI, 腎エコー，眼底検査など）を行うとよい．

1) Gossage L, et al：Nat Rev Cancer **15**：55-64,
2015
2) 倉持　朗：皮膚臨床 **57**：790-797, 2015
3) Lonser RR, et al：Lancet **361**：2059-2067,
2003
4)「フォン・ヒッペルリンドウ病の病態調査と診断治療系確立の研究」班（編）：フォン・ヒッペルリンドウ（VHL）病診療ガイドライン，中外医学社，東京，2011

Vascular malformations associated with other anomalies，症候群，母斑症
その他

Phakomatosis pigmentovascularis（色素血管母斑症）

　色素血管母斑症（phakomatosis pigmentovascularis：PPV）とは，毛細血管奇形（capillary malformations：CM）に広義の色素性母斑を合併する疾患と定義される[1]．長谷川と安原によって4型に分類され（表1），それぞれの型は，a）皮膚のみに病変が合併するもの，b）皮膚以外の臓器にも病変が存在するものの2群に細分された[2]．また，異所性蒙古斑に先天性血管拡張性大理石様皮斑（cutis marmorata telangiectatica congenita：CMTC）を合併した症例をPPVのV型，CM，異所性蒙古斑，CMTCの合併例をⅡ型の亜型とする報告もある（図1）[3]．

　PPVの報告はそのほとんどが日本人であり，男女比は1：1.34でやや女性に多い傾向である．病型については，Hagiwaraら[4]がPPVの118例（1974〜1995年）を集計して，Ⅱ型が75.4％で大半を占めたと報告している（図2〜5）．

　皮膚以外の合併症としてはKlippel-Trenaunay症候群，Sturge-Weber症候群，Parkes Weber症候群が高頻度である．しかし，先天性緑内障などの眼疾患，脳神経系疾患など，多彩な合併症が報告されている．これらは遅れて発症することもあり，注意深い経過観察がもっとも重要である．

　治療はそれぞれの母斑に対しては各種レーザー

表1　長谷川と安原の提唱した色素血管母斑症の分類

	a. 皮膚限局例	b. 全身性疾患合併例
1．CM＋疣状色素性母斑	Ⅰa型	Ⅰb型
2．CM＋青色斑（±貧血母斑）	Ⅱa型	Ⅱb型
3．CM＋扁平母斑（±貧血母斑）	Ⅲa型	Ⅲb型
4．CM＋青色斑＋扁平母斑（±貧血母斑）	Ⅳa型	Ⅳb型

［長谷川義博ほか：皮膚 21：178-186, 1979をもとに著者作成］

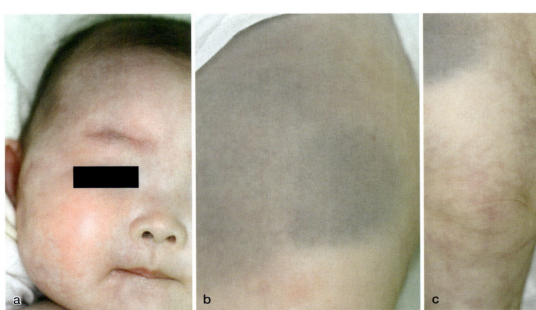

図1　CM，異所性蒙古斑，先天性血管拡張性大理石様皮斑の合併例
a）顔面のCM．
b）腰部から大腿部の異所性蒙古斑．
c）右下肢のCMTC．

［Shimizu N, et al：J Dermatol 42：1006-1007, 2015より許諾を得て転載］

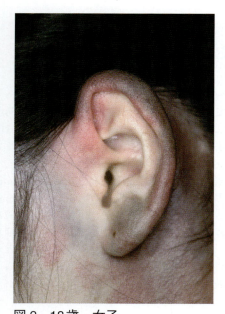

図2 18歳，女子
両側性の太田母斑と顔面，胸部，上肢の毛細血管奇形
［赤坂虎の門クリニック 大原國章先生ご提供］

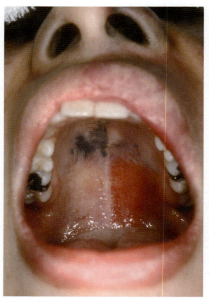

図3 図2症例の硬口蓋
硬口蓋の正中を境に，右側に青色斑，左側に血管拡張がある．いずれも顔面での太田母斑と毛細血管奇形の粘膜病変である．太田母斑は両側性，左右非対称なのだが，左側にわずかな小点しか見られない．
［赤坂虎の門クリニック 大原國章先生ご提供］

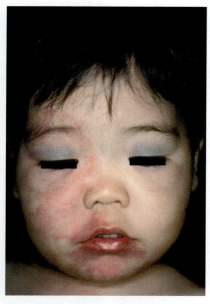

図4 1歳6カ月，女児
両側性の太田母斑，上半身の青色母斑と毛細血管奇形．
［赤坂虎の門クリニック 大原國章先生ご提供］

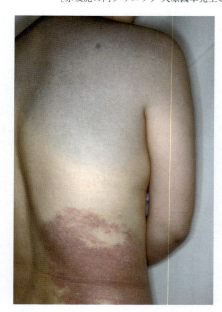

図5 30歳，女性
両側性の太田母斑と胸，背の青色母斑，腰部の毛細血管奇形．
［赤坂虎の門クリニック 大原國章先生ご提供］

治療が中心となるが，出生からできるだけ早期に加療されたほうが有効であるとされている．

1) 太田正雄ほか：日皮会誌 **57**：1, 1947
2) 長谷川義博ほか：皮膚 **21**：178-186, 1979
3) Shimizu N, et al, J Dermatol **42**：1006-1007, 2015
4) Hagiwara K, et al：J Dermatol **25**：721-729, 1998

Vascular malformations associated with other anomalies, 症候群, 母斑症
その他

Ataxia telangiectasia（毛細血管拡張性運動失調症）

名称・概念

運動失調，毛細血管拡張を主症状とし，さまざまな程度で免疫不全症を合併する．根本的治療法はない．

疫　学

出生に対する発症頻度は3～10万分の1で，保因者は人口の0.5～1%とされる．人種，男女差はない．20～30人の国内患者がいる．

原因・機序

常染色体劣性遺伝疾患であり，患児はATM変異を複合ヘテロ接合体としてもつ．変異の90%はフレームシフト，ナンセンス，スプライス異常によるタンパク質発現が失われる変異で，10%に発現低下例がある．ATMはDNA損傷応答のうえで中心的な役割を果たす分子である．

臨床所見，身体所見（図1）

歩行開始とともに明らかになる失調症状を認める．小脳性構語障害，流涎，眼球運動失行，眼振，不随意運動，低緊張性顔貌などがみられる．
眼球結膜の毛細血管拡張がみられる．耳介の毛細血管拡張は半数程度の症例に認められるが，その他の部位の毛細血拡張はまれである[1]．
免疫不全をさまざまな程度で伴う．感染部位は呼吸器，副鼻腔，中耳などが多い．気管支拡張症を伴った慢性呼吸器感染症，誤嚥性肺炎が主な死因となる．30%の症例では明らかな免疫不全症状はない．
15～30%に悪性腫瘍が発生し，リンパ系腫瘍の発生頻度が高い．
男女とも原発性性腺機能不全を認める．また14%の患者で耐糖能が低下しており，骨粗鬆症なども報告されている．

検　査

MRIによる小脳萎縮の証明．血清IgG（IgG2），IgA，IgEの低下，T細胞数低下，$CD4^+CD45RA^+$細胞の比率の低下がある．末梢血PHA刺激染色体検査でT細胞受容体（7番）や免疫グロブリン遺伝子領域（14番）を含む転座をもつリンパ球の出

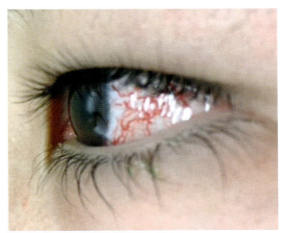

図1　眼球結膜の毛細血管拡張

現も特徴的である．95%に血清αフェトプロテイン（AFP）が上昇している．
研究検査として行われる，培養細胞における放射線感受性の亢進，ウェスタンブロット法によるATMタンパク質の発現量低下で，確定診断が行われる．また，最終診断は遺伝子診断による．

鑑別のポイント

小脳性運動失調症，眼球結膜の毛細血管の拡張，易感染性の主徴を示せば，毛細血管拡張性運動失調症（A-T）を疑うことは簡単であり，AFPの上昇でほぼ診断できると考える．
鑑別すべき疾患として，Nijmegen断裂症候群，A-T様疾患（ATLD，MRE11A異常症），RAD50異常症，眼球運動失行を伴う失調症1型，眼球運動を伴う失調症2型，RIDDLE症候群などが挙げられる．AFPの上昇が認められるのはA-T，眼球運動失行を伴う失調症2型，RIDDLE症候群のみである．

治療法

放射線感受性疾患であり，不必要なX線写真，CTは避けるべきである．
運動失調に対するに有効な薬物はない．免疫グロブリンの定期補充が行われるケースが多い．

経過・予後

平均寿命は 20 歳代と報告されている．軽症例では 4〜50 歳の予後が期待できる．

説明のポイント

神経および血液免疫の専門家によるチーム医療が必要な疾患である．

今後の展望，課題

神経症状が軽い A-T バリアントが報告され，A-T の臨床像が多様であることがわかってきた．さらなる研究の発展が期待される．

---

1) Greenberger S, et al：J Am Acad Dermatol **68**：932-936, 2013

Vascular malformations associated with other anomalies, 症候群, 母斑症
その他

Bonnet-Dechaume-Blanc syndrome(Wyburn-Mason syndrome)

名称と概念

顔面, 網膜および脳の動静脈奇形の組み合わせは, 1937年にBonnet, DechaumeとBlancによって2例が報告され[1], 6年後の1943年にWyburn-Masonが過去の報告例をレビューして新たに9例を加えた[2]. これによりこの症候群は, 欧州ではBonnet-Dechaume-Blanc syndromeと, 英語文献ではWyburn-Mason syndromeと呼ばれるようになった. 本項ではこの疾患をWMSと略称する. まれな疾患で発生頻度は不明であるが, 男女差, 人種差はなく, 遺伝性もないとされている[3].

発生機序と分類

脳と顔面の血管は胎生4週頃, 神経堤およびその周辺の中胚葉の細胞がmigrationして構築される. そのmigrationの前に突然変異(somatic mutation)が起こると, そのmigrationの経路に沿って分節性に血管奇形が発生する. これは, 脊椎において分節性に血管奇形が発生するCobb症候群と同様の発生機序によると考えられる. Bhattacharyaらは, 脳と顔面のAVMの発生パターンを分析し, 分節性の観点からこの症候群をcerebrofacial arteriovenous metameric syndrome(CAMS)と命名して, 1~3までのパターンに分類した[4].

CAMS1は視床下部と鼻に, CAMS2は視神経, 網膜, 頭頂, 側頭, 後頭葉, 視床, 上顎に, CAMS3は小脳, 橋, 錐体骨, 下顎に, 血管奇形が発生する. CAMS2がもっとも多く, 典型的なWMSということになる. 遺伝子障害の程度により, 分節性の境界をまたいだり, 両側性に血管奇形が発現したりすることもある. また, 一分節の部分発症も起こる.

臨床所見

WMSでもっとも多いのは, 網膜や視神経から視交叉に沿った動静脈奇形で, 視力や視野障害などの眼症状が比較的緩徐に進行し, 初発症状となることが多い. 網膜の動静脈奇形は脳動静脈奇形のように進行しない.

WMSの脳動静脈奇形は, 視交叉から視床下部, 視床, 皮質へ連続する病変の場合も, 多発性の一個一個が独立した病変の場合もある. WMSの脳動静脈奇形の特徴的な所見は, まず, ナイダスはsmall vascular networkの塊で, 内部に正常の脳組織を含んでいることで, high flow fistulaのみからなる動静脈奇形は報告例がない. また, 動静脈奇形が新たに発生したり, 進行性に増大したりする傾向がある. これらは, 診断時には無症状のことが多く, まれに出血することもあるが, 出血によらない進行性の神経学的異常を呈することのほうが多い.

顔面, 頭頸部のAVMは顔面と下顎に発生することが多く, 無症状の場合もある. 血管構造は孤発性例とほぼ同じでfistulaのみか, fistulaを伴うナイダスタイプであるが, 経時的に増大する傾向がより強い. 栄養血管近位部の動脈瘤形成が多いという報告もある.

検 査

顎顔面の病変が増大したり, 脳病変が新たに出現, 増大したりする傾向を示すのは, 病変の原因となる遺伝子変異が発生のより早い時期に起こることと関係していると思われる. WMSにもっとも多い眼窩内の動静脈奇形を発見した場合は, WMSを疑って, MRIなどで脳や顔面の動静脈奇形を検索する必要がある.

治 療

治療はいずれの部位の病変も困難で, 症候性のものに対してのみ, AV shuntを減らす目的で部分的血管内塞栓術が行われる.

---

1) Bonnet BP, et al：J Med Lyon **18**：165-178, 1937
2) Wyburn-Mason R：Brain **66**：163-203, 1943
3) Théron J, et al：Neuroradiology **7**：185-196, 1974
4) Bhattacharya JJ, et al：Interv Neuroradiol **7**：5-17, 2001

Vascular malformations associated with other anomalies, 症候群, 母斑症, その他

Bockenheimer syndrome（Diffuse genuine phlebectasia）

名称・概念

Bockenheimer症候群（diffuse genuine phlebectasia）は，1907年にBockenheimerにより初めて報告された比較的まれな血管奇形である[1]．

臨床症状，身体所見（図1）

四肢片側または両側に蛇行性の静脈性血管拡張を認める[2]．病変の主たる変化は静脈性の拡張であり，venous racemous angioma（静脈性蔓状血管腫）のextensive typeと捉える考え方もある．小児期に発症するが自然消褪することは少なく，進行性に経過することが多い．そのため，患側の四肢が肥大したり，出血や潰瘍形成，壊疽などが生じて疼痛を伴ったりすることもある．

鑑別のポイント

1 Cutis marmorata telangiectasia congenita

Bockenheimer症候群と同様に先天性の血管奇形ではあるが，特徴的な網目様の皮斑と皮膚萎縮を合併する点が特徴である[1]．一方，Bockenheimer症候群ではとぐろを巻いたような血管の拡張が認められるので，両者の鑑別は必ずしも困難ではないものと考えられる．また，cutis marmorata telangiectasia congenitaは成長につれての自然消褪が多いという点でもBockenheimer症候群と異なっている．

治療法

硬化塞栓療法やストリッピングといった外科的治療を要する場合もあるが，有効な治療法は確立されていない．Bockenheimer症候群の文献的な報告も少ない．van Geestらが中年女性の腹部，右下肢および外陰部にかけて生じ，右下肢の血管拡張に対してストリッピング術と硬化塞栓療法を要した1例を報告している[1]．また，筆者らも小児に生じた1例を経験している[3]．自験例では，生後数ヵ月の時点から左上腕に血管拡張が出現し，左前胸部から左上腕，左肘窩にかけて，蛇行性の血管拡張が広範囲に認められた．患肢の肥大や出血，潰瘍形成や壊疽などは認められなかった

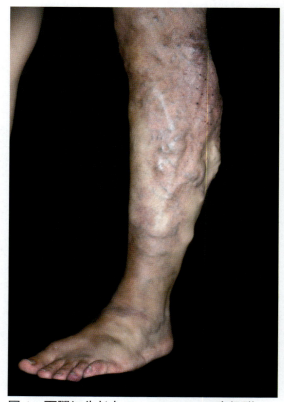

図1　下腿に生じたBockenheimer症候群
［赤坂虎の門クリニック　大原國章先生ご提供］

ため，外科的治療は行わなかった．

経過・予後

Bockenheimer症候群は生命予後にかかわる可能性は低いが，経過により患肢の増大や発達不良をきたすこともあるため，注意深い観察が必要である．

1) Van Geest AJ, et al：J Eur Acad Dermatol Venereol 12：165-168, 1999
2) 伊崎誠一：最新皮膚科学大系 第4巻，玉置邦彦（総編集），中山書店，東京，p207, 2002
3) 草刈良之ほか：臨皮 59：1309-1311, 2005

Vascular malformations associated with other anomalies，症候群，母斑症 その他

Cobb syndrome

名称・概念

同一の髄節（体節）領域内に，椎体や皮膚などに発生した脈管病変と脊髄動静脈シャントがみられる疾患で，神経皮膚症候群の一つである．成長とともに脊髄よりも脊椎のほうが伸びるために，発生学的に同じ髄節（体節）であっても，脊髄病変は椎体病変や皮膚病変よりも頭側に存在する．1915年のStanley Cobbの報告が名称の由来である．顔面や網膜の血管奇形と脳の動静脈シャントとを合併した場合をWyburn-Mason症候群，脳の静脈奇形の場合をSturge-Weber症候群という．このように，脳や脊髄の同一分節内の異なる部位に複数の血管奇形が認められる疾患はmetameric syndromeと新たに定義にされ，Cobb症候群はspinal arteriovenous metameric syndromeに分類される[1〜3]．

疫学

症例の報告数は50〜100例未満とされる．家族性，遺伝性，遺伝子異常についての報告はない[2,4]．

原因・機序

ヒトでは胎生4週に体節の基になる細胞が体節中胚葉の尾部（原始索条または尾芽）から生まれ，細胞が増殖して前へ前へと押し出されていく．分節する前の細胞は未分節中胚葉と呼ばれ，前方に位置する古い細胞から順に成熟して6〜8時間おきに分離する．この単位を体節という（図1）[5]．中胚葉・神経堤細胞（後の神経管）はそれぞれ同じレベルの血管内皮，中膜に遊走・分化する．一つの体節に異常が生じると，それに所属している神経，皮膚，血管などが同時に障害を受ける[1〜3]．

臨床所見，身体所見

Dermatomal patternを呈す体幹の脈管病変を診察したときに，本疾患を想起することが重要である．毛細血管奇形，静脈奇形，動静脈奇形，リンパ管奇形，リンパ管腫などが皮膚にみられる．脊髄動静脈奇形は生下時より存在しているが，時間をおいて神経障害（しびれ，感覚麻痺，下肢筋力低下），疼痛（頭痛，背部痛，胸痛）などが出現する[1,2,4]．

検査

MRIや3D-CT angiographyなどの非侵襲的検査から動脈シャントの有無や位置を診断する．脊髄血管造影は侵襲的検査であるため，次の段階で行う．

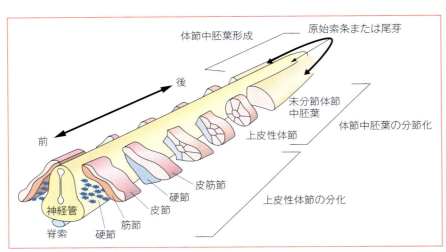

図1　体節形成過程

［理科年表オフィシャルサイト：https://www.rikanenpyo.jp/FAQ/seibutsu/faq_sei_006.html（2017年8月アクセス）をもとに作成］

鑑別診断

他の脊髄疾患や脊髄動静脈シャントが引き起こす二次性の脊髄疾患（亜急性壊死性脊髄症）などが挙げられる[1~3].

治療方法および管理方法

脊髄内の動静脈奇形では，病変増大，髄内出血，くも膜下出血のリスクが高い．しかし，その治療にも麻痺などの合併症のリスクを伴うため，根治術は困難なことが多い.

動静脈奇形の血液流量コントロール，出血リスクの軽減が管理の要点となる．長期的なフォローアップと血管内治療，外科的治療，定位放射線治を組み合わせて病状の進行（病変の mass effect, 脊髄周囲の venous hypertension や vascular steal）を制御することを試みる[1,2,4].

経過・予後

短期的には，脊髄神経症状は寛解または安定して経過する．長期的には段階的あるいは連続的に症状が悪化する傾向がある．急速に神経症状の進行する症例では予後がよくない[1~4].

展　望

早期診断と各科連携したチーム医療の提供が，本疾患の予後向上につながる.

---

1) 関　俊隆ほか：脊椎脊髄 **28**：390-393, 2015
2) Orphanet：http://www.orpha.net/consor/cgi-bin/OC_Exp.php?Lng=GB&Expert=53721（2017年8月アクセス）
3) Krings T, et al：Neuroimaging Clin N Am **17**：245-258, 2007
4) Pal P, et al：Ann Neurosci **22**：191-193, 2015
5) 理科年表オフィシャルサイト：https://www.rikanenpyo.jp/FAQ/seibutsu/faq_sei_006.html（2017年8月アクセス）

Vascular malformations associated with other anomalies, 症候群, 母斑症
その他

その他血管奇形をきたしうる疾患

Cowden 病（Cowden disease）

名称・概念
内・中・外胚葉由来のさまざまな過誤腫性病変を生じ，最初に報告された患者名から命名された[1]．

疫　学
2万人に1人とされている．

原因・機序
常染色体優性遺伝を示し，主な原因遺伝子はPTEN遺伝子である．

臨床所見・身体所見
同じPTEN遺伝子が原因のBannayan-Riley-Ruvalcaba症候群で特徴的な血管奇形が本症でもみられることがある．皮膚の動静脈奇形（図1）を発症した家系の発端者[2]では，頸部硬膜外動静脈瘻（図2）もみられた．

検　査
1 病理組織学的検査
口径，形状，壁の厚さがさまざまな血管が増生し，間質に線維化がみられる（図3）．
2 画像検査
MRI：T2強調画像では低信号内に高信号がみられる（図4）．

診断基準
特徴的な基準は皮膚粘膜病変と成人Lhermitte-Duclos病（小脳の腫瘍性病変），大基準は乳がん，甲状腺がん，大頭症，子宮内膜がん，小

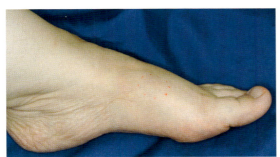

図1　中年女性の左足背の皮膚腫瘤
小児期からあり，最近少し増大してきた．

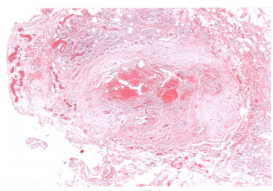

図3　病理組織像（HE染色）
壁の厚さや拡張の程度が不規則な血管が増生している．

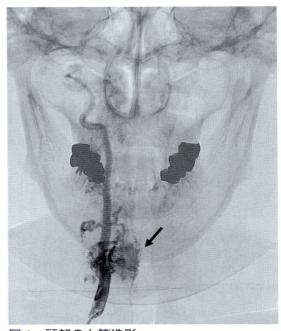

図2　頸部の血管造影
静脈への漏出がみられる．

基準は9項目が挙げられる.

鑑別のポイント

静脈奇形：壁の薄い拡張した血管が主体で，血管壁に内弾性板はみられない．

治療法

希望があれば外科的に切除する．

経過・予後

皮膚病変の悪性化はまれである．

説明のポイント

内臓悪性腫瘍の早期発見・治療のため，定期検診が必要である．

今後の展望・課題

分子標的薬の開発が期待される．

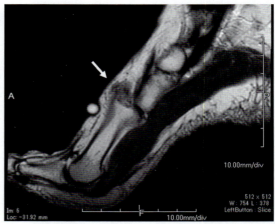

図4　MRI T2強調画像
低信号内に高信号がみられる．

Ehles-Danlos 症候群（EDS）IV

名称・概念

皮膚の過伸展，関節の過可動，組織の脆弱性を特徴とする先天性疾患で，6型に分類され，IV型は血管型と呼ばれる[3]．

疫学

25万人に1人とされている．

原因・機序

常染色体優性遺伝を示し，原因遺伝子はIII型コラーゲン遺伝子（COL3A1）である．

臨床所見・身体所見

前腕や体幹上部など，皮膚が菲薄化した部では細い血管が透けて血管拡張として見える[3,4]．

検査

線維芽細胞を用いたコラーゲン産生能やCOL3A1遺伝子解析が有用である．

診断基準

大項目は(1)薄く透ける皮膚，(2)動脈，腸，子宮の脆弱性または破裂，(3)はなはだしい打ち身，(4)特徴的顔貌の4項目，小項目は9項目が挙げられる．

鑑別のポイント

大項目を二つ以上有する場合，本症が強く疑われる．

治療法

β遮断薬のセリプロロールが動脈合併症に対する予防効果があると報告されている[4]．

経過・予後

動脈，消化管，妊娠中の子宮の破裂などの突然死をもたらす重篤な合併症を生じうる．

説明のポイント

激しいスポーツや力仕事を控えてもらう．

今後の展望・課題

合併症に対し有効な予防薬の確立が望まれる．

---

1) 久保宜明ほか：日本臨床 1083：85-88, 2015
2) 松立吉弘ほか：皮病診療 38：777-780, 2016
3) 旗持　淳：日皮会誌 120：2857-2861, 2010
4) 岡本麻希ほか：皮病診療 38：805-808, 2016

Provisionally unclassified vascular anomalies
Verrucous hemangioma（疣状血管腫）

名称・概念

主に片側の下肢に，生下時または幼少期から出現する比較的まれな血管病変である．1967年にImperialとHelwigが21例の症例とともに，verrucous hemangioma（VH）を独立した疾患概念として提唱した[1]．VHと鑑別上で問題となるangiokeratoma circumscriptum naeviforme を含めて，hyperkeratotic capillary-venous malformationとも呼ばれていたが，ISSVA分類（2014）では，現時点では分類不能な脈管異常にVHとして属している．

疫学

片側下肢に生じる場合がほとんどである．線状の病変が上肢や腹部に生じるという報告例もあるが，まれである．足趾に生じるドーム状の病変については digital verrucous fibroangioma として，VHの亜型であると考えられている[2]．

臨床所見，身体所見

4 mm 程度から 5〜8 cm 大程度までの単発病変として存在，もしくは線状，蛇行状に集簇している．発症初期は紫紅色の境界明瞭で弾性軟の病変で，時間の経過とともに外傷の影響などで角化し，疣状の病変となり血痂を伴うこともある（図1）．内臓病変の合併はない．

検査

1 組織病理学的検査

著明な過角化があり，表皮は肥厚し乳頭腫症を伴う．真皮には拡張した血管が増生し，血管内皮細胞の増殖がみられ，真皮深層から脂肪織にまで及ぶことが特徴である（図1）[3]．

2 画像検査

VHは比較的深部にまで病変が及ぶため，術前に超音波検査やMRIなどの画像検査により，病変の深達度を把握することが重要である．

鑑別のポイント

1 Angiokeratoma

病理組織ではVHと同様に表皮肥厚と過角化を伴うが，真皮浅層に病変が限局することから鑑別できる．

治療法

外科的切除が第一選択である．

経過・予後

緩徐に増大し，予後は良好である．治療後の再

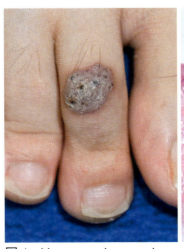 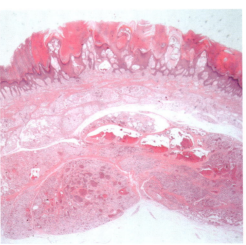

図1　Verrucous hemangioma の臨床像と病理組織像
左：24歳男の右第2趾に生じたVH．表面は褐色調に高度に角化している．
右：病変部組織病理学的所見（HE染色像）．真皮深層まで病変が及んでいる．

発が多いため，十分な経過観察が必要であること
を説明する．

1) Imperial R, et al：Arch Dermatol **96**：247-253, 1967

2) Kohda H, et al：Acta Derm Venereol **72**：303-304, 1992

3) Tennant LB, et al：Pediatr Dermatol **23**：208-215, 2006

Provisionally unclassified vascular anomalies

Angiokeratoma（被角血管腫）

名称・概念

真皮浅層の拡張した毛細血管を主病変とし，通常過角化を伴う血管病変である．臨床的には下記の五つのサブタイプに分類される．ISSVA分類（2014）では，現時点では分類不能な脈管異常に属している．

臨床所見，身体所見

個疹は5mm大までの暗赤色，または青みがかった丘疹で，痂皮を付着し，時間が経過すると疣状になる．

1 Solitary and multiple angiokeratoma（単発型）

易出血性の病変で，あらゆる場所に生じうる．まれに舌や扁桃など，口腔内にも生じることもある（図1）．

2 Localized genital angiokeratoma（陰嚢型）

50歳以上の中高年の男性の陰嚢に複数個生じる．Angiokeratoma of scrotum（図2）やangiokeratoma of Fordyceとも呼ばれる．同様に女性の外陰部に生じるものを，とくにangiokeratoma of vulvaと呼ぶ（図3）．

3 Angiokeratoma of Mibelli（Mibelli型）

手背や手指，足部に青黒色の集簇した丘疹，局面状病変である．凍瘡との関連が指摘されている．10歳代の女性に多い．

4 Angiokeratoma circumscriptum naeviforme（母斑様限局型）

片側の足部，下肢，臀部，腹部などに生じる局面状病変である．生下時から幼少期に発症することが多い（図4）．

5 Angiokeratoma corporis diffusum（びまん型）

散在性の病変が，陰部，臀裂部，臍部，上背部，胸部，口唇，口腔内にみられる．背景として，Fabry病を始めとするライソゾーム病を伴うことがある[1]．

検査

1 組織病理学的検査

真皮乳頭層における毛細血管の拡張がみられ，表皮は肥厚し，角層は過角化でしばしば痂皮を伴う[2]．

2 ダーモスコピー

拡張した血管や血栓をを示唆するred lacunaeやdark lacunaeがみられ，そこにwhitish veilを伴う[3]．

3 その他

Fabry病が疑われるときは尿タンパクの有無を確認する．また角膜病変の有無を確認するため，眼科へのコンサルトを検討する[1]．

鑑別のポイント

1 Verrucous hemangioma

臨床的には類似しているが，病変が真皮深層から脂肪織まで及ぶことが特徴である．治療後の再発が多い．外科的切除が第一選択となる．

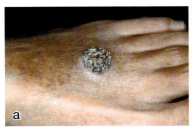
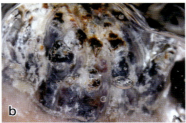
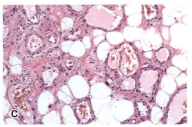

図1
a）孤発性で角化性の結節．
b）ダーモスコピーでは暗紫色の血管所見あり．黒色の血痂もなす．
c）拡張した血管の増生．

［赤坂虎の門クリニック 大原國章先生ご提供］

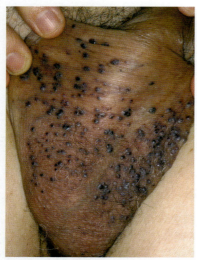

図2 陰嚢に多発した angiokeratoma of scrotum

［赤坂虎の門クリニック 大原國章先生ご提供］

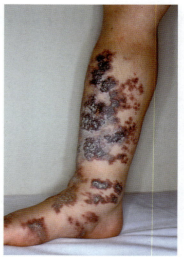

図4 右下腿に生じた angiokeratoma circumscriptum naeviforme

［赤坂虎の門クリニック 大原國章先生ご提供］

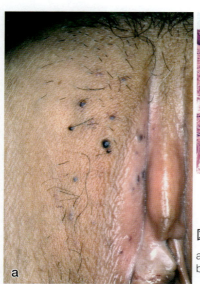

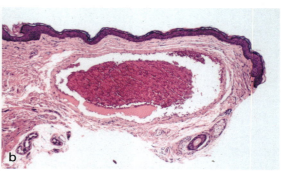

図3 大陰唇の angio kera toma
a) 臨床像
b) 病理像

［赤坂虎の門クリニック 大原國章先生ご提供］

治療法

外科的切除のほか，病変が浅いのでレーザー療法の有効性が多数報告されている．小型の病変は液体窒素による凍結療法も有効である．

1) Zampetti A, et al：Br J Dermatol **166**：712-720, 2012
2) Chowdappa V, et al：J Clin Diagn Res **9**：WD01-02, 2015
3) Kim JH, et al：Ann Dermatol **24**：468-471, 2012

Provisionally unclassified vascular anomalies

Multifocal lymphangioendotheliomatosis with thrombocytopenia/ Cutaneovisceral angiomatosis with thrombocytopenia(MLT/CAT)

名称・概念

MLT は皮膚，消化管に多発する血管性病変を認め，繰り返す上部消化管出血，血小板減少を主徴とし，2004 年に North らによって報告された比較的新しい疾患概念である[1]．別名で CAT とも報告されている．報告は 2013 年までに 20 例と，まれな疾患である[1]．

疫　学

日本人患者の疫学については不明である．
血管性病変の発生部位としては皮膚と上部消化管が多いが，その他の部位として，脳，肺，骨，筋肉，骨髄が報告されている．新生児期に亡くなる症例が多く，死亡率は 65％と予後不良である[2]．

原因・機序

原因はいまだ不明である．

臨床所見，身体所見

皮膚では，浸潤を伴った色調は赤褐色から紫赤色の紅斑性丘疹を呈する（図1）．血管性病変は全身に多発し，好発部位はない．消化管病変の色調は紫赤色から暗赤色で，斑状の血管拡張病変を呈する．

検　査

1 病理組織学的検査

皮下組織に拡張した小型脈管の増生を認める．免疫染色で異常脈管の内皮細胞は，CD31，CD34，D2-40，LYVE-1 陽性を示す．GLUT-1 は陰性を呈する[3]．

2 血液検査

血小板減少は病変部における異常拡張血管内での血小板の捕捉と消費の結果と推察される[1,2]．

3 画像検査

CT：全身の血管性病変の検索に有用である．
上部消化管内視鏡：消化管出血を契機に診断される症例が多く，必須である．

鑑別のポイント

1 Multifocal infantile hemangiomas

出生時には目立たず，生後しばらくして明らか

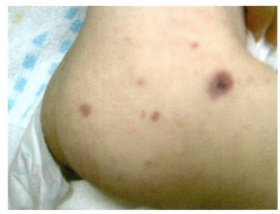

図1　MLT の主徴である皮膚病変の所見

になる．腫瘍細胞は GLUT-1 陽性となる．

2 Blue rubber bleb nevus syndrome

全身の静脈性血管奇形と消化管疾患を中心とした内臓疾患の合併を特徴とする．

3 Diffuse neonatal hemangiomatosis

新生児期に発症し皮膚や内臓など，複数の臓器に多数の血管腫の発生を特徴とする．

治療法

現時点で確立された治療法はない．乳児血管腫に使用されるステロイドの有効性は散見される[1]．ビンクリスチンはステロイド不応例に使用される[4]．その他，インターフェロンα(2a)，サリドマイド，ヒト免疫グロブリン製剤があるが，効果は不明である[4]．Kline らは難治例に血管新生阻害作用を有するベバシズマブが奏功したと報告している[5]．mTOR 阻害薬であるシロリムスは抗血管/リンパ管新生作用をもち，有効性が報告されている[3]．

経過・予後

消化管出血を契機に新生児期に亡くなる症例が多く，死亡率は 65％と予後不良である[2]．また比較的新しい疾患概念であるため，長期予後も不明である．

説明のポイント

消化管出血のため，生命予後にかかわる可能性

の説明が重要である．病態は解明されておらず，血小板減少による易出血状態が問題となる．また，有効性が報告されている薬剤はあるが根治的なものではなく，長期にわたる経過観察が必要である．

今後の展望，課題

病態解明のためにはさらなる症例の蓄積を要する．有効性のある治療報告は散見されるが奏効率は不明でありエビデンスを整理する必要がある．

1) North PE, et al：Arch Dermatol **140**：599-606, 2004
2) Huang C, et al：J Neurosurg Pediatrics **12**：517-520, 2013
3) Droitcourt C, et al：Pediatrics **136**：e517-522, 2015
4) Maronn M, et al：Pediatr Blood Cancer **52**：531-534, 2009
5) Kline RM, et al：Pediatr Blood Cancer **52**：534-536, 2009

Provisionally unclassified vascular anomalies

Kaposiform lymphangiomatosis（KLA）

名称・概念

　従来，リンパ管腫症（generalized lymphatic anomaly：GLA）とされてきた全身性に発生するリンパ管疾患の中で，病理組織像に特徴のあるものとして，2014年にBostonのグループにより提唱された疾患概念である[1]．ISSVA分類では，まだ確立されたものではない未分類脈管異常とされている．

病理組織所見

　GLAではリンパ管内皮によって裏打ちされた，不規則に拡張した管腔構造のみが認められるのに対し，KLAではGLAと同様の形成異常のあるリンパ管組織を背景にKaposi肉腫様で紡錘形細胞が塊（Kaposiform foci）として，あるいはシート状に集簇している像が認められる（図1）．これらの細胞はリンパ管内皮細胞の特徴を有しており，免疫組織染色でD2-40（podopranin）が細胞質に，PROX1が核に一致して染色される．病理組織学的にはKaposiform hemangioendothelioma（KHE）に類似するが，KHEではより境界が明瞭な類円形結節で，糸球体様構造や微小血栓を伴う[2]．

疫学・臨床所見

　わが国で行ったリンパ管疾患についての全国調査では，リンパ管腫症，Gorham病とされた患者103例のうち，KLAと考えられたのはわずか9例で，きわめてまれである[3]．

　臨床像はGLAと重なるが，学童期により多く発症，診断され，病変は縦隔や肺，胸膜，骨，脾により多く，出血や咳，心嚢液/胸水，皮下腫瘤，血小板減少を伴いやすく，予後はより不良である．KHEは乳幼児期の四肢の皮膚・軟部組織や後腹膜にできる単発性の血管腫瘍で，局所で増殖し，Kasabach-Merritt phenomenonを生じやすいことでKLAと鑑別できる．

診断・治療

　GLAとの鑑別は臨床症状では区別できないが，KLAでは胸膜や後縦隔，前胸部における肥厚と軟部腫瘤像が特徴的である．中等度の血小板減少（10万/μ以下）や，血胸を始めとした病変からの出血，画像検査では，骨格系病変周囲の軟部組織病変，造影効果を示す縦隔および後腹膜病変が目立つ場合には，KLAの可能性が示唆され[1,4]，生検組織の病理組織学的検索で特徴的所見があれば診断を確定できる．予後不良であるが，mTOR（mammallian Target Of Rapamycin）阻害薬であるシロリムスの効果が期待されている．

---

1) Croteau SE, et al：J Pediatr **164**：383-388, 2014
2) 松岡健太郎：小児外科 **48**：1252-1256, 2016
3) Ozeki M, et al：Pediatr Blood Cancer **63**：832-838, 2016
4) Goyal P, et al：Pediatr Radiol **46**：1282-1290, 2016

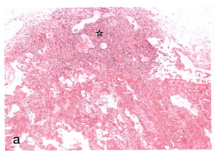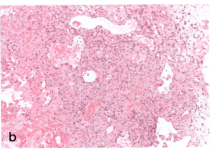

図1　Kaposiform lymphangiomatosis
a）一層の内皮細胞によって裏打ちされ，不規則に拡張した管腔が認められるが，管腔形成のない細胞密度の高い部分（☆）がある．
b）細胞密度の高い部分には紡錘形細胞が密に増生する．HE染色．

R

Provisionally unclassified vascular anomalies

PTEN(type)hamartoma of soft tissue/"angiomatosis"of soft tissue

名称・概念

PTEN（phosphatase and tensin homologue）遺伝子の変異により，高発癌性遺伝性疾患であるPTEN hamartoma tumor syndrome が生じる．代表的な Cowden 病のほかに，Bannayan-Riley-Ruvalcaba（BRR）症候群，Proteus 症候群などを包括する（詳細は他項を参照）．それぞれに特徴的な表現型を有するが，さまざまな脈管異常を伴うことが報告されている．

疫　学

Cowden 病は 20 万人に 1 人の発症とされているが，実際にはもう少し頻度が高いと推測されている．他の表現型の詳細な頻度は明らかではない．

原因・機序

10 番染色体長腕（10q23.31）に局在する PTEN遺伝子が主な原因遺伝子で，生殖細胞系の対立遺伝子の一方に不活性化変異（胚細胞変異）がみられる．PTEN タンパクの機能が低下することにより，PI3K-Akt-mTOR 経路が活性化され，さまざまな細胞増殖に関与するとされている．同一家系内において，Cowden 病と BRR 症候群，またはCowden 病と Proteus 症候群が混在している報告がある．各表現型の決定には PTEN 遺伝子の変異型以外の要因も関与していると推測されているが，詳細は明らかではない．

臨床症状，身体所見

内・中・外胚葉由来の諸臓器に種々の過誤腫性病変を呈する．

1 Cowden 病

口唇，歯肉，舌などに乳頭腫状丘疹が敷石状に配列する．顔面には乳頭腫状あるいは扁平隆起性の病変が生じ，外毛根鞘腫や毛包漏斗部腫瘍を混じる．四肢末端に角化性扁平丘疹が散在し，掌蹠では中心陥凹を伴うことがある．また，多発性脂肪腫，多発性脈管異常，硬化性線維種を伴う．内臓病変では線維嚢腫性乳病変，乳腺線維腺腫，甲状腺腺腫，甲状腺腫，腸管ポリポーシスなどが観察される．内臓悪性腫瘍では乳がんが最多であるが，甲状腺がん，子宮内膜がん，腎がんなどもみられる．

2 BRR 症候群

大頭症，多発性脂肪腫，多発性脈管異常，陰茎色素斑，腸管ポリポーシスなどが観察される．その他，ミオパチー，関節過進展，脊柱側弯，漏斗胸，発育障害，知能障害などもみられる．

3 Proteus 症候群

全身臓器の変形と過成長が特徴で，片側肥大，巨指，外骨腫，掌蹠肥厚，脊柱側などが観察される．多発性脂肪腫，多発性脈管奇形などの種々の皮下腫瘍が生じる．

検査（画像，病理）

軟部組織内，とくに筋肉内において，脂肪組織，線維組織，脈管組織など，さまざまな成分の増殖がみられる．局在と性状の評価には MRI が有用である．病理組織学的に動脈成分，静脈成分，動静脈奇形などからなる種々の脈管奇形が報告されており，症例によりばらつきがみられる．

診断基準，難病指定

Cowden 病は「指定難病（平成 29 年度実施分）として指定難病検討委員会で検討を行う疾病」に含まれており，診断基準も提唱されている．BRR症候群と Proteus 症候群については，現時点では診断基準は確立していない．

治療法

根本的な治療はない．

経過・予後

経過中，前述のようなさまざまな症状が生じる．とくに Cowden 病における生命予後は上記の悪性腫瘍の発生による．

生活指導・患者への説明のポイント

とくに Cowden 病においては，内臓悪性腫瘍の発見のため，早期からのスクリーニングが重要である．頻度から，乳房，子宮，甲状腺，腎臓の定期検診が推奨されている．

今後の展望・課題

表現型の決定に関与する PTEN 変異型以外の要因の解明が課題である．

昔のISSVA分類にみられた病名
Targetoid hemangioma（Hobnail hemangioma）

名称・概念

Hobnail hemangioma（HH）は，1988年にSanta CruzとAronbergがtargetoid hemosiderotic hemangiomaの名で良性血管腫瘍として報告した[1]．後に病理所見の血管内腔に突出した内皮細胞がhobnail appearanceを呈するという特徴から，HHと呼ばれるようになった[2]．近年，免疫組織化学染色所見から血管腫瘍ではなく，リンパ管由来の奇形であるという報告[3]もあり，血管由来，リンパ管と血管両者の由来などの説があり一定していない．

疫学

本邦の報告は数例のみだが，海外からはまとまった数の報告があり，まれではあるものの見過ごされている症例もあると思われる．若年から中高年の発症があり，男女差はほぼなく，四肢，体幹に好発する[4]．

原因・機序

原因不明であるが，外傷や局所の炎症，ホルモン，リンパ管と血管の微小シャントなどの関連が推測されている．

臨床所見，身体所見

単発で2cm以下の小型の病変で，中央に紅色，紫色，褐色の丘疹や斑があり，周囲に紫斑や褐色斑を伴う標的様外観を呈するのが典型的である（図1a）．自覚症状はなく，周囲の斑が消失して標的様外観を呈さないこともある．

検査

1 病理組織学的検査

二相性のパターンをとり，真皮浅層では壁の薄い不規則に拡張した脈管の増生があり，内皮細胞が内腔に突出したhobnail appearanceを呈する．一方，真皮深層では内腔の狭い脈管が不規則に吻合し，膠原線維が解離して，スリット状，裂隙を形成しているように見える．周囲には赤血球の血管外漏出，ヘモジデリン沈着を認める（図1b）．

内皮細胞はCD31，D2-40陽性が多く，CD34は陰性のこともある．WT1，HHV8は陰性である[5]．

鑑別のポイント

Hobnail appearanceを呈する血管系腫瘍との鑑別が必要になる．

1 Kaposi肉腫

初期の斑状病変では病理組織学所見が類似するが，多発病変であることや病歴，HHV8陽性所見が鑑別に有用である．

2 血管肉腫

高齢者，頭部に好発し，内皮細胞の異型性や深部への浸潤から鑑別する．

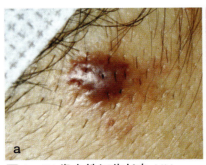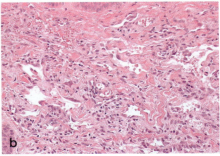

図1 31歳女性に生じたHH
a）周囲に境界不明瞭な淡紅色斑を伴う表面平滑な暗赤色の結節を認める．
b）病理組織学的所見（HE染色像×200）．真皮内に不規則に拡張した脈管構築の増生があり，膠原線維間に裂隙を形成しつつ吻合する部分がある．内皮細胞は内腔に突出しhobnail appearanceを呈する．

［中野英司ほか：皮の科 8：416-421, 2009 より許諾を得て転載］

治療法・経過・予後

　本症は診断と治療を兼ねて全摘生検されることが多く，その後に再発をきたした報告はない．

---

1) Santa Cruz DJ, et al：J Am Acad Dermatol **19**：550-558, 1988
2) Guillou L, et al：Am J Surg Pathol **23**：97-105, 1999
3) Trindade F, et al：J Am Acad Dermatol **66**：112-115, 2012
4) Mentzel T, et al：J Cutan Pathol **26**：279-286, 1999
5) Hejnold M, et al：Pol J Pathol **63**：189-192, 2012

昔の ISSVA 分類にみられた病名
Glomeruloid hemangioma

はじめに

　POEMS 症候群は，Polyneuropathy，Organomegaly，Endocrinopathy，M-protein，Skin change を特徴とする全身性疾患である．このうち皮膚症状は，血管腫，皮膚硬化，多毛，色素沈着，下腿浮腫，ばち指，爪甲白斑などがみられる．とくに血管腫は，病理組織像がきわめて特徴的であるので POEMS 症候群の診断に有用で，皮膚症状から診断できる場合も少なからずある．臨床的には通常の老人性血管腫と区別できない．POEMS に伴う血管腫は数がおびただしく多い場合もあれば，数ヵ所のこともあり，一定しない．組織学的に glomeruloid hemangioma と呼ばれる非常に特徴的な所見を呈する．逆に glomeruloid hemangioma がみられた場合，まず POEMS を考えるが，POEMS 症候群を伴わない症例も報告されている[1]．

疫　学

　2003 年の全国調査では，本邦における POEMS 症候群患者は 340 人と推定された．POEMS 症候群患者のうち，血管腫がみられた頻度は約 9％ (9/99)，約 47％ (50/107) と差がある[2,3]．

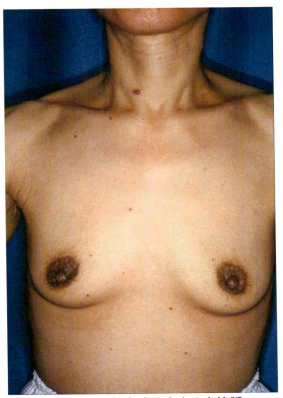

図 1　体幹前面に散在する大小の血管腫

原因・機序

　POEMS 症候群患者の血清 VEGF は著明に上昇する．VEGF の血管新生，血管透過性亢進作用により，血管腫や下腿浮腫が引き起こされる可能性が示唆されている．血管腫側は VEGF，VEGF 受容体 (flt-1) を発現しており[4]，autocrine loop の可能性や，IL-8 の関与も示唆されている．

臨床所見

　顔面，体幹に，境界明瞭な紅色結節が多発してみられる (図 1)．数は数個〜10 個以上，あるいはおびただしい数になることもあり，さまざまである．数ヵ所の場合，臨床的に老人性血管腫と鑑別はできない．

病理組織学的所見

　真皮内の拡張した血管腔の中に，乳頭状に内皮細胞が増殖する特徴的な所見を呈する (図 2)．腎臓の糸球体によく似た組織像を呈するため，glomeruloid hemangioma と呼ばれる．POEMS 症候群の血管腫には，異なる所見 (cherry angioma，microvenular hemangioma，tufted hemangioma，glomeruloid hemangioma，cerebriform morphology など) が同一切片上にみられたり，連続切片を作成して初めて glomeruloid hemangioma の所見が出てきたりすることもある．内皮細胞の細胞質に eosinophilic globules と呼ばれる小滴〜顆粒状物質がみられ (図 3)，これは末梢血中の免疫グロブリンと考えられている．

一般臨床検査

　POEMS 症候群では血清の VEGF が著明に上昇する．

203

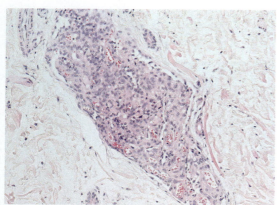

図2　腎臓の糸球体を思わせる特徴的な像（HE染色像）

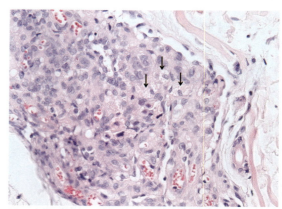

図3　好酸性に染まる小滴（矢印）

鑑別のポイント

1 Papillary hemangioma

　Glomeruloid hemangioma と同じ範疇と考える論文や[5]，タイプⅣコラーゲン染色で glomeruloid hemangioma のほうが細いシャープな輪郭になるので区別できるとする論文もある[6]．

治療法

　切除による．なお多発する場合，原疾患の治療により既存の血管腫が退縮するかは興味のあるところである．

1) Forman SB, et al：J Cutan Pathol **34**：956-957, 2007
2) Dispenzieri A, et al：Blood **101**：2496-2506, 2003
3) Miest RY, et al：Int J Dermatol **52**：1349-1356, 2013
4) Yamamoto T, et al：J Eur Acad Dermatol Venereol **21**：417-419, 2007
5) Lee H, et al：Am J Dermatopathol **30**：539-544, 2008
6) Suurmeijer AJ：Int J Surg Pathol **18**：48-54, 2010

昔の ISSVA 分類にみられた病名
Microvenular hemangioma

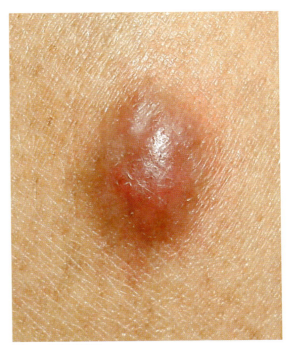

図1 臨床所見
大腿に 15 mm 大の紅色, 境界明瞭な扁平結節.

名称・概念

Microvenular hemangioma は, 1991 年に Hunt ら[1]により提唱された疾患概念で, 後天性に生じる良性の血管腫の一型である. 病理組織学的所見が特徴的で, 分芽状に不規則な形状を呈した細静脈が真皮全層性に著明に増殖しており, 血管拡張は伴わない.

疫学

海外で 55 例[1〜5], 国内で 5 例[6〜10]が報告されている. 初診時年齢は平均 30.7 歳と成人に多く, 性差はない.

臨床所見・身体所見

好発部位は体幹・四肢で, 形状は紅色〜暗紫色調の境界明瞭な丘疹および扁平結節である(図1). 大きさは径 1 cm 前後(報告例の最大径は 3 cm)で, 発見時から 1 年以内に増大傾向を示し医療機関を受診する症例が多い. 単発例がほとんどであるが, 多発例も報告されている[2,4,5]. 自覚症状を欠く場合がほとんどである(約 85%).

病理所見

①真皮網状層の浅層から深層にかけて 1 層の周皮細胞で取り囲まれた壁の薄い細静脈の著明な増生がみられ, 分枝状の不規則な形状を呈する(図2). ②増殖血管は, 扁平な内皮細胞で裏打ちされ, 周囲は硝子化した膠原線維に囲まれている. 血管拡張は伴わない(図3). ③増殖血管が立毛筋内に浸潤する所見がみられることが多い(図3の黒矢印). ④炎症細胞浸潤は通常みられない. ⑤免疫染色にて, 血管内皮細胞は CD31, CD34, Factor Ⅷ が陽性となり, D2-40 と HHV8 は陰性である.

鑑別のポイント

組織学的に Kaposi 肉腫の初期像(斑状期)や毛細血管拡張性肉芽腫と鑑別を要する. とくに Kaosi 肉腫の初期像は異型性が目立たないことが多いため注意が必要であり, HHV8 の検出の有無が有用である.

治療法

基本的に単純切除もしくは経過観察.

1) Hunt SJ, et al：J Cutan Pathol 18：235-240, 1991
2) Napekoski KM, et al：J Cutan Pathol 41：816-822, 2014
3) Koch PS, et al：Acta Derm Venereol 95：378-382, 2015
4) Ai DF, et al：Oncol Lett 7：275-277, 2014
5) Linos K, et al：Am J Dermatopathol 35：98-101, 2013
6) 長岡悠美ほか：皮膚臨床 53：273-276, 2011
7) Stefanaki C, et al：J Dermatol 32：402-404, 2005
8) 齊藤典充ほか：皮膚病診療 27：151-154, 2005
9) 澤田俊一ほか：臨皮 52：881-885, 1998
10) 濱田学ほか：西日皮膚 56：45-48, 1994

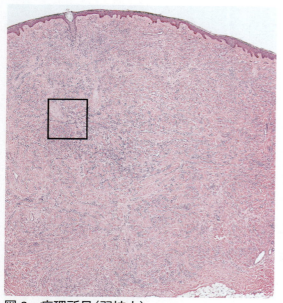

図2 病理所見(弱拡大)
真皮網状層の浅〜深層にかけて細静脈の著明な増生がみられる.

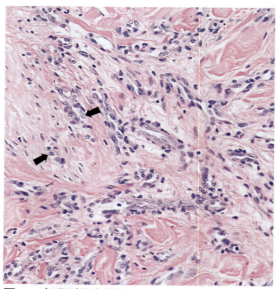

図3 病理所見(強拡大)
増殖血管は扁平な内皮細胞で裏打ちされ,周囲は硝子化した膠原線維に囲まれている.

昔の ISSVA 分類にみられた病名

Hemangioendotheliomas

Polymorphous hemangioendothelioma（PH）

名称・概念

1992 年に Chan らがリンパ節原発の血管腫瘍として報告し，その後に十数例の報告がある[1~5]．局所再発や遠隔転移をきたすことがある．以前の ISSVA 分類では vascular tumors の other，rare hemangioendotheliomas に記載されていたが，症例数が少なく，確立した疾患単位として同意が得られていないため，2014 年の改訂に際し除外された．

疫　学

男性 8 例，女性 6 例とわずかに男性に多く，発症年齢は 17～65 歳と幅広い．発生部位はリンパ節が 7 例（50%）ともっとも多く，その他，上顎部皮下，傍脊椎部，縦隔内，後腹膜，脊髄，心臓，肝臓に 1 例ずつ報告がある[1~5]．

原因・機序

原因は不明であり，遺伝子に関する報告もない．

臨床症状，身体所見

リンパ節に発生する場合は孤在性のリンパ節腫大をきたす．自覚症状として痛みを伴うことがある．

検　査

1 病理組織学的検査

腫瘍境界は明瞭で，線維性被膜を伴うことがある．充実性の部分と血管腫様の部分がさまざまな割合で混在する．充実性の部分は核異型が乏しい多角形の細胞がシート状，分葉状に増殖する．血管腫様の部分は不規則に拡張した血管腔の増生がみられ，血管内皮の核は血管内腔に突出する像（hobnail pattern）を呈する．間質は線維性もしくは浮腫状で，線維芽細胞様細胞の増生を伴う．

免疫染色ではビメンチン，第Ⅷ因子関連抗原（von Willebrand factor），CD31，CD34 が陽性であったとする報告があるが，第Ⅷ因子関連抗原，CD31，CD34 に関しては必ずしも陽性とはならない[3,4]．上皮性マーカーであるサイトケラチン（AE1/AE3，CAM5.2）および epithelial membrane antigen（EMA）は陰性であり，その他に D2-40，S-100 タンパク，HMB-45，smooth muscle actin，HHV8 も陰性であったとする報告がある[4]．

2 画像検査

腫瘍の大きさや局在，転移検索に有用である．CT および MRI では境界明瞭な占拠性病変として描出される．

鑑別のポイント

1 反応性リンパ節腫大

腫大しているリンパ節の周囲にリンパ節腫大の原因となりうる病変がないか検索する．明らかな病変がなければリンパ節生検を考慮する．

2 Retiform hemangioendothelioma

若年成人の下肢に好発する．病理組織学的に真皮から皮下に発生する境界不明瞭な腫瘍で，精巣網に類似した組織像を示す．細隙状の血管が散在し，血管内皮の核は血管内腔に突出する像（hobnail pattern）を呈することが PH と類似する．腫瘍の血管腔内や間質に著明なリンパ球浸潤を認めることが PH との鑑別に有用である．

3 Composite hemangioendothelioma

成人の手足に発生することが多い．病理組織学的に良性，中間群，悪性の要素が混在するため，腫瘍細胞が明瞭な核異型や分裂像を呈する悪性部分を確認することが PH との鑑別に有用である．

4 Kaposi 肉腫

発症部位は皮膚，腸管，リンパ節，肺など多岐にわたる．リンパ節に発生した場合に PH との鑑別が問題となる．Kaposi 肉腫では病理組織学的に腫瘍細胞の核異型や分裂像が目立ち，免疫染色では HHV8 がほぼ全例で陽性となる．

5 転移性がん

上皮系マーカーであるサイトケラチンや EMA が陽性となることが PH との鑑別に有用である．

治療法

確立した治療プロトコールは存在しない．外科的切除を行われることが多いが，切除範囲について一定の見解は得られていない．

経過・予後

現時点で報告されている14例のうち12例が外科的切除を受けており，そのうち3例が局所再発している[3]．外科的切除から局所再発までの期間は2ヵ月〜7年と幅広い．14例のうち2例は遠隔転移をきたして死亡している．そのうち1例は心臓原発例で外科的切除を受けておらず[2]，もう1例は外科的切除後の症例である[1]．

Lymphangioendotheliomatosis

名称・概念

過去に2例がびまん性舌腫大の原因として報告されているのみであり[6, 7]，以前のISSVA分類ではvascular tumorsのother，rare hemangioendotheliomasの項目に記載されていた．2000年以降は本疾患の症例報告が存在せず，2014年のISSVA分類改訂により削除された．

疫　学

2例とも海外の女性である．一方は20歳代より舌腫大をきたしており[6]，もう一方は出生時より舌腫大があったと報告されている[7]．

原因・機序

原因は不明である．妊娠を契機とした舌腫大の増悪が報告されており，循環血漿量の増加が悪化因子と考えられている．

臨床症状，身体所見

舌のびまん性腫大をきたす．腫大は進行性で，徐々に咀嚼，発語，呼吸が妨げられ，気道閉塞に至る．舌のみならず頸部皮下組織の腫大を伴うこともある．

検　査

1 病理組織学的検査

舌の筋組織内に核異型の乏しい内皮細胞と拡張した管腔の増殖が多中心性にみられる．管腔は密集して海綿状を呈する．筋原線維の変性を伴うことがある．

2 画像検査

腫瘍の大きさや周囲組織への広がりを評価するためMRIが有用である．

説明のポイント

非常にまれな疾患であるため病態が解明されておらず，治療法も確立していないこと，少数ながら局所再発や遠隔転移をきたす場合があるため長期にわたる経過観察が望ましいことを説明する．

今後の展望，課題

報告数が少ないため，症例の蓄積が必要である．

鑑別のポイント

びまん性の舌腫大を来す先天性疾患（Down症候群，Maffucci症候群，ムコ多糖症，Beckwith-Wiedemann症候群），および代謝性疾患（甲状腺機能低下症，先端巨大症，全身性アミロイドーシス）などを鑑別する．

治療法

気道閉塞を予防する目的や，咀嚼および発語機能の改善を期待して舌組織の減量手術が行われる．

経過・予後

前述のごとく，舌腫大による気道閉塞は致死的であり注意が必要である．また，減量手術後にも再増大する可能性がある．

説明のポイント

舌の腫大は進行性であり，気道閉塞をきたす場合があるため長期的な経過観察が必要であることを説明する．

今後の展望，課題

報告数が非常に少なく，症例の蓄積が必要である．

---

1) Chan JK, et al：Am J Surg Pathol **16**：335-350, 1992
2) Mackie AS, et al：Pediatr Cardiol **26**：344-349, 2005
3) Falleti J, et al：Tumori **95**：94-97, 2009
4) Cobianchi L, et al：Pathol Int **59**：890-894, 2009
5) Rullo R, et al：In Vivo **28**：249-253, 2014
6) Loeffler JR, et al：Arch Otolaryngol **110**：600-603, 1984
7) Bakaeen G, et al：Arch Pathol Lab Med **124**：1349-1351, 2000

ISSVA 分類に記載されていない皮膚の血管病変

Senile angioma（老人性血管腫）

名称・概念

1872年に De Morgan が Campbell de Morgan Spots として報告したのが最初である[1]．Cherry angioma/hemangioma などとも称されるが，後述のように老人に生じるとは限らないため，senile angioma/hemangioma という呼称に反対する意見もある．

疫　学

20歳代から生じることがあるが，高齢者で高頻度に存在し，時に多発する．

原因・機序

高齢者に生理的に生じることから加齢性変化の一種で，反応性増殖によると考えられているが，その詳細な機序は不明である．妊娠中にみられ，出産後に消褪することがあり，ホルモンの影響が考えられる[2]．その他，気候や化学物質への曝露と関連があるとの報告もある．また，腫瘍を構成する血管内皮細胞が増殖能を失い劣化している，あるいは内皮細胞でのmicroRNA-424の減少が腫瘍形成に関与しているなどの基礎研究も存在する[3,4]．さらに，いくつかの血液疾患や multicentric Castleman 病との関連が報告されている[5]．

臨床所見・身体所見

光沢のある鮮紅色・暗紅色・ルビー色のドーム状丘疹として生じ（図1），加齢とともに増加する．大きさは直径5mmまでにとどまることが多い．主に体幹・四肢に生じ，顔や手足にはまれである．自覚症状はとくにない．

検　査

1 病理組織学的検査

初期には，真皮浅層の内皮細胞の増殖と，ほぼ同じ大きさの毛細血管の増生がみられる（図2）．内腔の内皮細胞は扁平化している．時間の経過とともに血管は拡張し，大小不同となり，周囲の結合組織の増生をきたす．

血管内大細胞型B細胞性リンパ腫は，腫瘍細胞が血管内に選択的に増生する節外性B細胞性リンパ腫の一つであるが，診断のためのランダム

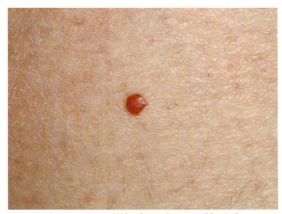

図1　光沢のある鮮紅色のドーム状丘疹

皮膚生検において老人性血管腫を生検することにより診断率が上がるとの知見から，本腫瘍が注目された．その機序としては，血管腫内は血流が遅く，そのため腫瘍細胞がトラップされやすい可能性が考えられている[6]．

鑑別のポイント

年齢，臨床所見より診断は容易である．ボトリオミコーゼ，Fabry 病・神崎病などのライソソーム蓄積症に伴う被角血管腫や，POEMS 症候群に伴う glomeruloid hemangioma の鑑別が必要な場合がある．その他に，老人性血管腫様を呈した多発性骨髄腫の皮膚転移の報告[7]もある．

治療法

無治療で経過観察可能である．整容的な面から治療を行う場合には，切除，凍結療法，CO_2レーザー，ダイレーザーなどを用いて行う．

経過・予後

皮疹は増大傾向や消褪傾向に乏しく，生涯にわたって持続する．

---

1) 柴田真一：最新皮膚科学大系第13巻，玉置邦彦（総編集），中山書店，東京，p171-172，2002
2) Barter RH, et al：Am J Obstet Gynecol 87：625-635, 1963

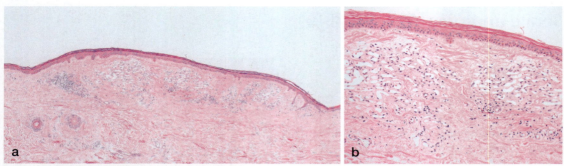

図2 病変部病理組織学的所見（HE 染色）
a) 弱拡大：真皮浅層の血管内皮細胞の増殖と毛細血管の増生がある．
b) 強拡大：扁平な内皮細胞で覆われた，ほぼ同じ大きさの血管構造が多数みられる．

3) Nakashima T, et al：PloS One **5**：e14334, 2010
4) Tuder RM, et al：J Invest Dermatol **89**：594-597, 1987
5) Fajgenbaum DC, et al：JAMA Dermatol **149**：204-208, 2013
6) 石田光明ほか：臨病理 **60**：201-205，2012
7) Lim EH, et al：J Am Acad Dermatol **68**：e137-138, 2013

ISSVA 分類に記載されていない皮膚の血管病変

Diffuse neonatal hemangiomatosis（血管腫症）

名称・概念

　全身のさまざまな臓器に血管腫が多発する疾患が血管腫症（hemangiomatosis）であり，皮膚を含む3臓器以上の複数臓器に血管腫が出生時から新生児期に多発するものは，びまん性新生児血管腫症（diffuse neonatal hemangiomatosis：DNH）と呼ばれる[1]．発生臓器としては皮膚がもっとも多く必発で，多彩な臓器に血管腫が生じうる[2,3]．適切な治療が行われないと，合併症によって生命予後不良となることが多い．これに対して，全身の皮膚のみに血管腫が多発し予後が良好なものとして，良性新生児血管腫症（benign neonatal hemangiomatosis：BNH）[4]がある．しかし，皮膚と肝臓の2臓器のみに病変を伴う例をどちらの疾患と診断するかなど，疾患概念にあいまいな点も多いため，乳幼児に血管腫が多発する疾患群を multifocal infantile hemangioma と総称し，皮膚以外の病変の有無で2種に分類するといった概念も提唱されている[5]．

疫　学

　まれな疾患で，女児に多く（男児の2〜3倍），早産児や低出生体重児によくみられる．

原因・機序

　DNHの発症機序は不明であるが，BNHでは血管腫の大部分が幼児期までの数年で自然消褪することから，その本態は乳児血管腫（infantile hemangioma）の多発であり，消褪傾向の乏しいDNHの病変は tufted angioma や kaposiform hemangioendothelioma などが原因になると考えられている．

臨床所見・身体所見（図1，2）

　新生児期から乳児期に，直径2cmまでの紅色から紫紅色の結節が皮膚に多発する．より大きな病変がみられることもある．皮膚に次いで肝臓，中枢神経系や消化管，肺などに多く，脾臓，腎臓，口腔粘膜や眼球など多種の臓器に血管腫が生じうる[2,3]．

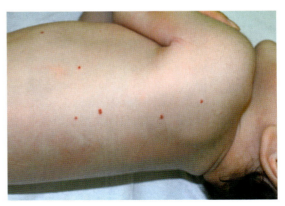

図1　良性新生児血管腫症（BNH）の皮膚症状
全身皮膚に小血管腫が多発している．
［和歌山県立医科大学皮膚科 神人正寿先生ご提供］

検　査

　頭蓋外病変ではCTやMRIも用いられるが，対象が乳幼児であることから超音波エコーのほうが実施しやすい．頭蓋内病変に対してはMRI検査が有用である．DNHでは高拍出量性心不全やKasabach-Merritt症候群が生じることがあるため，末梢血検査による血小板減少や貧血に注意を要する．

鑑別のポイント

　皮膚に紅色から紫色の小結節が多発する疾患（Langerhans cell histiocytosis，皮膚白血病，bacillary angiomatosis，多発性血管拡張性肉芽腫など）と鑑別する必要がある．鑑別診断には皮膚生検が有用であるが，ダーモスコピー所見も参考になる．

治療法

　DNHに対する治療の第1選択は副腎皮質ステロイドの全身投与で，無効例ではインターフェロンαやビンクリスチンの投与，放射線治療などが選択され，症例によっては血管腫の切除や肝動脈の結紮術・塞栓術などの外科的処置の適応となる[3]．近年ではプロプラノロールの有用性が報告されている[5,6]．

211

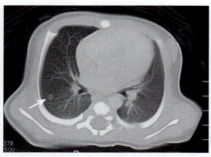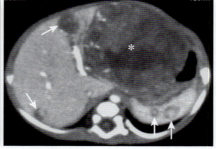

図2　びまん性新生児血管腫症(DNH)生後1ヵ月時の内臓病変
a) 肺野に血管腫(矢印)を認める.
b) 肝臓の左葉に巨大血管腫(＊)を認め,肝臓右葉や脾臓にもこれより小さな血管腫(矢印)が多発している.

［神奈川県立こども医療センター皮膚科 馬場直子先生ご提供］

経過・予後

　DNHで病変が急速に増加・増大する場合には,適切な治療が行われないときわめて予後不良[3]で,致死率が50〜70％に達する.これは血管腫内に生じるシャントによる高拍出性心不全や消化管病変からの出血,胆道閉塞や水頭症などによることが多い.BNHは特別な治療なしに数年以内に自然消褪し,生命予後は良好である.

説明のポイント

　内臓病変を伴うDNHでは血管巣の発生臓器や症状に合わせた適切な治療が必須であること,BNHでは自然消褪することが多く,通常は治療の必要はないことなどを説明する.

今後の展望・課題

　先天性血管腫や血管奇形での関与が報告されているGNAQ/GNA11遺伝子変異などのように,本疾患群における原因遺伝子の検索による病態の解明と治療法の開発が期待される.

---

1) Geller JD, et al：J Am Acad Dermatol **24**：816-818, 1991
2) Holden KR, et al：Pediatrics **46**：411-421, 1970
3) Lopriore E1, et al：Acta Paediatr **88**：93-97, 1999
4) Stern JK, et al：J Am Acad Dermatol **4**：442-445, 1981
5) Glick ZR, et al：J Am Acad Dermatol **67**：898-903, 2012
6) Mazereeuw-Hautier J, et al：J Pediatr **157**：340-342, 2010
7) Matsuura T, et al：J Dermatol **44**：e142-e143, 2017

ISSVA 分類に記載されていない皮膚の血管病変

Intravascular papillary endothelial hyperplasia
（IPEH：血管内乳頭状内皮細胞増殖症）

概　念

本症は当初，hemagioendotheliome vegetant intravasculaire として Masson により初めて報告され[1]，その後，Clearkin, Enzinger が IPEH と命名した[2]．本態は小静脈内に生じた血栓の再疎通であって，病理所見では血管壁が乳頭状に複雑に突出しているのが特徴である．真の意味での血管腫・血管奇形ではない．

原因・機序

本人が気づかない程度の血管への外傷・外的刺激が誘因と考えられている．

臨床症状

体表に近い場合はやや青みがかった皮内・皮下硬結で，こりっとした触感がある．小さなものが多いが，指頭大のものも経験される．

検　査

超音波で，血管に沿った低エコーの結節として描出される．血流分布は病期によって異なる．

治　療

希望があれば摘出する．

経　過

臨床的に確診をもてれば，自然に吸収されるのを経過観察してもよい．

---

1) Masson, P：Bull Soc Anat **93**：517-523 1923
2) Clearkin KP, et al：Arch Pathol Lab Med **100**：441-444 1976

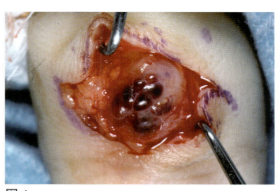

図 1
指腹の皮下に多房性の青紫色結節がある．

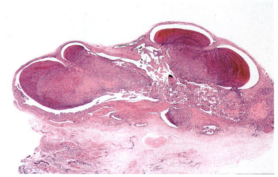

図 2　摘出検体の病理全体像
大半は血栓であり，一部に細かな乳頭状構造がある．

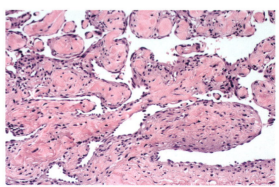

図 3　拡大像
血管壁が乳頭状（papillary）に突出している．

ISSVA 分類に記載されていない皮膚の血管病変

クモ状血管腫

名称・概念

クモ状血管腫とはクモが長い脚を広げたように，毛細血管が放射状に広がったものである．慢性肝障害をもつ患者にみられる[1]が，まれに妊娠・産褥期，また小児の顔面に発生することもある．古くは 1937 年に Eppinger が肝硬変症に特徴的な病変として報告しており，静脈拡張であると考えられていた[2]．その後，Patek[3]，Bean[4]，Martini と Staubesand[5]の研究により，動脈性であると考えられるようになった．クモ状血管拡張の構造について，Bean は動脈が真皮内を拡張，蛇行しながら上行して，皮膚表面に中心隆起を形成し，そこから多数の小血管を分枝したものと述べている．Martini と Staubesand は，真皮内を蛇行しながら上行する血管の下部の壁には肥厚，菲薄化が認められるが，上部の壁は静脈を思わせると記載している．今山ら[6]は電子顕微鏡所見も加えて詳細に検討し，その基本的な構築は Martini と Staubesand が指摘したとおりであると述べている．しかし，中心血管は動静脈吻合の壁に類似していることから，クモ状血管拡張は肝機能障害により神経筋伝達の阻害物質が血中に増加することによって，もともと存在している動静脈吻合が開大し，多量の動脈血が静脈を経て毛細血管網に流入したものと考えている[7,8]．

疫学

八橋らは肝硬変患者 311 例において，手掌紅斑およびクモ状血管腫の出現頻度を検討しており，手掌紅斑は 37％，クモ状血管腫は 29％，両方みられるものは 20％であったと報告している[9]．

原因・機序

妊娠や慢性的な肝機能障害などによりエストロゲン上昇を基礎として出現する．その他，関連があるものとして，経口避妊薬の使用，妊娠が挙げられる[1]．

また，小児期に孤立性に発生する場合，原因は外傷が挙げられることもあるが不明である[10]．

臨床所見，身体所見（図 1，2）

数 mm〜1 cm 大の毛細血管拡張である．小丘

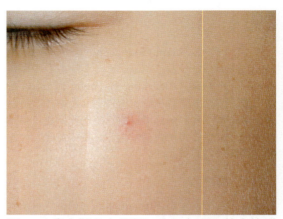

図1 8歳女児の左頬部に生じたクモ状血管腫（星芒状血管腫）

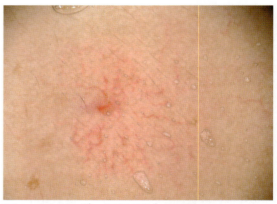

図2 図1のダーモスコピー所見

疹状に隆起する部位は動脈からなるため，時に拍動を触れる．同部を圧迫すると周辺の血管への結構が途絶え，血管腫は一見して消失したようにみえる．顔，胸，背，頸，上肢に好発し，下半身にはあまりみられない[1]．

慢性肝障害の患者では，クモ状血管腫のほかに手掌紅斑，女性化乳房といった皮膚症状がみられることがある[1]．

検査

病理では，表皮直下に拡張した毛細血管が多数みられ，真皮内の拡張する動静脈吻合に連続す

る．動静脈吻合部の血管は内弾性板の断裂や消失，中膜の菲薄化や肥厚を伴う[8]．

治療，予後

色素レーザー療法が有効とされる．2～3ヵ月間遮光し，日焼けがなくなってから行う．ロングパルス色素レーザーが保険適用であるため，これを用いることが多い．照射後は紫斑形成が必発のため，遮光の指示を行う[10]．

妊娠時のものは自然消褪する．また，肝臓移植例やB型肝硬変に対する抗ウイルス薬投与例においては，肝機能の改善に伴い消失する．

1）神人正寿：Intensivist **4**：399-401，2012
2）Eppinger H：Die Leberkrankheiten, SPRINGER, Vienna, 1937
3）Patek Aj Jr, et al：Am J Med Sci **200**, 341-347, 1940
4）Bean WB：Medicine **24**：243-331, 1945
5）Martini GA, et al：Virchows Arch Pathol Anat Physiol Klin Med **324**：147-164, 1953
6）今山修平ほか：西日皮膚 **42**，977-981，1980
7）今山修平：日皮会誌 **109**，1-10，1999
8）竹下　篤ほか：肝臓 **41**，281-285，2000
9）八橋　弘：Mod Physician **28**：252，2008
10）山下理絵ほか：PEPARS **111**：17-26，2016

ISSVA 分類に記載されていない皮膚の血管病変
Cutaneous epithelioid angiomatous nodule（CEAN）

名称・概念
2004年にBrennとFletcherが，epithelial hemangioendotheliomaに似た臨床症状と組織学的特徴を有するが良性の臨床経過をたどる血管性腫瘍として初めて報告した．比較的近年に提唱されはじめた疾患概念であるため，いまだISSVA分類には記載されていない．

疫　学
体幹や四肢，頭頸部など，さまざまな部位にみられる．性別や年齢との関連は知られていない．

原因・機序
反応性の血管増殖が原因と考えられているが，明確にはわかっていない．また，血管奇形との合併例の報告も散見されるものの，関連は不明である．

臨床所見，身体所見
一般的には，成人の四肢や体幹に孤立した1.5 cm程度の丘疹や結節として生じ（図1），自覚症状はないが数週間〜数ヵ月で急速に増大する．多発例や粘膜に発生した例も報告されている．また，前述のように他の血管奇形に合併して現われることがある．

検　査
1　病理組織学的検査
主に真皮上層に，好酸性もしくは澄明な細胞質を豊富に有し，円形の核と明瞭な核小体を伴う上皮細胞様の内皮細胞が増殖する（図2）．細胞質内に空胞化がみられることもある．分裂像を認めることはあるが，異常な有糸分裂や核異型はみられない．部分的に血管構造を形成する．周囲にリンパ球や好酸球浸潤を伴うこともある．
免疫染色では，CD31やCD34および第Ⅷ因子関連抗原のような内皮マーカーのどれか一つ以上は陽性になる（図3）．また，まれにD2-40が陽性になることもあるとの報告がある．

2　血液検査
CEANに特徴的な血液検査所見は知られていない．

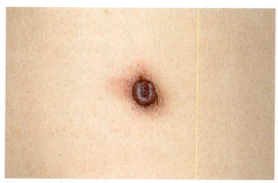
図1　臨床像
［赤坂虎の門クリニック 大原先生ご提供］

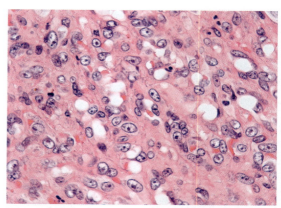
図2　病変部病理組織学的所見（HE染色像）

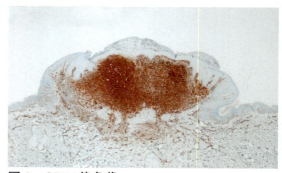
図3　CD31染色像

鑑別のポイント

1 Epithelial hemangioendothelioma

臨床的・病理組織学的に類似しており，鑑別することはしばしば困難であるが，異常な有糸分裂や核異型，あるいは軟部組織まで浸潤している場合は類上皮血管内皮腫を強く疑う．また，類上皮血管内皮腫はリンパ節転移しやすく予後不良であるが，CEAN は転移は生じず，予後良好である．

2 Epithelioid hemangioma（EH）

臨床経過は類似するも病理組織学的には相違があり，たとえば EH の腫瘍細胞は多数の胞巣を形成するが，CEAN は単一の胞巣により構成されることが多い．また，双方とも血管形成がみられるが，CEAN は血管形成よりもびまん性の細胞増殖がより目立ち，まれに皮下組織にまで進展する．

3 感染症に関連した血管性腫瘍

CEAN は感染症に関連する病態ではないと考えられているが，免疫不全患者であればヒトヘルペスウイルス 8 によって引き起こされる Kaposi 肉腫や，*Bartonella henselae* および *Bartonella quintana* によって起こる bacillary angiomatosis の除外が必要である．

治療法

冷凍凝固療法やステロイド局注を施行した例もあるが無効であったとの報告があり，外科的切除がもっとも一般的である．

経過・予後

急速に増大するも，外科的に切除することで通常再発はみられない．予後良好である．

説明のポイント

悪性腫瘍である epithelial hemangioendothelioma と，臨床的にも病理組織的にも類似しており，時に鑑別は困難である．Epithelial hemangioendothelioma であればリンパ節転移をきたすことがあるため，しばらく経過観察が必要であることを十分に説明する必要がある．

今後の展望，課題

近年提唱された新しい概念であり，症例の蓄積により発生機序の解明や特異的な細胞マーカーの同定が求められる．治療法に関しても，現在もっとも有効と考えられているのは侵襲を伴う外科的切除のみであり，外科的切除が困難な症例も報告されているため，非侵襲的な治療法の開発も必要と思われる．

---

1) Brenn T, et al：Am J Dermatopathol **26**：14-21, 2004
2) Blackwood L, et al：JAAD Case Rep **2**：454-456, 2016
3) Pavlidakey PG, et al：Am J Dermatopathol **33**：831-834, 2011
4) McLemore MS, et al：J Cutan Pathol **38**：818-822, 2011
5) Chokoeva AA, et al：Acta Derm Venereol **97**：135-136, 2017

ISSVA 分類に記載されていない皮膚の血管病変

Venous lake（静脈湖）

名称・概念

1956年，露光部（とくに老人の口唇や耳介など）に好発する軟らかい疾患として，Bean と Walsh によって初めて発表された[1]．

時に，メラノーマや基底細胞がんなどの皮膚悪性腫瘍との鑑別が必要となる．

疫学

発生率などは明らかになっていないが，日常診療でよく遭遇する．

人種差についての明らかな報告はない．

Bean と Walsh らは95％の静脈湖は男性に生じると報告し[1]，その他の報告が散見されるが，これは紫外線曝露の長さやヘアスタイルなどが影響している可能性があり，実際には，整容的な面から治療希望するのは女性であることも多い．

静脈湖は成人の報告のみで，通常は50歳以上である．報告では平均年齢は65歳とされている．

原因・機序

原因については，血管外壁と皮膚の膠原線維と弾性線維が日光による損傷を受け，表層静脈の拡張をきたすという説と，血栓が静脈の拡張に関与している説がある．しかし，血栓に関しては静脈湖形成に一次的に関与しているのか，二次的な現象に過ぎないのかは明らかになっていない．

臨床所見，身体所見（図1）

軟らかい暗青色〜紫色の丘疹で，通常10 mm大までの大きさである．

境界は明瞭で，表面は平滑である．圧すると色調が消褪することが多い．露光部である顔や首，とくに耳輪や対耳輪や耳介後面に好発する．また，下口唇の赤唇の辺縁にもみられる．

検査

1 病理組織学的検査

真皮浅層表皮直下に1〜数個の著しく拡張した血管腔が存在する[2]．

2 ダーモスコピー

均一な reddish-blue から reddish-black 色で pigment network は認めない．

鑑別のポイント

1 Basal cell carcinoma（基底細胞がん），Melanoma（悪性黒色腫）

圧迫を加えても色調は消褪しない．

治療法

放置してかまわないが，出血や整容面の問題から治療希望があれば，局所麻酔後，電気凝固や切除あるいはレーザーなどによる治療を検討する．

経過・予後

無症候性であるが，易出血性や疼痛や異常感覚などが生じることがある．しかし，良性疾患であり，生命予後には関係しない．

---

1) Bean WB, et al：AMA Arch Derm **74**：459-463, 1956
2) 木村鉄宜（編）：1冊でわかる皮膚病理，文光堂，東京，2010
3) Menni S, et al：Acta Derm Venereol **94**：74-75, 2014

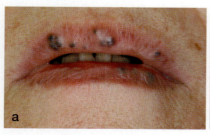
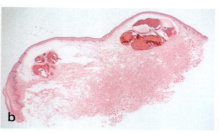

図1　症例：多発例

ISSVA 分類に記載されていない皮膚の血管病変

Hemilateral nevoid telangiectasia

名称・概念

Hemilateral nevoid telangiectasia（HNT）は，先天性，後天性に毛細血管拡張が分節状に片側性に生じるまれな疾患であり，1899年にBlaschko[1]が初めて報告し，1970年にはSelmanowitzが母斑性素因を重視してunilateral nevoid telangiectasia（UNT）という概念を提唱した[2]．Hemilateral nevoid telangiectasia（HNT）の名称が一般的に用いられている．

疫学

男女比は，2～3：1の比率で女性に多く，好発年齢は10～30歳代である．発生部位については，上半身が主体で上肢，前胸部などcervic-thracic distribution[2]を示し，顔面，口腔粘膜にも出現するが，下肢にはほとんど認めない．

原因・機序

明らかな原因は特定されていない．通常，遺伝性はみられないが，海外で1例の家族内発症の報告がある[3]．先天性は生下時より存在し，後天性の原因としては思春期，妊娠，肝障害などが挙げられ，いずれも血中エストロゲン値の上昇が知られており，発症誘因にエストロゲンの血管拡張作用の関与が示唆されている．本症の片側性の皮疹分布に関しては，母斑性素因が推定され，何らかの遺伝子のモザイク変異が基礎にあり[4]，限局性に血管内皮細胞のエストロゲン感受性が亢進あるいはエストロゲンレセプター発現の増強[5]により誘発される機序が想定されている．

臨床所見・身体所見（図1～5）

臨床所見は，自覚症状を欠く毛細血管拡張以外，紅斑，出血，紫斑，委縮を伴わず，知覚異常もない．皮疹の形態は，斑状型，分枝状型，丘疹型，丘疹分枝状型に分類され，斑状型と丘疹分枝状型の比率が高い[3]．

検査

1 病理組織学的検査（図6）

真皮上層に拡張した毛細血管を認め，周囲に軽度にリンパ球が浸潤する．毛細血管は増生してい

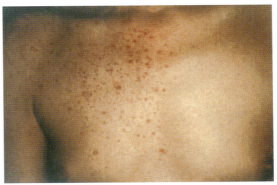

図1　47歳アルコール性肝硬変患者に生じた HNT

右前胸部，右肩上腕に自覚症状のないクモ状血管腫が多発．両側女性化乳房合併．
［佐々木浩子ほか：皮の科 5：231-234, 2006 より許諾を得て転載］

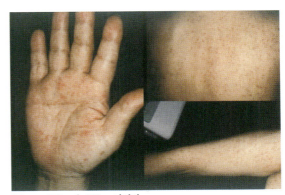

図2　図1と同一症例

右上背部，右上肢，右手掌に自覚症状のないクモ状血管腫が多発．軽度，手掌紅斑合併．
［佐々木浩子ほか：皮の科 5：231-234, 2006 より許諾を得て転載］

ない．

鑑別診断

1 毛細血管奇形

毛細血管奇形は，出生時より存在する隆起のない，境界明瞭な持続的紅斑で，毛細血管拡張のみを呈する本疾患とは臨床的に異なる．また，病理組織学的に毛細血管奇形は真皮毛細血管の増加と拡張を認めるのに対し，本疾患においては真皮毛細血管の拡張所見のみである．

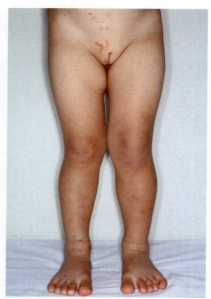

図3 2歳，女児
右下腹部から足にかけての島嶼状の血管拡張が分布．
［赤坂虎の門クリニック 大原國章先生ご提供］

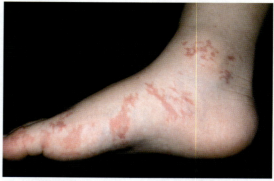

図4 図3症例の足
［赤坂虎の門クリニック 大原國章先生ご提供］

② 汎発性本態性毛細血管拡張症

本疾患と同一症で，汎発性に出現するものである．

③ Angioma serpiginosum

若年者の四肢，とくに上肢に好発する点状紅斑で，女性に多く，多発集簇して線状，蛇行状を呈し，病理組織学的にも本疾患と類似しており，鑑別困難である．

治療法

先天性および後天性で自然消褪傾向を示さない場合，パルスダイレーザー，カムフラージュ化粧品などを用いる．

経過・予後

先天性では，思春期頃まで拡大傾向を認める場合がある．後天性では，妊娠，思春期，肝疾患などに伴うエストロゲンレベルが正常化すれば，自然消褪するケースがある．

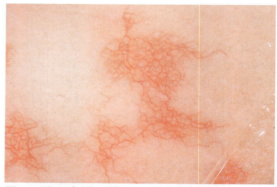

図5 図3症例のダーモスコピー所見
［赤坂虎の門クリニック 大原國章先生ご提供］

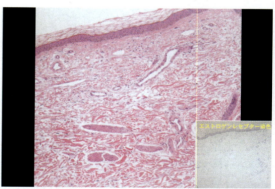

図6 図1症例の病変部病理組織学的所見（HE染色，エストロゲンレセプター染色）

HE染色：真皮上層に，軽度リンパ球浸潤を伴う拡張した小血管を認める．
免疫組織染色：拡張した血管壁のエストロゲンレセプター発現は陰性．
［佐々木浩子ほか：皮の科 5：231-234，2006より許諾を得て転載］

1) Blaschko A：Monatsschr Plakt Dermatol **28**：451, 1899
2) Selmanowitz VJ：Ann Intern Med **72**：87-90, 1970
3) 豊田雅彦ほか：皮紀 **88**：257-263，1993
4) Happle R：Arch Dermatol **129**：1460-1470, 1993
5) Uhlin SR, et al：Arch Dermatol **119**：226-228, 1983

ISSVA 分類に記載されていない皮膚の血管病変

Arteriovenous hemangioma

名称・概念

Arteriovenous hemangioma（AVH）は 1974 年に Girard ら[1]により報告された概念で，成人の顔面に好発する自覚症状のない孤立性の血管腫様病変である．その本態は脈管奇形ではなく，真皮乳頭下血管叢より生じ，多数の動静脈シャントを伴う過誤腫である．近年，慢性肝疾患に伴う AVH が報告され，クモ状血管腫が大型化したものの可能性がある．その根拠は，どちらも深層から上行する動脈の流入があること，病変の主座が皮下脂肪織と真皮の境界部から真皮にかけてであること，真皮乳頭下血管叢に生じ多数の動静脈シャントを伴うこと，壁の厚い動脈様血管に内弾性板を欠くことである．

臨床症状，身体所見

臨床像は爪甲大までの紅色結節で，軟らかく圧縮性があり，動脈性の拍動を触れる．結節の周囲には紅暈を伴い軽度の熱感がある（図1）[2,3]．硝子圧で褪色するが，圧迫を解除すると中心部から末梢に向かって速やかに復色する．多発性で，顔面以外に耳後部や頭部に生じることもある．

検　査

皮膚エコーでは，真皮内に境界不明瞭な低エコー領域があり，カラードプラで深部から皮膚表面に向かって立ち上がる螺旋状の血流がみられる．これは動脈性拍動波で噴水のような様相を呈する（図2）[4]．病理組織学的には，真皮内に大小さまざまな血管が増生し，壁が不規則に肥厚した動脈様血管と壁の薄い静脈様血管が混在する．Elastica-van Gieson 染色では動脈様血管にも内弾性板がみられず，血管壁の外側に細かい弾性線維がみられる（図3）．

---

1) Girard C, et al：J Cutaneous Path **1**：73-87, 1974
2) 岸　晶子：Visual Dermatol **3**：606-608, 2004
3) 岸　晶子ほか：Derma **254**：7-15, 2017
4) 桑山美和子ほか：J Med Ultrasonics **27**：513, 2000

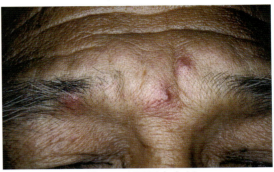

図1　60歳 男性 C型肝硬変あり

眉間，眉毛部に小豆大の紅色結節が散在する．結節は軟らかく，圧縮性があり，動脈性の拍動を触れる．結節周囲に紅暈がみられる．

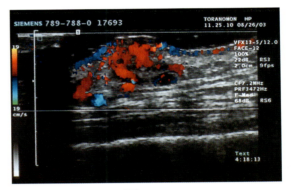

図2　皮膚エコー所見

［岸　晶子：Visual Dermatol 3：606-608, 2004 より許諾を得て転載］

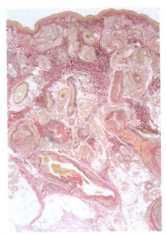

図3　病理組織学的所見（Elastica-van Gieson 染色）

ISSVA 分類に記載されていない皮膚の血管病変

Sinusoidal hemangioma

名称・概念

1991年にCalonjeらが初めて報告した疾患で，静脈奇形の一亜型と考えられている[1]．

疫学

中年女性に多く，体幹・四肢に発生し，とくに乳房が好発部位である[2,3]．全身のどこにでも生じうる．成人の症例が多いが，幼少時に発生した報告例もある[4]．

原因・機序

外傷に由来するものがもっとも多い．

臨床所見，身体所見

皮下結節として自覚し，緩徐に増大する．通常，痛みなどの自覚症状は伴わないが，腫瘍が成長し，周囲の血管や神経を圧迫すると，局所症状が生じることもある．通常は単発であり，多臓器病変は伴わない．大きさは1～5 cm 程度の報告が多い．

検査

1 病理組織学的検査（図1）

皮下組織に発生する分葉化した境界明瞭な皮下腫瘍であり，血液を充満した血管がわずかな間質を隔てて背中合わせに密接し，不規則に交通する（sieve-like arrangement または sinusoidal arrangement と呼ばれる）．強拡大では，血管壁は薄い1層の扁平あるいは立方体を呈し，その周囲の膠原線維で構成される血管外膜が一様に薄いのが特徴的である．不規則に拡張した血管腔内に血管壁が折りたたまれた pseudo-papillary pattern を呈す．血栓や石灰化を伴うことも多い[5]．

2 画像検査

しばしば血栓や石灰化を伴い，エコーでは結節内に無数の high echoic lesion を認めることがある[6]．

鑑別のポイント

臨床的には血管肉腫や Kaposi 肉腫との鑑別が重要である．組織学的には，静脈奇形に類似するが，一般的に静脈奇形では明確に分葉化されてないことが多く，血管壁は大小不同の厚さの膠原線

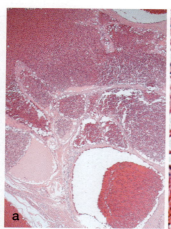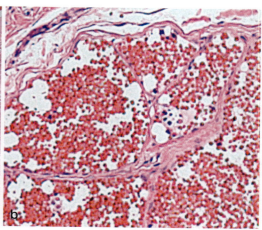

図1 病理組織学的所見（HE 染色像）
a）弱拡大：赤血球を含有した大小多数の血管から構成され，いわゆる sieve-like arrangement を呈している．
b）強拡大：薄い血管腔が，わずかな間質を介して背中合わせになり，無数に交通している．不規則に拡張した血管腔の中に，血管壁が折りたたまれている（pseudo-papillary pattern）．

維層から構成され，sinusoidal hemangioma のような一様に薄い血管壁を呈さない.

治療法

外科的切除が唯一の治療である．局所再発例が多く，拡大切除が望ましいという報告もある.

1）Calonje E, et al：Am J Surg Pathol **15**：1130-1135, 1991
2）Bolongnia JL, et al：Dermatology, 2nd ed., MOSBY, St. Louis, p1587-1588, p1778, 2008
3）Brodie C, et al：Histopathology **52**：30-44, 2008
4）Sangueza OP, et al：Pathology of vascular skin lesions：clinicopathological correlations, HUMANA PRESS, Totowa, p182, 2003
5）Lever WF, et al：Lever's Histopathology of the Skin, 10th ed., Elder DE, et al(eds.), LIPPINCOTT WILLIAMS & WILKINS, Philadelphia, p1019-1020, 2009
6）Kitamura S, et al：J Dermatol **41**：1123-1124, 2014

ISSVA 分類に記載されていない皮膚の血管病変

Cirsoid aneurysm, Cirsoid angioma

名称・概念

疾患名の"cirsoid"は古代ギリシア語に由来しており，静脈瘤を意味する「"kirsos"のような」という語意である．1833 年に Brescht により cirsoid aneurysm という用語が初めて使われたとされ[1]，その後，cirsoid aneurysm あるいは cirsoid angioma として現在まで使用されている．しかし，疾患名としての使用頻度は低く，ISSVA 分類には含まれていない．欧米では cirsoid aneurysm の用語が一般的であり，本邦ではいずれも使用されているが，本邦における近年の報告は少ない．

元来，臨床像を反映する疾患名であり，静脈瘤様あるいは蔓状に蛇行する拡張した異常血管の集塊で拍動を触知するものを指す．このような異常血管が頭皮にみられるのが典型的（cirsoid aneurysm of the scalp）であるが（図 1），その他の部位のものや小型の病変も同様の疾患名で報告されている[2]．その本質は動脈と静脈が毛細血管を介さず直接交通，あるいは異常血管網を介して交通したもの，すなわち動静脈瘻ないし動静脈奇形と考えられる．

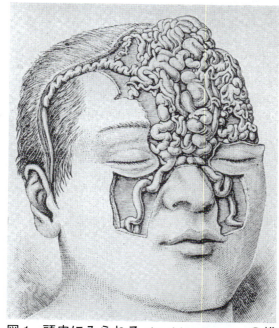

図 1　頭皮にみられる cirsoid aneurysm の模式図

［Elkin DC：Ann Surg 80：332-340, 1924 より］

原因・機序

動静脈瘻，動静脈奇形と同様である．通常，先天的な病変であるが，外傷が主たる原因をなす後天性のものも報告されている．また，先天性の他のタイプの血管奇形に二次的に生じる場合もある．

臨床症状

生下時，紫紅色斑として認める場合もあるが，小児期は無症候性に経過し，思春期以降に現われることが多い．後天的なものは穿通性あるいは鈍的外傷を契機に生じるが，発症までに数年を要することもある[3]．臨床像は拍動を触知する柔軟な皮下腫瘤で，小さなものから頭皮の半分以上を占める大型のものまでさまざまである．大きな病変では拡張・蛇行した環流静脈が静脈瘤様の凹凸のある腫瘤を形成し，これが頭皮にみられるのが定型例である[4]．しかし，顔面，四肢，消化管・子宮などの内臓に発生したものも同様の病名で報告されている．病変部は比較的急速に拡大する傾向がある．

検査

拍動を触れる特徴的な臨床像を呈する皮下腫瘤であり，臨床的に診断可能であるが，治療に際しては動静脈奇形，動静脈瘻と同様の画像検査が必要である．

鑑別のポイント

本症は動静脈奇形や動静脈瘻に包括されるべき疾患である．静脈瘤様あるいは蔓状に蛇行する血管を特徴とするものは，本症以外に（動脈性）蔓状血管腫などとも呼ばれてきた．そもそも動静脈奇形や動静脈瘻においては，動静脈シャントの静脈側が内圧の上昇によって拡張・蛇行するようになりやすい（図 2）．したがって，あえて cirsoid aneurysm あるいは cirsoid angioma と名付ける必要はないと考えられる．本邦では従来，cirsoid angioma は動静脈奇形とほぼ同義に使用されてきた感がある．しかし，あえてこの疾患名を用い

るのであれば，初期報告例のように頭皮の比較的広範囲に発生した特徴的な臨床像を呈するものに限定して使用すべきではないかと思われる．

治療法

　動静脈シャントが1ヵ所あるいは数の少ない後天性の動静脈瘻では外科的手術や血管内治療が可能である．しかし，先天性の動静脈奇形では限局性の病変を除き，根治は困難な場合が多い．動静脈奇形に対して外科的切除を行う際には術前にあらかじめ塞栓術を実施してから切除を行う場合が多いが，頭皮の cirsoid aneurysm では外科的治療単独で全切除可能であったとする報告が少なくない[5]．これは頭皮の組織に厚みがなく，通常，頭蓋内に病変が連続していないためである．頭皮を帽状腱膜下で皮弁状に挙上・翻転して拡張した病的血管を裏側から全切除するという手技が用いられる．

1) Elkin DC：Ann Surg **80**：332-340, 1924
2) 豊田愛子ほか：皮膚臨床 **46**：571-573, 2004
3) Barhate MV, et al：Indian Journal of Neurosurgery **5**：129-132, 2016
4) Elkin DC：Ann Surg **123**：591-600, 1946
5) El Shazly AA, et al：Asian J Neurosurg **7**：191-196, 2012

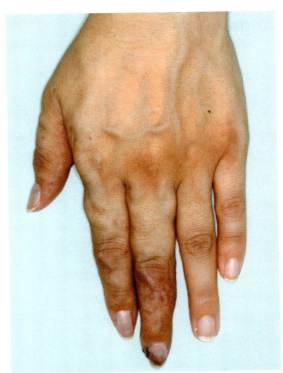

図2　手の動静脈奇形において静脈瘤様に拡張・蛇行した血管

ISSVA 分類に記載されていない皮膚の血管病変

Angioma serpiginosum

名称・概念

1889 年に Hutchinson が報告し，その後 Radcliffe-Crocker により命名されたまれな疾患で[1]．その本態は単なる毛細血管拡張ではなく，良性の毛細血管性母斑の一種と考えられている[2]．若年女子に発症することが多いが，男性例もある．

臨床症状，身体所見

四肢に片側性の暗紅色〜紫紅色調の点状病変が集簇し，線状，環状，蛇行状に配列する（図1）．Blaschko 線に沿うものや，時に体幹や左右四肢にわたり生じた報告もある[3]．隆起はなく，硝子圧で退色しにくい．

検査

1 病理組織学的検査

表皮は正常で角質増殖はない．真皮乳頭層から乳頭下層における毛細血管の拡張と増生を特徴とする（図2a）．

2 ダーモスコピー所見

境界明瞭な小型の類円形紅色構造を多数認め，診断に有用である（図2b）．

治療法

色素レーザーが有効である[4]．

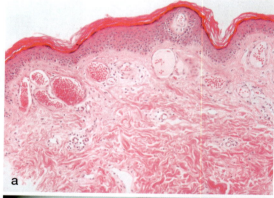

図1 蛇行状血管腫の臨床像（12歳，男児）
7歳時に発症．右大腿部内側に隆起のない点状暗紅色斑が集簇し，蛇行状に配列している．
［喜多川千恵ほか：西日皮膚 73：461-462, 2011 より許諾を得て転載］

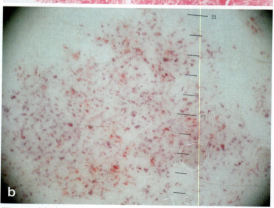

図2 検査所見
a) 病理組織学的所見（HE 染色像）：表皮に著変なし．真皮乳頭層に毛細血管の拡張と増生を認める．
b) ダーモスコピー所見：境界明瞭な小型の類円形紅色構造を多数認める．
［喜多川千恵ほか：西日皮膚 73：461-462, 2011 より許諾を得て転載］

経過・予後

　徐々に拡大し，ある時期に停止する．通常自然消褪はないが，時に完全あるいは部分消褪がある．

1）Frain-Bell W：Br J Dermatol **69**：251-268, 1957
2）Barker LP, et al：Arch Dermatol **92**：613-620, 1965
3）勝岡憲生ほか：西日皮膚 **47**：459-464，1985
4）Ilknur T, et al：J Dermatol **33**：252-255, 2006

ISSVA 分類に記載されていない皮膚の血管病変

Eccrine angiomatous hamartoma（Sudoriparous angioma）

名称・概念

Eccrine angiomatous hamartoma は，これまで sudoriparous angioma や eccrine nevus complicated type などの名称で報告されていた疾患を統一した呼称である．汗腺と血管の増生を主体とした病理組織像であり，1859 年に Lotzbeck[1]により初めて報告された．国内では 1976 年に橋本らが左膝蓋上部の多汗を伴う有痛性腫瘤で血管腫様構造とその周囲に近接する汗腺の増殖を認めたことから，sudoriparous angioma として初めて報告した[2]．

疫学

国内報告例では，発症年齢は出生時・10 歳未満（全体の 73％）に多いが，20 歳以上の成人発症例（22％）もある[3]．男女比はやや女性に多い．

原因・機序

過誤腫であり，機序は不明．

臨床所見，身体所見

四肢（全体の 92％：上肢＜下肢）に好発し，単発のことが多い[3]．臨床所見は結節や腫瘤が多く，自覚症状として圧痛や多汗，多毛を認めることがある（図 1，2）．

検査

病理組織：エクリン汗腺とその周囲の血管増生を主体として，膠原組織や毛包，脂肪組織，リンパ管の増生を伴うことがある（図 3〜5）．
局所多汗の客観的評価には，皮膚温測定（サーモグラフィー）や発汗機能検査を行ってもよい（図 6）．

鑑別のポイント

Eccrine angiomatous hamartoma の典型的な臨床所見はないが，局所発汗は診断に近づくポイントである．四肢の圧痛や局所発汗を伴う腫瘍は本疾患を鑑別に入れるとよい．

治療法

自然治癒の報告はなく，外科的切除が一般的である．切除により圧痛などの自覚症状は改善することが多い．

経過・予後

良性疾患であり予後良好だが，腫瘍が取りきれていない場合に再発した症例もある（図 2）．

説明のポイント

外科的切除は必須ではないが，疼痛などの自覚症状が強い場合や発生部位によって増大後に切除困難になる症例では切除を勧める．

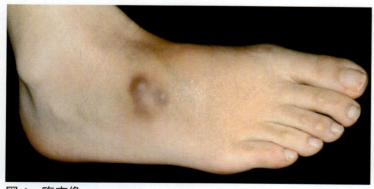
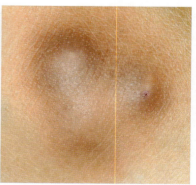

図 1　臨床像
右足背の境界明瞭な腫瘤．暗褐色のドーム状に隆起した 10 mm 大の結節が三つ集簇していた．病変部は周囲よりも湿潤して熱感があり，病変に多汗を認めた．

［日浦　梓：皮膚臨床 58：152-153, 2016 より許諾を得て転載］

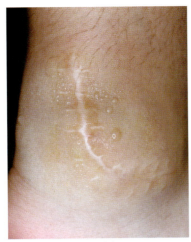

図2　6歳，男児の再発例
圧痛のある硬結で表面に発汗している．やや青白く見える．
［赤坂虎の門クリニック　大原國章先生ご提供］

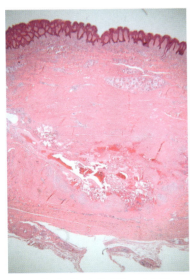

図3　病理組織学的所見（図1症例）
真皮全層にわたって膠原線維が増生している．真皮上層には管腔構造が島状の集塊をなしていて，深層には拡張した血管が増生していた．
［日浦　梓：皮膚臨床 58：152-153, 2016 より許諾を得て転載］

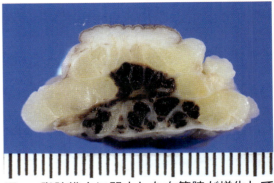

図4　脂肪織内に開大した血管腔が増生している（図2症例）
［赤坂虎の門クリニック　大原國章先生ご提供］

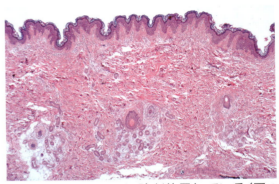

図5　真皮の浅層に汗腺が位置している（図2症例）
［赤坂虎の門クリニック　大原國章先生ご提供］

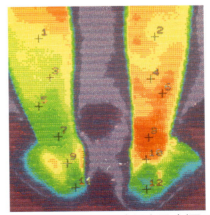

図6　サーモグラフィーで高温を示す（図2症例）
［赤坂虎の門クリニック　大原國章先生ご提供］

1) Lotzbeck C：Virchows Arch Pathol Anat **16**：160, 1859
2) 橋本　謙ほか：日皮会誌 **86**：341, 1976
3) 菊池一博ほか：皮膚臨床 **55**：1330-1331, 2013

ISSVA 分類に記載されていない皮膚の血管病変

Hemangiopericytoma（血管周皮腫，血管外皮細胞腫）

名称・概念

Hemangiopericytoma（HPC：血管周皮腫，血管外皮細胞腫）は Zimmermann が提唱した pericyte の概念を導入して，1942 年に Stout と Murray が pericyte 由来の血管性腫瘍として提唱した．HPC は組織学的に雄鹿の角（staghorn）状の血管構築の周囲に腫瘍細胞が分布するパターン（HPC パターン）をとることが特徴とされてきた．しかし，この組織学的パターンは多くの軟部組織腫瘍で認められることから非特異的なものであり，現在，骨・軟部腫瘍領域ではその疾患独立性が疑問視されている．近年，HPC は solitary fibrous tumor（SFT：孤立性線維性腫瘍）と同じスペクトラムに属する単一の疾患概念として捉える考え方が一般的[1~4]で，extrapleural solitary fibrous tumor として一括して線維組織系腫瘍に分類される傾向にある．2013 年，WHO 分類では HPC は fibroblastic/myofibroblastic tumors のカテゴリーの中の solitary fibrous tumor として中間悪性群に分類されている[4]．したがって，以前 HPC と診断されていた腫瘍の大部分は，近年では SFT と診断される傾向にあり，その診断名が付されることは少なくなっている．現在のところ，HPC の診断名は他の血管周皮様血管構造をとる腫瘍との厳密な除外診断を経たうえで限定して用いられており，頭頸部（鼻腔・副鼻腔）領域などにおいてはいまだ独立した疾患概念として残っている[1]．

疫　学

20～70 歳に多くみられ，小児，思春期は少ない．男女差はない．

全身のどの部位にも生じうるが，下肢（とくに大腿），腋窩，骨盤，後腹膜，頭頸部に多い[3,4]．

原因・機序

2013 年に全ゲノム解析により，SFT は NAB2 遺伝子と STAT6 遺伝子の融合遺伝子を有することが明らかとなった[5]．NAB2-STAT6 融合遺伝子は SFT と HPC 両者に証明されることから，両者は同一の腫瘍であることが示されることとなった．

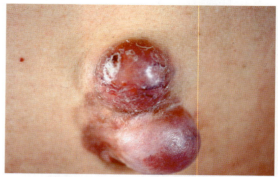

図 1　64 歳男性に生じた hemangiopericytoma

左腹部に直径 3 cm 程度の 2 個の紅色腫瘤が生じている．
［宮川　史ほか：最新皮膚科学大系第 13 巻 神経系腫瘍・間葉系腫瘍，玉置邦彦（総編），中山書店，東京，p183-185, 2002 より許諾を得て転載］

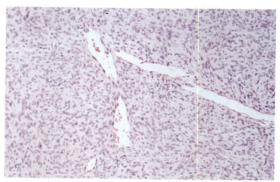

図 2　病理組織学的所見（HE 染色）

毛細血管の周囲に腫瘍細胞の不規則な増殖を認める．
［宮川　史ほか：皮膚 43：45-48, 2001 より許諾を得て転載］

臨床所見，身体所見

ゆっくりと増大する弾性硬，境界明瞭な結節ないし腫瘤である[3,4]．皮膚原発のものでは，表面は隆起し，紅色あるいは紫紅色の色調を呈することが多い（図 1）[6]．

検　査

1 病理組織学的検査

卵円形あるいは紡錘形の腫瘍細胞が増生した毛

細血管の周囲に増殖している（図2）．増生した血管は大小さまざまで，不規則に樹枝状に分岐する．粘液変性や線維化を伴うことがある．免疫組織学的には90〜95％にCD34が陽性，20〜35％でEMA，SMAが陽性になる．

② 画像診断

CT：円形で境界明瞭な均一な腫瘤として描出される[3]．

MRI：T1強調像で灰色質と等信号，造影で不均一な高信号を呈する．T2強調像で低信号を呈する[3]．

鑑別のポイント

組織学的に多くの軟部腫瘍が部分的にHPCパターンを有するため鑑別を要する．

① グロムス腫瘍

円形ないし類円形の腫瘍細胞が毛細血管の周囲に類器官構造を示し増殖する．臨床的には痛みを伴う1cm以下の腫瘍である．

② 筋周皮腫

SMA陽性の紡錘形から卵円形の細胞がさまざまな大きさの血管の周囲に増殖するHPCパターンの像に加え，短紡錘形の細胞が血管周囲に同心円状に取り巻いて増殖するのが特徴である．臨床的には成人の四肢遠位部とくに下肢の皮下に好発する．

治療法

外科的切除が選択される．

経過・予後

予後や生物学的態度を予測することがむずかしい腫瘍であるといわれている[1]．大部分の症例は良性の経過をたどるが，約10％の症例で悪性の経過をとり，再発・転移を起こしてくる[2〜4]．悪性を示唆する所見として，核分裂像が多い，病変の大きさが大きい，細胞密度の増加，壊死や出血がみられることなどが挙げられているが，組織像と必ずしも並行するわけではない[1,2]．

説明のポイント

本腫瘍は中間悪性群に分類され，予後や生物学的態度を予測することがむずかしい腫瘍である．生物学的態度と組織像は必ずしも並行するわけではなく，予後を予測する明確な指標はない．切除しても10年後ぐらいに再発をしてくる場合もある．したがって，本腫瘍を潜在的に悪性と考え，再発・転移の有無について長期にわたり経過観察をする必要があることなどを説明する必要がある．

今後の展望，課題

今後の分子遺伝学的研究の進歩により，HPC/SFTの疾患概念も確立し，さらに有効な治療法のない進行例に対する新規治療法も開発されていくと考えられる．

---

1) Gengler C, et al：Histopathology **48**：63-74, 2006
2) Park MS, et al：Curr Opin Oncol **21**：327-331, 2009
3) Koch M, et al：J Surg Oncol **97**：321-329, 2008
4) Fletcher CDM, et al：WHO classification of Tumors of Soft Tissue and Bone, 4th ed., IARC PRESS, Lyon, p80-82, 2013
5) Robinson DR, et al：Nat Genet **45**：180-185, 2013
6) 宮川　史ほか：最新皮膚科学大系第13巻，玉置邦彦（総編），中山書店，東京，p183-185，2002

ISSVA 分類に記載されていない皮膚の血管病変

Benign lymphangioendothelioma（Acquired progressive lymphangioma，良性リンパ管内皮細胞腫）

名称・概念

Acquired progressive lymphangioma は，Jones と Gold らによって初めて報告された非常にまれで予後良好な脈管系腫瘍である[1~3]．その後，Jones らが 8 症例をまとめて，benign lymphangioendothelioma（良性リンパ管内皮細胞腫）として報告している[4]．外傷，手術，放射線治療などを契機に，緩徐に拡大する紅褐色斑を呈し，時に疼痛・瘙痒を伴う．男女比に差はない．中高年に多くみられるが，小児例の報告もある[5]．好発部位は下肢だが（図1），頭頸部・体幹を含めて全身に生じうる．

検 査

臨床・病理組織学的に Kaposi 肉腫や高分化型血管肉腫との鑑別が重要である．病理組織学的には，異型性を伴わない扁平な内皮細胞から構成される壁の薄い脈管が拡張し増生している（図2）．

治療法

手術療法がもっともよく行われているが，報告症例数が少ないため確立した治療法は存在しない．保存療法として弾性ストッキングなどによる圧迫療法があるほかに，レーザー治療，ステロイド全身投与での治療報告例がある．

1) Gold SC：Br J Dermatol 82：92-93, 1970
2) Jones EW：Clin Exp Dermatol 1：287-312, 1976
3) 山本明美：Visual Dermatol 5：374-378, 2006
4) Jones EW, et al：J Am Acad Dermatol 23：229-235, 1990
5) Tadaki T, et al：Arch Dermatology 124：699-701, 1988

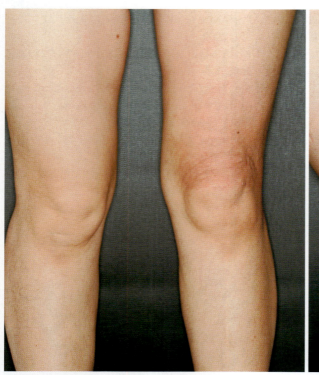
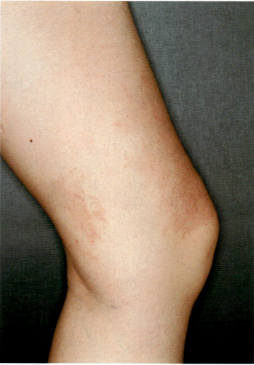

図1　45歳女性（正面像，側面像）
左大腿部ほぼ全周に色素沈着を混じた淡い紅斑があり，軽度の圧痛を伴う．

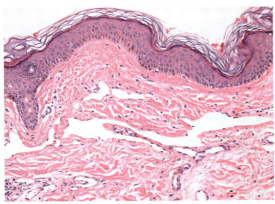

図2 病変部病理組織学的所見（HE染色像）
真皮において血管成分の増加と大小の拡張したリンパ管の増生を認める．リンパ管の壁は薄く，内腔は不整形であるが異型細胞や核分裂像はみられない．

付録

ISSVA 分類（日本語訳）

表 1　最新 ISSVA 分類
（2014.4月 第 20 回 ISSVA Workshop にて承認）

概略表

Vascular tumors（血管系腫瘍）	Vascular anomalies（脈管異常）			
	Vascular malformations（脈管奇形）			
	Simple（単純型）	Combined°（混合型）	of major named vessels（主幹型）	associated with other anomalies（関連症候群型）
Benign（良性型）	Capillary malformations（CM, 毛細血管奇形）	CVM, CLM	表 9参照	表 10参照
	Lymphatic malformations（LM, リンパ管奇形）	LVM, CLVM		
Locally aggressive or Borderline（局所浸潤・境界型）	Venous malformations（VM, 静脈奇形）	CAVM*		
	Arteriovenous malformations*（AVM, 動静脈奇形）	CLAVM*		
Malignant（悪性型）	Arteriovenous fistula*（AVF, 動静脈瘻）	その他		

° 同一部位に複数の malformation が混在する場合
* high-flow lesions（高流速病変）
注）この表はすべての既知の vascular anomaly を網羅しているわけではない.
まれな「皮膚科的な」vascular anomaly は皮膚科の教科書を参照のこと.
tumor か malformation か正確な分類がまだ不明な病変は表 11 を参照のこと.
略語は表 12（付録 1）を参照.
［ISSVA Classification for Vascular Anomalies ? 2014 The International Society for the Study of Vascular Anomalies Available at "issva.org/classification" より作成］

表2　Vascular tumors（血管系腫瘍）

Benign vascular tumors（良性型）

Infantile hemangioma/Hemangioma of infancy（乳児血管腫，いちご状血管腫）

Congenital hemangioma（先天性血管腫）

　Rapidly involuting（RICH，急速消褪型）*

　Non-involuting（NICH，非消褪型）

　Partially involuting（PICH，部分消褪型）

Tufted angioma（房状細胞腫）*°

Spindle-cell hemangioma（紡錘型細胞血管腫）

Epithelioid hemangioma（類上皮型血管腫）

Pyogenic granuloma（毛細血管拡張性肉芽腫）

その他

Locally aggressive or borderline vascular tumors（局所浸潤・境界型）

Kaposiform hemangioendothelioma（カポジ肉腫様血管内皮細胞腫）*°

Retiform hemangioendothelioma（網状血管内皮細胞腫）

Papillary intralymphatic angioendothelioma（乳頭状リンパ管内血管内皮細胞腫，Dabska 腫瘍）

Composite hemangioendothelioma（複合型血管内皮細胞腫）

Kaposi sarcoma（カポジ肉腫）

その他

Malignant vascular tumors（悪性型）

Angiosarcoma（血管肉腫）

Epithelioid hemangioendothelioma（類上皮型血管内皮細胞腫）

その他

＊いくつかの病変は血小板減少や消費性凝固障害と関連する可能性がある（表 15：付録 4 参照）．
°多くの専門家は，独立した疾患概念というよりは一連のスペクトラムの疾患と考えている．
注）血管の反応性増殖による病変は良性型に含めた．
［ISSVA Classification for Vascular Anomalies ? 2014 The International Society for the Study of Vascular Anomalies Available at"issva.org/classification"より作成］

表3

Simple vascular malformations（単純型脈管奇形）Ⅰ

Capillary malformations（CM，毛細血管奇形）

・Cutaneous and/or mucosal CM（皮膚粘膜 CM，ポートワイン母斑）

　CM with bone and/or soft tissue overgrowth（骨・軟部組織過成長を伴う CM）

　CM with CNS and/or ocular anomalies（中枢神経・眼異常を伴う CM，Sturge-Weber 症候群）

　CM of CM-AVM（CM-AVM に伴う CM）

　CM of microcephaly-capillary malformation（MICCAP に伴う CM）

　CM of megalencephaly-capillary malformation-polymicrogyria（MCAP に伴う CM）

・Telangiectasia（血管拡張）

　Hereditary hemorrhagic telangiectasia（遺伝性出血性末梢血管拡張症）

　その他

・Cutis marmorata telangiectatica congenita（先天性血管拡張性大理石様皮斑）

・サーモンパッチ /Nevus simplex/"angel kiss"，"stork bite"

・その他

［ISSVA Classification for Vascular Anomalies ? 2014 The International Society for the Study of Vascular Anomalies Available at"issva.org/classification"より作成］

表4

Simple vascular malformations（単純型脈管奇形）II	
Lymphatic malformations（LM，リンパ管奇形，リンパ管腫）	
・Common（cystic）LM	
Macrocystic LM（嚢胞性リンパ管腫）	
Microcystic LM（海綿状リンパ管腫）	
Mixed cystic LM	
・Generalized lymphatic anomaly	
・LM in Gorham-Stout disease（Gorham-Stout 病に伴う LM）	
・Channel type LM	
・Primary lymphedema（原発性リンパ浮腫）	
・その他	

いくつかの病変は血小板減少や消費性凝固障害と関連する可能性がある（表 15：付録 4 参照）.
［ISSVA Classification for Vascular Anomalies ? 2014 The International Society for the Study of Vascular Anomalies Available at"issva.org/classification"より作成］

表5

Simple vascular malformations（単純型脈管奇形）II b	
Primary lymphedema（原発性リンパ浮腫）	
Nonne-Milroy 症候群	
Primary hereditary lymphedema（原発性遺伝性リンパ浮腫）	
Lymphedema-distichiasis	
Hypotrichosis-lymphedema-telangiectasia	
Primary lymphedema with myelodysplasia（骨髄異形性を伴う原発性リンパ浮腫）	
Primary generalized lymphatic anomaly（Hennekam lymphangiectasia-lymphedema 症候群）	
Microcephaly with or without chorioretinopathy, lymphedema, or mental retardation 症候群	
Lymphedema-choanal atresia	

［ISSVA Classification for Vascular Anomalies ? 2014 The International Society for the Study of Vascular Anomalies Available at"issva.org/classification"より作成］

表6

Simple vascular malformations（単純型脈管奇形）III	
Venous malformations（VM，静脈奇形）	
Common VM	
Familial VM cutaneo-mucosal（家族性皮膚粘膜静脈奇形）	
Blue rubber bleb nevus（Bean）症候群に伴う VM	
Glomuvenous malformation（グロムス腫瘍）	
Cerebral cavernous malformation	
その他	

いくつかの病変は血小板減少や消費性凝固障害と関連する可能性がある（表 15：付録 4 参照）.
［ISSVA Classification for Vascular Anomalies ? 2014 The International Society for the Study of Vascular Anomalies Available at"issva.org/classification"より作成］

表 7

Simple vascular malformations（単純型脈管奇形）Ⅳ
Arteriovenous malformations（AVM，動静脈奇形）
孤発性
HHT に伴うもの
CM-AVM に伴うもの
その他
Arteriovenous fistula（AVF，動静脈瘻）（先天性）
孤発性
HHT に伴うもの
CM-AVM に伴うもの
その他

［ISSVA Classification for Vascular Anomalies？2014 The International Society for the Study of Vascular Anomalies Available at"issva.org／classification"より作成］

表 8

Combined vascular malformations（混合型脈管奇形）*		
CM ＋ VM	capillary-venous malformation	CVM
CM ＋ LM	capillary-lymphatic malformation	CLM
CM ＋ AVM	capillary-arteriovenous malformation	CAVM
LM ＋ VM	lymphatic-venous malformation	LVM
CM ＋ LM ＋ VM	capillary-lymphatic-venous malformation	CLVM
CM ＋ LM ＋ AVM	capillary-lymphatic-arteriovenous malformation	CLAVM
CM ＋ VM ＋ AVM	capillary-venous-arteriovenous malformation	CVAVM
CM ＋ LM ＋ VM ＋ AVM	capillary-lymphatic-venous-arteriovenous malformation	CLVAVM

*同一部位に複数の malformation が混在する場合.
［ISSVA Classification for Vascular Anomalies？2014 The International Society for the Study of Vascular Anomalies Available at"issva.org／classification"より作成］

表 9

Anomalies of major named vessels（主幹型） （チャンネル型・truncal 型 脈管奇形）
リンパ管 静脈 動脈
起始 走行 数 長さ 　径（無形成，低形成，狭窄，拡張／瘤） 　弁 　交通（動静脈瘻） 胎生期血管遺残 　　　…の異常

［ISSVA Classification for Vascular Anomalies？2014 The International Society for the Study of Vascular Anomalies Available at"issva.org／classification"より作成］

表 10

Vascular malformations associated with other anomalies （関連症候群型）	
Klippel-Trenaunay 症候群	CM ＋ VM ± LM ＋四肢過成長
Parkes Weber 症候群	CM ＋ AVF ＋四肢過成長
Servelle-Martorell 症候群	四肢 VM ＋骨低形成
Sturge-Weber 症候群	顔面＋軟膜 CM ＋眼異常±骨 / 軟部過成長
四肢 CM ＋ congenital non-progressive limb hypertrophy	
Maffucci 症候群	VM ± spindle-cell hemangioma ＋内軟骨腫
Macrocephaly-CM（M-CM/MCAP）	
Microcephaly-CM（MICCAP）	
CLOVES 症候群	LM ＋ VM ＋ CM ± AVM ＋脂肪組織過成長
Proteus 症候群	CM，VM/LM ＋非対称性体細胞変異過成長
Bannayan-Riley-Ruvalcaba 症候群	AVM ＋ VM ＋大頭症，脂肪組織過成長

［ISSVA Classification for Vascular Anomalies ? 2014 The International Society for the Study of Vascular Anomalies Available at "issva.org/classification" より作成］

表 11

Provisionally unclassified vascular anomalies （現時点では分類不能な脈管異常）	
Verrucous hemangioma（疣状血管腫）	
Angiokeratoma（被角血管腫）	
Multifocal lymphangioendotheliomatosis with thrombocytopenia/cutaneovisceral angiomatosis with thrombocytopenia	
Kaposiform lymphangiomatosis	
PTEN（type）hamartoma of soft tissue/"angiomatosis" of soft tissue	

いくつかの病変は血小板減少や消費性凝固障害と関連する可能性がある（表 15：付録 4 参照）．
［ISSVA Classification for Vascular Anomalies ? 2014 The International Society for the Study of Vascular Anomalies Available at "issva.org/classification" より作成］

表 12. 付録 1

略語表（遺伝子名を除く）

AVF	arteriovenous fistula	HI	hemangioma of infancy/infantile hemangioma
AVM	arteriovenous malformation	IH	infantile hemangioma/hemangioma of infancy
CAT	Cutaneovisceral angiomatosis with thrombo-cytopenia	INR	international normalized ratio
CAVM	capillary arteriovenous malformation	JPHT	juvenile polyposis hemorrhagic telangiectasia
CCM	cerebral cavernous malformation	KHE	kaposiform hemangioendothelioma
CLAVM	capillary lymphatic arteriovenous malformation	KLA	kaposiform lymphangiomatosis
CLOVES	congenital lipomatous overgrowth, vascular malformations, epidermal nevi, skeletal/scoliosis and spinal abnormalities	KMP	Kasabach-Merritt phenomenon
CLM	capillary lymphatic malformation	LM	lymphatic malformation
CLVAVM	capillary lymphatic venous arteriovenous malformation	LVM	lymphatic venous malformation
CLVM	capillary lymphatic venous malformation	MCAP	megalencephaly–capillary malformation–polymicrogyria
CM	capillary malformation	M-CM	macrocephaly–capillary malformation
CM-AVM	capillary malformation–arteriovenous malformation	MICCAP	microcephaly–capillary malformation
CMTC	cutis marmorata telangiectatica congenita	MLT	Multifocal lymphangioendotheliomatosis with thrombocytopenia
CNS	central nervous system	NICH	non-involuting congenital hemangioma
CVAVM	capillary venous arteriovenous malformation	PHACE	posterior fossa malformations, hemangioma, arterial anomalies, cardiovascular anomalies, eye anomalies
CVM	capillary venous malformation	PILA	papillary intralymphatic angioendothelioma
DIC	disseminated intravascular coagulopathy	PICH	partially involuting congenital hemangioma
GLA	generalized lymphatic anomaly	RICH	rapidly involuting congenital hemangioma
GSD	Gorham-Stout disease	TA	tufted angioma
GVM	glomuvenous malformation	VM	venous malformation
HHT	hereditary hemorrhagic telangiectasia	VMCM	venous malformation cutaneo mucosal

［ISSVA Classification for Vascular Anomalies ? 2014 The International Society for the Study of Vascular Anomalies Available at"issva. org/classification"より作成］

表 13. 付録 2

vascular anomaly の原因遺伝子

Capillary malformations（CM）	
Cutaneous and/or mucosal CM (aka "port-wine" stain)	GNAQ
CM with bone and/or soft tissue hyperplasia	
CM with CNS and/or ocular anomalies (Sturge-Weber syndrome)	GNAQ
CM of CM-AVM	RASA1
Telangiectasia	
Hereditary hemorrhagic telangiectasia (HHT)	
HHT1	ENG
HHT2	ACVRL1
HHT3	
JPHT (juvenile polyposis hemorrhagic telangiectasia)	SMAD4
Others	
Cutis marmorata telangiectatica congenita (CMTC)	
Nevus simplex/Salmon patch	
Others	

Lymphatic malformations（LM）	
Primary lymphedema	
Nonne-Milroy syndrome	FLT4 /VEGFR3
Primary hereditary lymphedema	VEGFC
Primary hereditary lymphedema	GJC2 /Connexin 47
Lymphedema-distichiasis	FOXC2
Hypotrichosis-lymphedema-telangiectasia	SOX18
Primary lymphedema with myelodysplasia	GATA2
Primary generalized lymphatic anomaly	
(Hennekam lymphangiectasia-lymphedema syndrome)	CCBE1
Microcephaly with or without chorioretinopathy,	
lymphedema, or mental retardation syndrome	KIF11
Lymphedema-choanal atresia	PTPN14

Venous malformations（VM）	
Common VM	TIE2 somatic （突然変異）
Familial VM cutaneo-mucosal（VMCM）	TIE2
Blue rubber bleb nevus (Bean) syndrome VM	

Glomuvenous malformation（VM with glomus cells）	Glomulin
Cerebral cavernous malformation（CCM）	
CCM1	KRIT1
CCM2	Malcavernin
CCM3	PDCD10

Arteriovenous malformations（AVM）	
Sporadic（孤発例）	
In HHT	
HHT1	ENG
HHT2	ACVRL1
JPHT (juvenile polyposis hem. telangiect.)	SMAD4
In CM-AVM	RASA1

Arteriovenous fistulas（AVF）	
Sporadic	
In HHT	
HHT1	ENG
HHT2	ACVRL1
JPHT (juvenile polyposis hemorrhagic telangiectasia)	SMAD4
In CM-AVM	RASA1

Vascular malformations associated with other anomalies	
Klippel-Trenaunay syndrome	
Parkes Weber syndrome	RASA1
Servelle-Martorell syndrome	
Sturge-Weber syndrome	GNAQ
Limb CM + congenital non-progressive limb overgrowth	
Maffucci syndrome	
Macrocephaly - CM（M-CM or MCAP）	PIK3CA
Microcephaly - CM（MICCAP）	STAMBP
CLOVES syndrome	PIK3CA
Proteus syndrome	AKT1
Bannayan-Riley-Ruvalcaba syndrome	PTEN

Provisionally unclassified vascular anomalies いくつかの病変は血小板減少や消費性凝固障害と関連する可能性がある（表 15: 付録 4 参照）.	
Verrucous hemangioma	
Multifocal lymphangioendotheliomatosis with thrombocytopenia/ cutaneovisceral angiomatosis with thrombocytopenia（MLT/CAT）	
Kaposiform lymphangiomatosis（KLA）	
PTEN (type) hamartoma of soft tissue/"angiomatosis" of soft tissue	PTEN

［ISSVA Classification for Vascular Anomalies ? 2014 The International Society for the Study of Vascular Anomalies Available at "issva. org/classification" より作成］

表 14. 付録 3

infantile hemangioma（乳児血管腫，いちご状血管腫）

パターン	病型
– focal（単発） – multifocal（多発） – segmental（列序性） – indeterminate（分類不能）	– superficial（表在型） – deep（深在型） – mixed（superficial ＋ deep）（混合型） – reticular/abortive/minimal growth – その他

他の病変との関連	
PHACE association/ 症候群	**P**osterior fossa malformations（後頭蓋窩奇形） **H**emangioma（血管腫） **A**rterial anomalies（脳動脈形成異常） **C**ardiovascular anomalies（心血管形成異常） **E**ye anomalies（眼異常） sternal clefting and／or supraumbilical raphe（胸骨分離・臍上縫線）
LUMBAR（SACRAL, PELVIS）association / 症候群	**L**ower body hemangioma（下半身血管腫） **U**rogenital anomalies（尿路性器異常） **U**lceration（潰瘍） **M**yelopathy（脊髄症） **B**ony deformities（骨奇形） **A**norectal malformations（直腸肛門奇形） **A**rterial anomalies（動脈形成異常） **R**enal anomalies（腎形成異常）

［ISSVA Classification for Vascular Anomalies ? 2014 The International Society for the Study of Vascular Anomalies Available at "issva.org/classification" より作成］

表 15. 付録 4

血小板減少・凝固障害と関連する可能性のある vascular anomaly

Anomalies	血液異常
Tufted angioma Kaposiform hemangicendothelioma	重度の低フィブリノーゲン血症，消費性凝固障害，D-ダイマー上昇を伴う，重度の持続性血小板減少（Kasabach-Merritt 現象）
Rapidly involuting congenital hemangioma	一過性の軽度〜中等度の血小板減少 ± 消費性凝固障害，D-ダイマー上昇
Venous malformations/Lymphatic-venous malformations	D-ダイマー上昇を伴う慢性・局所性血管内凝固症候群 ± 低フィブリノーゲン血症 ± 中等度の血小板減少 （外傷や手術後に DIC に進展しうる）
Lymphatic malformations	D-ダイマー上昇を伴う慢性・局所性血管内凝固症候群 ± 軽度〜中等度の血小板減少 （Kaposiform lymphangiomatosis を考慮するべき） （外傷や手術後に DIC に進展しうる）
Multifocal lymphangioendotheliomatosis with thrombocytopenia/ Cutaneovisceral angiomatosis with thrombocytopenia	消化管出血や肺出血を伴う，持続性・変動性の，中等度〜重度の血小板減少
Kaposiform lymphangiomatosis	軽度〜中等度の血小板減少 ± 低フィブリノーゲン血症，D-ダイマー上昇

［ISSVA Classification for Vascular Anomalies ? 2014 The International Society for the Study of Vascular Anomalies Available at "issva.org/classification" より作成］

このアトラスで触れられていない希少な血管病変

症例の少なさあるいは紙幅の都合により割愛した血管病変として，たとえば以下のようなものがあり，簡単に触れておきたい．

Bacillary angiomatosis

HIV など，免疫不全を有する患者に，バルトネラ感染により生じる血管病変である．紅色丘疹や結節を呈し，時に Kaposi 肉腫との鑑別が必要となる[1]．病理組織学的には好中球浸潤と菌塊周囲の血管の増殖がその本態である．

Reactive angioendotheliomatosis

腎疾患や肝疾患，免疫疾患などさまざまな疾患に合併する，比較的まれな血管の増殖性変化である．紅斑，局面，腫瘤，潰瘍など，多彩な臨床像を呈する．血管内皮細胞の intravascular proliferation を一つの特徴とするが，やはり多彩な病理組織学的変化を伴いうる[2]．

Atypical vascular lesions after radiotherapy

放射線照射後に出現する，孤立性あるいは多発する紅色の丘疹で，組織学的には拡張した血管の増生を認める[3]．とくに胸部での報告が多く，放射線照射後の血管肉腫との鑑別を要する．

Psedomyogenic hemangioendothelioma

Epithelioid sarcoma-like hemangioendothelioma とも称される中間型の悪性腫瘍である[4]．しばしば multifocal に発生し，病理組織学的には好酸性の細胞質を有する腫大した紡錘形の epithelioid cell が束状に増殖する．内皮細胞マーカーのほか，ケラチン，SMA，そして FosB が陽性になる．SERPINE1-FOSB 融合遺伝子が検出される．

悪性血管周皮細胞腫

毛細血管周囲の周皮細胞に由来する[5]．臨床的には硬い常色〜赤紫色結節・腫瘤を呈する．高率に転移・再発する．皮膚，後腹膜，口腔内，あるいは縦隔などに発生するが，近年は報告例が減少している印象がある．

---

1) Tappero JW, et al：N Engl J Med **337**：1888, 1997
2) McMenamin ME, et al：Am J Surg Pathol **26**：685-697, 2002
3) Fineberg S, et al：Am J Clin Pathol **102**：757-763, 1994
4) Hung YP, et al：Am J Surg Pathol **41**：596-606, 2017
5) 増澤幹男：最新皮膚科学大系，玉置邦彦（総編集），中山書店，東京，2002

索 引

和文

あ
悪性血管周皮細胞腫　244
悪性血管内皮腫　105
悪性黒色腫　218
圧痛　82, 228
圧迫圧 / 着圧　48
圧迫療法　48, 120, 130, 152

い
異所性蒙古斑　183
いちご状血管腫　70, 139
遺伝性出血性末梢血管拡張症　123, 144, 148
イトラコナゾール　24
イミキモド　23
インターフェロンα　22

う
うっ滞性皮膚炎　151

え
ACE 阻害薬　24
エタノール　40
　　——アミンオレイト　40
　　——硬化療法　41

お
おむつ皮膚炎　142

か
海綿状血管腫　118, 148
海綿状リンパ管腫　126
潰瘍　151
　　——治療　76
カエルの卵様　129
過角化　193
過誤腫　177
カサバッハ・メリット（Kasabach-Merritt）現象　82, 108
カサバッハ・メリット（Kasabach-Merritt）症候群　108, 155
下肢静脈瘤　48

過成長症候群　175
家族性粘膜皮膚静脈奇形　118
滑膜血管腫　118
カポジ（Kaposi）血管内皮腫　93
カポジ（Kaposi）肉腫　92, 94, 103, 201, 205, 207, 222, 232
カポジ（Kaposi）肉腫様血管内皮細胞腫　93
カポジ（Kaposi）様血管内皮腫　84
カポジ（Kaposi）様幼児血管内皮腫　93
間歇的空気圧圧迫装置　48

き
偽カポジ（Kaposi）肉腫　103
偽筋原性血管内皮腫　66
奇形　5
基底細胞がん　218
機能障害　150
木村病　90
脚絆　48
凝固障害　82
局所性血管内凝固症候群　49
巨大静脈奇形　9
巨大動静脈奇形　9
巨大リンパ管奇形　9
筋周皮腫　231
筋肉内血管腫　118
筋ポンプ作用　48

く
クモ状血管腫　214, 221
クリッペル・トレノネー・ウェーバー（Klippel-Trenaunay-Weber）症候群　9
クリッペル・トレノネー（Klippel-Trenaunay）症候群　10, 112, 142, 155, 157, 162
グロムス腫瘍　231
グロムス静脈奇形　118

け
外科的切除（療法）　14, 90, 92
血管外皮細胞腫　230

血管拡張性肉芽腫　103, 114
血管芽細胞腫（中川）　82
血管周皮腫　230
血管腫症　211
血管内治療　125
血管内乳頭状内皮細胞増殖症　213
血管肉腫　92, 98, 105, 201, 222, 232
　　——（高分化型）　103
血小板減少　197
結節性病変　89
血栓　213
血中マロンジアルデヒド（MDA）濃度　48
限局性リンパ管腫　126
原発性リンパ浮腫　10, 130
減容量術　34

こ
硬化療法　40, 121, 128, 155
抗凝固・抗血栓療法　120
好酸球増多　90
紅色腫瘤　70
構造異常　5
骨融解　134
ゴーハム（Gorhum）病　9, 134
孤立性線維性腫瘍　230
混合型 / 症候群型脈管奇形　49

さ
サーモンパッチ　111

し
弛緩性瘢痕　51
色素血管母斑症　112, 183
色素性母斑　183
シクロホスファミド　23
紫紅色皮下腫瘤　78
持続圧迫療法　49
若年性ポリポーシス症候群　179
集簇性紅色丘疹　70
腫瘍　5
腫瘤型乳児血管腫　51
小人症　164
小脳性運動失調症　185

245

小囊胞性リンパ管奇形　57
上部消化管出血　197
静脈　62
　　──奇形　34, 40, 49, 118, 148, 165
　　──結石　49
　　──血栓後遺症　48
　　──湖　218
　　──不全　104
静脈性蔓状血管腫　118, 188
シロリムス　23
神経線維腫症1型　49, 180
進行性リンパ管腫　103
深在性皮下腫瘤　79
伸縮性　48
新生児エリテマトーデス　146
新生児生理的大理石様皮斑　146
伸展素材　48
深部静脈血栓症　48

す
スタージ・ウェーバー（Sturge-
　Weber）症候群　7, 9, 112, 139, 158,
　189
ステロイド　15, 75, 84, 90, 109

せ
青色ゴムまり様母斑症候群　10, 148,
　157
脊髄動静脈奇形　189
脊髄動静脈シャント　190
石灰化　222
ゼラチンスポンジ　45
全身性多発性静脈奇形　164
全摘出術　34
先天性血管拡張性大理石様皮斑
　146, 167, 183
先天性血管腫　78
塞栓術（療法）　40, 109

た
第Ⅷ因子関連抗原　68
大囊胞性リンパ管奇形　57
多汗　82, 228
蛇行状血管腫　112

脱ユビキチン化酵素　172
多発型グロムス腫瘍　149
多発性血管拡張性肉芽腫　211
多毛　82, 228
段階的圧迫圧　48
単純性血管腫　141, 146
弾性ストッキング　48, 129, 157
弾性包帯　48

ち
中枢神経系血管芽腫　181
超音波　56, 127

つ
蔓状血管腫　224

て
デキサメタゾン　16
てんかん　158, 159
電気凝固　129

と
凍結療法　24, 90, 92
動静脈奇形　34, 43, 49, 59, 104, 123,
　187, 224
動静脈シャント　154
動静脈吻合　63
動静脈瘻　104, 123, 224
動脈　62
　　──塞栓術　85
ドライアイス　76
トリアムシノロン　17

な
ナイダス　123

に
乳児血管腫　28, 34, 49, 70, 84, 94,
　125, 139
乳頭腫症　193
乳頭腫状増殖　99
乳頭状リンパ管内血管内皮細胞腫
　99

の
脳回転状結合組織母斑　177
脳動静脈奇形　187
囊胞状リンパ管腫　126
伸び硬度　48

は
パークス・ウェーバー（Parkes We-
　ber）症候群　10, 143, 151, 157, 163
播種性血管内凝固（DIC）　108
パルス幅　25
汎発性本態性毛細血管拡張症　220

ひ
被角血管腫　195
皮下腫瘤　79
飛脚　48
非選択的βブロッカー　19
非退縮性先天性血管腫　125
皮膚白血病　211
びまん性神経線維腫　49
びまん性新生児血管腫症　211
鋲釘様　97
ビンクリスチン　22, 110
貧血　150

ふ
フォーム硬化療法　40
複合型血管内皮細胞腫　101
服薬指導　20
ブレオマイシン　22
プレドニゾロン　15
プロプラノロール　14, 19, 51, 75,
　110

へ
βブロッカー　19, 75, 140
ベタメタゾン　15
ヘマンジオル®　19

ほ
蜂窩織炎　131
放射線療法（治療）　84, 90, 109
房状細胞腫　82

傍神経節細胞腫　125
紡錘型細胞血管腫　87
胞巣状軟部肉腫　125
ポートワイン母斑　111
ポリドカノール　40

ま

マイクロスフィア　45
慢性肝疾患　221

み

脈管形成異常　48
ミルキング作用　48

む

ムコ多糖症　208

も

毛細血管拡張　70,78
毛細血管拡張性運動失調症　185

毛細血管拡張性肉芽腫　91
毛細血管奇形　27, 34, 62, 111, 141,
　158, 183, 219
　――動静脈奇形(CM-AVM)　123
毛細血管性母斑症　226
網状血管内皮細胞腫　97
網状皮斑　146
網膜血管腫　181

ゆ

疣状血管腫　193

よ

溶骨性疾患　136

ら

ラパマイシン　23

り

良性リンパ管内皮細胞腫　232

リンパ管　63
　――奇形　35, 41, 49, 126, 136
　――腫症　134, 199
　――静脈吻合術　131
リンパドレナージ療法　130
リンパ浮腫　48

る

類上皮型血管腫　89
類上皮型血管内皮細胞腫　105
類上皮型血管肉腫　105, 107

れ

冷凍凝固療法　13
レーザー　13, 25, 31, 75, 90, 114, 121,
　183, 226

ろ

老人血管腫　209

247

欧文

α-smooth muscle actin(SMA) 68
βブロッカー 19, 75, 140

A

ACE 阻害薬 24
acquired progressive lymphangioma 232
Adams-Oliver syndrome 146
ALARA (as low as reasonably achievable)の原則 58
alveolar soft part sarcoma 125
ambulatory compression therapy 48
AMSH 172
angioblastoma of Nakagawa 82
angiokeratoma 193, 195
―― circumscriptum naeviforme 195
―― corporis duffusum 195
―― of Mibelli 195
angiolymphoid hyperplasia with eosinophilia 89
angioma serpiginosum 220, 226
angiomatosis of soft tissue 200
angiosarcoma(AS) 101, 102, 105
arteriovenous fistula(AVF) 123
arteriovenous hemangioma (AVH) 221
arteriovenous malformations (AVM) 123
asymmetry 167
ataxia telangiectasia 185
atypical vascular lesions after radiotherapy 244

B

bacillary angiomatosis 211, 244
Bannayan-Riley-Ruvalcaba syndrome（症候群） 177, 179, 191, 200
basal cell carcinoma 218
Beckwith-Wiedemann 症候群 208

benign lymphangioendothelioma 232
benign neonatal hemangiomatosis （BNH） 211
Birt-Hogg-Dube 症候群 179
Blaschko 線 226
blue rubber bleb nevus syndrome 148, 197
Bockenheimer syndrome（症候群） 49, 188
Bonnet-Dechaume-Blanc syndrome 187

C

capillary lymphatic malformation （CLM） 49
capillary lymphatic venous malformation（CLVM） 49
capillary malformations(CM) 111
capcillary malformations-arteriovenous malformations (CM-AVM) syndrome 143
CD31 67
CD34 67, 106
cerebral cavernous malformation 118
cerebrofacial arteriovenous metameric syndrome(CAMS) 187
cherry angioma/hemangioma 209
CLOVES syndrome（症候群） 167, 175, 177
c-MYC 68
Cobb syndrome 189
composite hemangioendothelioma 101, 207
compression therapy 48
confluent CM 167
congenital hemangioma 78
congenital microceohaly 172
Cowden 病 177, 191, 200
cricoid aneurysm 224
crisoid angioma 224
CT 56

cutaneous epithelioid angiomatous nodule(CEAN) 216
cutaneovisceral angiomatosis with thrombocytopenia(CAT) 197
cutis marmorata telangiectatica congenita(CMTC) 146, 167, 188

D

D2-40 68, 106
Dabska tumor（腫瘍） 97, 99
D-dimer 49
deubiquitinating enzyme (DUB) 172
diffuse genuine phlebectasia 49, 188
diffuse neonatal hemangiomatosis 197, 211
digital verrucous fibroangioma 193
dissecting growth pattern 105
Down 症候群 208

E

eccrine angiomatous hamartoma 228
eccrine nevus complicated type 228
Ehles-Danlos 症候群 192
eosinophilic globules 203
epithelial hemangioendothelioma 217
epithelioid angiosarcoma 90, 105, 107
epithelioid hemangioendothelioma （EHE） 90, 101, 102, 105
epithelioid hemangioma (EH) 89, 217
ERG 67
extensive pure VM 49

F

Fabry 病 195
familial VM cutaneomucosal 118
fast flow 57, 154
FLI-1 67

G

generalized lymphatic anomaly (GLA) 134, 199
glomeruloid hemangioma 203
glomerulus-like pattern 100
glomuvenous malformation 118
Glut1 68
Gorlin 症候群 180

H

hemangioblastomas 181
hemangioendotheliomas 207
hemangioendotheliome vegetant intravasculaire 213
hemangiopericytoma 230
hemilateral nevoid telangiectasia (HNT) 219
hereditary benign telangiectasia 144
hereditary hemorrhagic telangiectesia (HHT) 144
HHV8 68, 103
hobnail appearance 201
hobnail hemangioma 201
hobnail pattern 207
HPC パターン 230
hydrocephalus 167
hyperelastic skin 167

I

infantile hemangioma 70, 125
intravascular papillary endothelial hyperplasia (IPEH) 213
intravenous pyogenic granuloma 91
ISSVA 分類 2, 5, 12

J

joint hypermobility 167

K

Kaposi sarcoma (KS) 103
Kaposiform hemangioendothelioma (KHE) 93, 199

Kaposiform lymphangiomatosis (KLA) 95, 199
Kasabach-Merritt phenomenon (KMP) 93, 108
Kasabach-Merritt syndrome 108
Klippel-Trenaunay syndrome (KTS) 49, 151, 171

L

Langerhans cell histiocytosis 211
Laplace の法則 48
Lhermitte-Duclos 病 191
limb CM + congenital non-progressive limb hypertrophy 162
LM in Gorhum-Stout disease 134
localized genital angiokeratoma 195
localized intravascular coaglopathy (LIC) 34, 49, 108
LUMBAR syndrome 72, 141
Lymphangioendotheliomatosis 208
lymphangioma circumscriptum 126
lymphatic malformations (LM) 126

M

macrocephaly 167
――capillary malformation (-polymicrogyria syndrome) (MCM/MCAP) 167
macrocystic LM 126
Maffucci syndrome (症候群) 87, 148, 164, 208
megalencephaly 167
――capillary malformation (-polymicrogyria syndrome) (MCM/ MCAP) 167
melanoma 218
metameric syndrome 189
MIC-CAP syndrome 173
microcephaly 173

――capillary malformation sundrome (MIC-CAP syndrome) 172
microcystic LM 126
microvenular hemangioma 205
midline facial capillary malformation 167
minimal developmental progress 173
MRI 56, 128
multifocal infantile hemangioma 197, 211
multifocal lymphangioendotheliomatosis with thrombocytopenia (MLT) 197
multiple generalized capillary malformations 172, 173

N

NBCA (n-butyl-2-cianoacrylate) 44
neonatal hypotonia 167
NF1 49
Nijmegen 断裂症候群 185
non-involuting congenital hemangioma (NICH) 78, 125

O

Ollier 病 87, 165
Osler disease (病) 144, 148
overgrowth 167
――syndrome 175

P

papillary hemangioma 204
papillary intralymphatic angioendothelioma 99
paraganglioma 125
Parkes Weber syndrome 154
partially involuting congenital hemangioma (PICH) 78
PELVIS syndrome 141
pericyte 52
persistent CM 167

Peutz-Jeghers 症候群　179

PHACES syndrome　138

phakomatosis pigmentovascularis　183

PI3K-AKT Signaling Pathway　168

PI3K-AKT-mTOR pathway　173

PI3K-AKT-mTOR シグナル伝達　167

PIK3CA-related overgrowth spectrum（PROS）　167, 168, 175

podoplanin　68

POEMS 症候群　203

polydactyly　167

polymorphous hemangioendothelioma（PH）　207

primary lynphedema　130

Proteus syndrome（症候群）　177, 200

Prox1　68

psedomyogenic hemangioendothelioma　244

pseudo-Kaposi sarcoma（肉腫）　103, 104

pseudo-papillary pattern　222

PTEN（type）hamartoma of soft tissue　200

PTEN 過誤腫症候群（PTHS）　123, 179

pyogenic granuloma　91

R ─────────────

rapidly involuting congenital hemangioma（RICH）　78

RAS-MAPK pathway　173

reactive angioendotheliomatosis　244

Recklinghausen 病　49

Rendu-Osler-Weber 病　123, 148

reticulated CM　167

retiform hemangioendothelioma（RHE）　97, 99, 101, 207

S ─────────────

SACRAL syndrome　141

senile angioma　209

senile hemangioma　209

Servelle-Martorell syndrome　157

sieve-like arrangement　222

sinusoidal hemangioma　222

slow flow　57

SMA　68

solitary and multiple angiokeratoma　195

solitary fibrous tumor（SFT）　230

spindle cell hemangioendothelioma　87

spindle-cell hemangioma（SCH）　87, 101

STAMBP　172

Starling の法則　48

sudoriparous angioma　228

syndactyly　167

T ─────────────

targetoid hemangioma　201

targetoid hemosiderotic hemangioma　97

the International Society for the Study of Vascular Anomalies（ISSVA）　2

toargetoid hemosiderotic hemangioma　201

tufted angioma　82, 94

U ─────────────

unilateral nevoid telangiectasia（UNT）　219

Unna 母斑　111

V ─────────────

venous lake　218

venous malformations（VM）　118

venous racemous angioma　188

verrucous hemagioma　193

volume reduction　34

von Hippel Lindau disease（病）　181

von Willebrand factor　68

W ─────────────

wait and see policy　51

Wilms Tumor 1（WT1）　68

Wyburn-Mason syndrome（症候群）　187, 189

血管腫・血管奇形　臨床アトラス

2018 年 5 月 30 日　発行	編集者　大原國章，神人正寿
	発行者　小立鉦彦
	発行所　株式会社 南 江 堂
	〒113-8410　東京都文京区本郷三丁目 42 番 6 号
	☎（出版）03-3811-7236　（営業）03-3811-7239
	ホームページ http://www.nankodo.co.jp/

印刷・製本 公和図書

装丁 夜久隆之（Amazing Cloud Inc.）

Clinical Atlas of Vascular Anomalies
© Nankodo Co., Ltd., 2018

定価はカバーに表示してあります．　　　　　　　　　　Printed and Bound in Japan
落丁・乱丁の場合はお取り替えいたします．　　　　　　ISBN978-4-524-25136-0
ご意見・お問い合わせはホームページまでお寄せください．

本書の無断複写を禁じます．

JCOPY 〈（社）出版者著作権管理機構 委託出版物〉

本書の無断複写は，著作権法上での例外を除き，禁じられています．複写される場合は，そのつど事前に，（社）出版者著作権管理機構（TEL 03-3513-6969，FAX 03-3513-6979，e-mail: info@jcopy.or.jp）の許諾を得てください．

本書をスキャン，デジタルデータ化するなどの複製を無許諾で行う行為は，著作権法上での限られた例外（「私的使用のための複製」など）を除き禁じられています．大学，病院，企業などにおいて，内部的に業務上使用する目的で上記の行為を行うことは私的使用には該当せず違法です．また私的使用のためであっても，代行業者等の第三者に依頼して上記の行為を行うことは違法です．

〈関連図書のご案内〉　　　＊詳細は弊社ホームページをご覧下さい《www.nankodo.co.jp》

形成外科手術書 基礎編・実際編（改訂第5版）
鬼塚卓彌 著　　　　　　　　　　　　　　　A4変型判・1,920頁　定価（本体70,000円＋税）　2018.5.

皮膚病理組織診断学入門（改訂第3版）
斎田俊明 著　　　　　　　　　　　　　　　A4判・302頁　定価（本体18,000円＋税）　2017.11.

ダーモスコピーのすべて 皮膚科の新しい診断法
斎田俊明 編著　　　　　　　　　　　　　　B5判・262頁　定価（本体7,500円＋税）　2012.3.

日常診療で必ず遭遇する 皮膚疾患トップ20 攻略本
古川福実 編　　　　　　　　　　　　　　　B5判・212頁　定価（本体5,500円＋税）　2013.3.

皮膚レーザー治療プロフェッショナル プロから学ぶ正しい知識と手技
渡辺晋一・岩崎泰政・葛西健一郎 編　　　　B5判・260頁　定価（本体12,000円＋税）　2013.10.

目からウロコのヘルペス診療ハンドブック その診断・治療で大丈夫？
白濱茂穂・渡辺大輔 編　　　　　　　　　　B5判・222頁　定価（本体7,200円＋税）　2017.10.

外科系医師が知っておくべき創傷治療のすべて
一般社団法人日本創傷外科学会 監修／鈴木茂彦・寺師浩人 編　　B5判・310頁　定価（本体10,000円＋税）　2017.4.

皮膚疾患最新の治療2017-2018
渡辺晋一・古川福実 編　　　　　　　　　　B5判・316頁　定価（本体8,200円＋税）　2017.1.

患者満足度ベストを目指す 非手術・低侵襲美容外科 形成外科学に基づいた考え方とテクニックの実際
高柳 進 編　　　　　　　　　　　　　　　A4判・310頁　定価（本体17,000円＋税）　2016.4.

美容外科基本手術 適応と術式
酒井成身 編　　　　　　　　　　　　　　　A4判・350頁　定価（本体25,000円＋税）　2008.4.

グリーンスパン・ベルトラン 整形外科画像診断学（原書第6版）
遠藤直人 監訳　　　　　　　　　　　　　　A4変型判・1,256頁　定価（本体38,000円＋税）　2018.6.

臨床放射線腫瘍学 最新知見に基づいた放射線治療の実践 オンラインアクセス権付
日本放射線腫瘍学会・日本放射線腫瘍学研究機構 編　　B5判・536頁　定価（本体15,000円＋税）　2012.12.

軟部腫瘍のMRI
青木隆敏 編著　　　　　　　　　　　　　　B5判・292頁　定価（本体7,800円＋税）　2016.9.

しこりをみたらどう考える？ 日常診療で遭遇するしこりへの対応法
生越 章 著　　　　　　　　　　　　　　　B5判・166頁　定価（本体4,700円＋税）　2013.6.

体表臓器超音波診断ガイドブック 皮膚・皮下・血管・神経・筋
尾本きよか 編　　　　　　　　　　　　　　A4判・158頁　定価（本体4,200円＋税）　2016.4.

ポケットチューター 体表からわかる人体解剖学
大川 淳・秋田恵一 監訳　　　　　　　　　新書判・286頁　定価（本体2,700円＋税）　2014.4.

β遮断薬を臨床で活かす！ エキスパートからのキーメッセージ50
伊藤 浩 編　　　　　　　　　　　　　　　A5判・182頁　定価（本体3,200円＋税）　2013.12.

小児・新生児診療ゴールデンハンドブック（改訂第2版）
東 寛 編　　　　　　　　　　　　　　　　新書判・520頁　定価（本体4,500円＋税）　2016.5.

初学者のための小児心身医学テキスト
日本小児心身医学会 編　　　　　　　　　　B5判・368頁　定価（本体6,800円＋税）　2018.5.

続・あなたのプレゼン 誰も聞いてませんよ！ とことんシンプルに作り込むスライドテクニック
渡部欣忍 著　　　　　　　　　　　　　　　A5判・184頁　定価（本体2,800円＋税）　2017.10.

今日の治療薬2018 解説と便覧（年刊）
浦部晶夫・島田和幸・川合眞一 編　　　　　B6判・1,472頁　定価（本体4,600円＋税）　2018.1.

定価は消費税率の変更によって変動いたします. 消費税は別途加算されます.